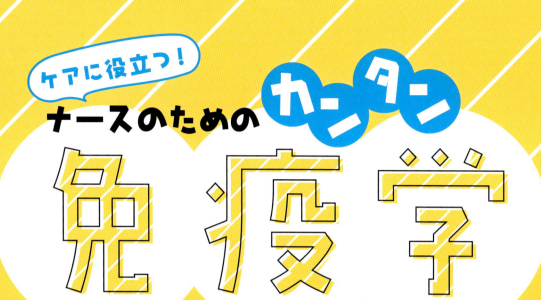

ナースのための カンタン 免疫学

ケアに役立つ！

著
江本正志
群馬大学大学院保健学研究科・医学部 教授

江本善子
群馬大学大学院保健学研究科 博士研究員

江本正志 Masashi Emoto
群馬大学大学院保健学研究科・医学部 教授

奈良県立医科大学で博士号（医学博士）を取得後，名古屋大学医学部助手，ドイツ・ウルム大学医学部客員研究員，ドイツ・マックスプランク感染生物学研究所研究員，同研究所主任研究員（研究チームリーダー），同研究所上級研究員（研究グループリーダー）を経て現職．

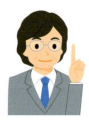

江本善子 Yoshiko Emoto
群馬大学大学院保健学研究科 博士研究員

ドイツ・ウルム大学医学部留学後，北里大学で博士号（博士〔学術〕）を取得．その後，国立小児医療センター（現国立成育医療センター）博士研究員，国立相模原病院博士研究員，ドイツ・マックスプランク感染生物学研究所客員研究員を経て現職．

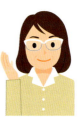

担当編集：前澤一樹
カバー・表紙デザイン：関谷衣里子（vincent）
本文デザイン：下村成子（vincent），小佐野咲
表紙・本文イラスト：湯沢知子

はじめに
免疫学がどうして看護師に必要なの？

なぜ看護師に免疫学の知識が必要なの？

本書は，看護師や看護師を志す皆さんに，免疫学を理解していただくことを目的としている．

これから，「看護師や看護師を志す皆さんに必要な免疫学の基礎知識」についてお話しするが，本書を手にとってくださった方の中には「なぜ免疫学を理解しなければならないの？」と思う方もいるかもしれないし，それも当然だろう．

皆さんにしてみれば，「『免疫とは，病原体が体内に侵入してきたときに，それを排除しようとする機構のこと』ということが頭に入っていれば，それでいいのでは？」と思うかもしれない．実際，それはそのとおりで，病原体を排除するために免疫系があるといっても過言ではない．

しかし，それだけの知識では医療従事者としては不十分である．医師からの指示に対しても，免疫学の基本がわかっていないと，ど

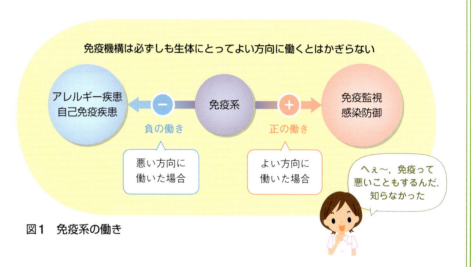

図1　免疫系の働き

うしてそのような処置をしなければならないのか，理解できないことも多いだろう．ワクチンの作用に免疫系が関わっているということなどはすでにご存知だろうが，免疫系は微生物を排除する働きだけをしているのではない（図1）．

ひとたび免疫系の破たんが起きれば，想像もつかないようなさまざまな疾病が発症するし，疾病のほとんどが免疫系の破たんによって引き起こされているといっても過言ではない．筋炎を例にとってみると，「なぜ今まであった筋肉がこれほどまでにやせ細ってしまったのか？」と医師も頭を抱えることがある．しかし，実はこれも免疫系の異常が引き起こすことであり，免疫抑制剤を投与することによって，筋肉が元の状態に戻ることが多々見受けられる．

免疫学の知識をケアに役立てよう!

このように，免疫系の異常が予想もしないさまざまな疾患に関与していることから，看護師や看護師を志す皆さんにも，最低限の免疫学の知識が必要となってくる．そのため本書では，「免疫とはどういうものなの?」「生体内ではどんなことが起きているの?」ということを，できるかぎりやさしく，わかりやすく解説する．

本書でこれから述べるような知識があれば，医師が行う医療行為の意味が理解できるだけでなく，ときには治療法に頭を抱える医師に提案をすることで，力になることもできるだろう．

また，免疫学は広く臨床検査の分野においても応用され，今やほとんどの臨床検査が免疫学的手法を用いて行われているといっても過言ではない．免疫について知っておくことで，これらの検査の際，結果を正しく理解し，思わぬミスをしないための基礎ができるはずである．

このように，免疫学の基本を身につけることで，さまざまな病態の発症メカニズムを理解できるだけでなく，医師や他の医療職との連携プレーによって患者さんを快方に向かわせることができる．これからの看護において必ずや役に立つときが来るのである．

免疫は身体にとってよいことばかりしているわけではない?

話は戻るが，たとえば「免疫力を高めると病気は勝手に治る」などと主張する類の本が世の中に出回っている．一般の人であれば，「う～ん，なるほど」と思っても致し方ないが，看護師の皆さんがこの類の本を読んで，同じように「う～ん，なるほど」では困るのである．それは前述したとおり，免疫系は必ずしも私たちの身体にとってよいことばかりしているわけではないからである（図1）．

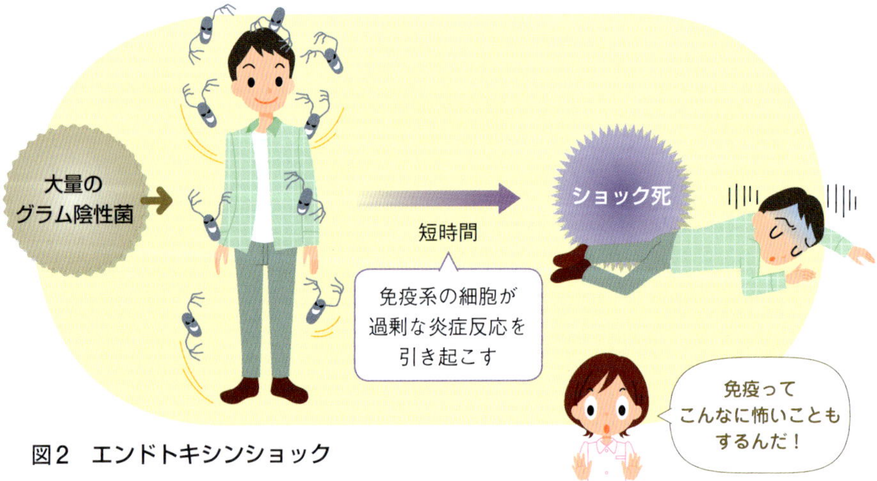

病原微生物のような異物が生体内に侵入した場合，免疫系の細胞がそれらを排除するように働くのは事実である．確かにこういった側面だけをみれば，免疫系は生体にとってよいものだと思うであろうし，先に書いたような本を読んで，「う～ん，なるほど」と思っても致し方ない．

しかし，実際には免疫系は病

図2　エンドトキシンショック

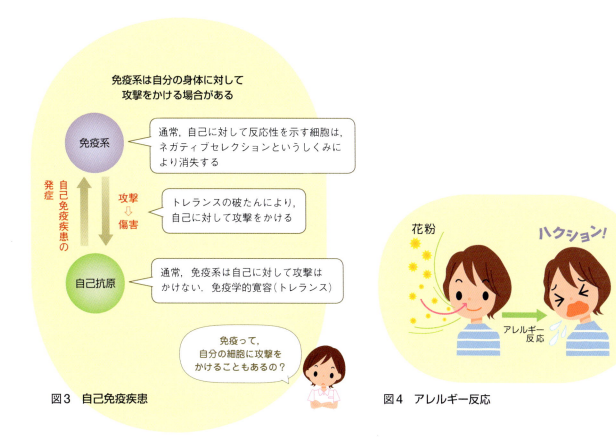

図3　自己免疫疾患

図4　アレルギー反応

原微生物を排除する働きだけをしているわけではない．病原微生物が多量に生体内に侵入した場合には，免疫系はとてつもなく危険な反応を起こし，宿主を死に至らしめることさえある（エンドトキシンショック，図2）．また，通常は自己の細胞に対しては攻撃をかけないはずの免疫系が，たとえば自己免疫疾患の患者の場合には，自己の細胞に対して攻撃をかけ，破壊してしまうこともある（図3）．

アレルギーにしてもしかりである．花粉などのアレルゲンに対して，免疫系が反応しなければ，くしゃみをはじめとするさまざまなアレルギー症状に苦しまなくて済む（図4）．

このように，免疫系は私たちの身体にとって必要なものではあるが，あまりに免疫能が高くなり過ぎたり，破たんが起こったりした場合には，逆に私たちの身体に対して増悪的に働くものへと変身するのである．このようなことひとつとってみても，看護師の皆さんは，一般の人と同じような考え方をしていてはいけないということはおわかりいただけたのではないかと思う．

＊

これらのことは医療従事者のなかでも，とくに看護師の皆さんは熟知していなければならないが，日々の業務や課題に忙しい皆さんにとって，なかなかその道の専門家に教授してもらう機会を見つけるのも難しいかと思う．この機会に，ぜひ本書を通じて生体内で起こっているさまざまな現象を見つめ，今後の治療やケアに活かしていただきたい．

CONTENTS

はじめに	免疫学がどうして看護師に必要なの？	003
第1項	免疫の概念はどのようにして生まれたの？	010
第2項	免疫とか生体防御って，簡単にいうとどういうこと？	017
第3項	免疫には大別すると自然免疫と獲得免疫の2つがあるっていうけど，どう違うの？	023
第4項	免疫にかかわる細胞（免疫担当細胞）にはどのようなものがあるの？	030
第5項	免疫担当細胞ってもとは1つの細胞からできているって本当？	035
第6項	細菌が体内に侵入すると，どのように排除されるの？	040
第7項	貪食細胞の中で殺されない細菌は，どうすることもできないの？	046
第8項	抗体（免疫グロブリン）にはどのようなものがあるの？　また，その働きは？	050
第9項	ワクチンにはどんなものがあって，どんな効果があるの？	057
第10項	補体って何？　補体にはどんな働きがあるの？	062
第11項	血液型って何？	068
第12項	B細胞って何？　どこで生まれ，何をしているの？	076
第13項	抗体（免疫グロブリン）はどのようにしてできるの？	082
第14項	どうして無数の異物（抗原）に反応できる免疫グロブリン（抗体）が体の中に存在するの？	087
第15項	T細胞って何？　どこで生まれ，何をしているの？	091
第16項	細胞を検出するにはどうしたらいいの？	098
第17項	T細胞の亜集団には，どんな細胞がいるの？	105

第18項	B細胞と違って，T細胞は直接異物（抗原）を認識できないって本当？	112
第19項	T細胞に抗原を提示する分子にはどんなものがあるの？	117
第20項	抗原提示細胞にはどんな細胞があるの？ 貪食細胞はすべて抗原提示細胞じゃないの？	123
第21項	サイトカインって何？	131
第22項	サイトカインバランスって？	136
第23項	最近よく耳にするToll-like receptorって何？	141
第24項	NK細胞はウイルスに感染した細胞や腫瘍細胞を破壊するっていうけど，どうやってそれらの細胞と正常細胞を識別し，破壊するの？	147
第25項	一般的にいわれているアレルギーってどんな細胞や因子が関与しているの？	153
第26項	ほかのアレルギーにはどんなものがあるの？	158
第27項	最近よく耳にするNKT細胞って何？	164
第28項	スーパー抗原って何？	171
第29項	輸血と移植ってどう違うの？	178
第30項	移植の際の拒絶反応にはどんなものがあるの？	185
第31項	自己免疫疾患にはどんなものがあるの？ どうして自己に対して攻撃をかけるの？	192
第32項	免疫不全症って何？	202
第33項	がんはどうやって排除されるの？	210
第34項	多くの臨床検査には免疫学（血清学）的手法が用いられているって本当？	216
おわりに		222
索引		223

CONTENTS

コ ラ ム

白血病と免疫の関係	039
BCGに関する豆知識	061
特殊な血液型：－D－って何？	075
末梢で未知の自己抗原に遭遇することは絶対にないの？	078
体内に異物が侵入するとどうして最初にIgMが産生されるの？	081
自己免疫疾患と免疫抑制剤	097
ポジティブセレクションとネガティブセレクション	110
どうして赤血球は貪食されないの？	124
免疫担当細胞の種類によって，産生するサイトカインが違う？	138
サイトカインストーム	140
キスをしたら体調が悪くなり，病院に救急搬送．その理由は？	157
遅発型アレルギー	163
オスの皮膚をメスに移植すると拒絶反応が起こる？	182
骨髄移植って何のために行うの？	187
免疫不全マウス：ヌードマウス	206

※本書は，月刊『ナーシング』Vol.32 No.9（2012年8月号）からVol.35 No.7（2015年6月号）にかけて掲載された連載「ケアに活かす！ナースのためのカンタン免疫学」の内容に，加筆・訂正を加えてまとめたものです．

ケアに役立つ！ナースのためのカンタン免疫学

ナースならわかっておきたい！ 臨床でよく耳にする免疫キーワード　関連項目一覧

- 抗体（免疫グロブリン）とB細胞 …………………… 8，12〜14項
- ワクチンとアジュバント …………………………………… 9項
- 血液型と輸血 ………………………………………… 11，29項
- T細胞と抗原提示 …………………………………… 15，17〜20項
- 自己免疫疾患と免疫抑制剤 ………………………… 15，31項
- 免疫学的手法を用いた臨床検査 …………………… 16，34項
- MHCとHLA ……………………………………… 18，19，29，30項
- がんワクチンと樹状細胞ワクチン ………………………… 20項
- サイトカイン療法 ……………………………………… 21項
- サイトカインストーム ………………………………… 22項
- エンドトキシンショック ……………………………… 23項
- NK細胞療法 …………………………………………… 24項
- アレルギー …………………………………………… 25，26項
- NKT細胞療法 ………………………………………… 27項
- 臓器移植と拒絶反応 ………………………………… 29，30項
- 骨髄移植 ……………………………………………… 30項
- 免疫不全症 …………………………………………… 32項
- がん免疫療法 ………………………………………… 33項

1 免疫の概念はどのようにして生まれたの？

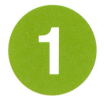

微生物が発見されるまでには長い道のりがあった

　免疫学は微生物学との関連性がきわめて高く，免疫学の発展は微生物学の発展に基づいているといっても過言ではない．そのため，まずここでは微生物学の歴史を少しのぞいてみることにしよう．

　現代と変わらず，病気（伝染病）は古来より発生していたが，それが何に起因するのかについてはまったく知られていなかった．そのため，古代の人々は伝染病の原因は神罰によるものであり，神の怒りをなだめることによって，病気を免れることができると信じていた．

　ところが，ギリシャ時代になると，伝染病の原因についてさまざまな考え方が提唱されるようになり，紀元前400年頃にはHippocrates（ヒポクラテス）によって「病気は汚染された空気（miasma；ミアズマ）を吸い込むことに起因する」という概念が提唱された（ミアズマ説）．

　その後，ルネッサンス時代に入ると，人々は物事を合理的に考えるようになり，伝染病の流行には得体の知れない生物が存在し，それが伝染病を引き起こすのではないかと考えるようになった．当時はどのような病原体であるのかはわからなかったが，天然痘やペスト，それに梅毒などの伝染病が流行したことから，Girolamo Fracastoro（ギロラモ フラカストロ）によって「伝染病は伝染性生物（contagium vivum）によって蔓延する」という考え方が提唱されるようになった（Contagium説）．

　もちろん，これは科学的に証明されたものではなかったため，推測の域を出ることはなく，肝心の伝染性生物の存在を証明することができなかった．そのため，その後100年あまりのあ

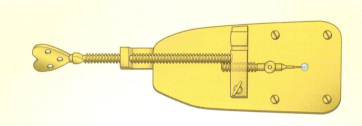

世界初の顕微鏡は複雑にレンズが組み合わさった複式のものではなく，虫めがねのような単式のものであった．レーベンフックはこの単式レンズの顕微鏡をガラス細工で自作し，さまざまなものを観察して，数多くの発見を残したとされている．小さな穴の空いた2枚の真鍮板のあいだにビーズ状のレンズが挟まれている．観察対象物は針の上にのせて，裏側から明るいほうに向けて観察する．このような顕微鏡でレーベンフックは，人の赤血球・精子・細菌などを発見した．19世紀初めごろに色収差や球面収差の問題が解決されるまで，このような単眼の顕微鏡は，非常に質の高い顕微鏡であった（倍率はなんと266倍）．

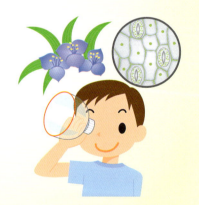

これと同じ原理の顕微鏡はペットボトルを使ってもつくることができる

図1　世界初の顕微鏡

いだ，微生物学の進展はほとんど認められなかった．

しかし，17世紀に入ると，実際に微生物の存在が証明された．これには世界で初めて顕微鏡を発明したAntoni van Leeuwenhoek（アントニー ファン レーベンフック）が大きく寄与した．レーベンフックはなぜかレンズを磨くことが好きで，独学で，当時にしてすでに266倍という高倍率の顕微鏡を作成した（図1）．

彼はこの顕微鏡を用いて歯垢や汚水などの検査をし，さまざまな形態をした微細な生き物（細菌）を観察していた．また，毎朝食塩で綺麗に歯を磨いているにもかかわらず，その歯垢に小さな生物が生活しているといって喜んでいた．生まれてこのかた歯を磨いたことがないという老人の話を聞いて，「おお，そのくさい動物園には，さぞさまざまな生物が繁殖しているのだろう」とワクワクしながらその歯垢を分けてもらい，自分でつくった顕微鏡を用いて観察したといわれている．彼はこうした観察記録を論文として投稿し，その後の微生物学の進展に大きく貢献した．

自然発生説が否定され，病原微生物が発見された

現代微生物学の確立は，フランスのLouis Pasteur（ルイ パスツール）とドイツのRobert Koch（ロベルト コッホ）の功績によるところが大きい．19世紀当時，人々のあいだでは「微生物は自然に発生する」という「自然発生説」の考え方が主流であった．しかし，パスツールによって，見事にこの説は間違いであることが証明された．

すなわち，パスツールはSwan-necked flask（白鳥の首型フラスコ，図2）を作成し，その中に肉汁を入れ，煮沸後，冷却し，長期間保存しても腐敗しないことを証明した（図3）．このことは，空気中の微生物がフラスコ内に混入しないかぎり，微生物が発生することはないということを証明したこととなり，それまでの概念を完全に打ち破った．

その後もパスツールは数々のことを明らかにしたが，そのあいだにさまざまな病原微生物が多くの研究者によって発見されることとなった．このようにして病原微生物発見の黄金時代が始まったわけだが，そのなかでもとりわけ重要なのは，コッホによる平板培地の考案である．彼は，蒸したジャガイモの切り口に点在する雑菌のコロニーを見てこれを思いついた．

コッホの考案により，細菌を分離し，純粋に培養することが可能となった．しかし当時は，ある特定の微生物が特定の感染症の原因菌であると断定することは，多くの場合困難であった．

そこでコッホは，伝染病の病原微生物を特定する際の基準として，

①その伝染病の病変からは常に同じ微生物が見つかること
→炭疽病の動物から一定の微生物を発見した
②その微生物を取り出せること
→純粋培養にてその細菌の分離に成功した
③その分離した微生物で実験的に感染させられること
→分離した微生物を実験動物に接種して同じ病気を起こさせた

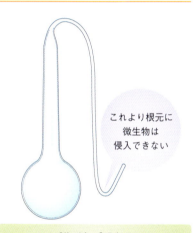

図2　パスツールの"白鳥の首型フラスコ"

④発病した動物の病変から同一の微生物が分離されること
→発病した動物から同一の微生物を分離した

という「コッホの4原則」（図4）の概念を打ち立てた．

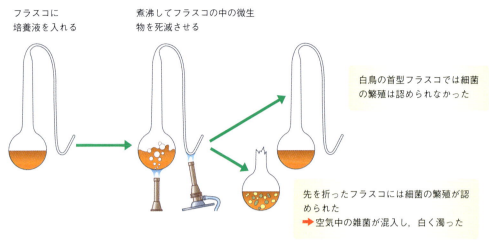

図3　パスツールの微生物自然発生説否定のための実験

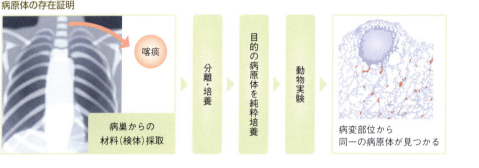

図4　コッホの4原則

① その伝染病の病変からは常に同じ微生物が見つかること
② その微生物を取り出せること
③ その分離した微生物で実験的に感染させられること
④ 発病した動物の病変から同一の微生物が分離されること

免疫の概念はジェンナーによって切り開かれた

このように，微生物の概念はかなり古くからあったのに対し，免疫という概念が初めて生まれたのは17世紀になってからのことである．免疫とは，疫病（伝染病）から免れるという意味であり，古くから「二度なし現象」として知られていたものである．「二度なし現象」とは，たとえば一度，麻疹に罹患

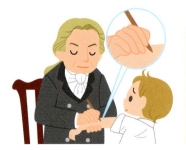

牛痘の膿（牛痘ウイルス含有）を子どもに接種しているところ

牛痘苗を10歳にも満たない少年の腕に接種し，その後，人痘を接種しても何の症状も出ないことを確認した

図5　ジェンナーによるワクチンの開発

すると，二度と麻疹には罹患しないという概念である．

この「二度なし現象」を応用したのがイギリスの片田舎で開業医をしていたEdward Jenner（エドワード ジェンナー）である．彼は，牛の乳搾りをしている女性の手指に痘瘡によく似た病巣があることに気づいた．調べてみたところ，彼女らは牛痘（ウシの天然痘）に感染しており，人痘（ヒトの天然痘）にはかからないか，かかってもきわめて症状が軽いことに気づいた．ジェンナーは，彼女らに人痘接種を試み，発症しないことを確かめ，牛痘の感染が人痘に対し抵抗性があると推定した．ジェンナーは自分の仮説を証明するため，牛痘苗を10歳にも満たない少年の腕に接種し，その後，人痘を接種しても何の症状も出ないことを確認した（図5）．

彼はさらに実験を重ね，「牛痘の原因と効能に関する研究」という小冊子を出版した．これにより，世の中に牛痘接種法が認められ，世界中に広がった．その結果，ジェンナーのおかげで20世紀の後半に，天然痘は撲滅された．

当時はまだ「免疫」という概念がなかったために，なぜこのような現象が起こるのかについては明らかにされていなかったが，ジェンナーの発見は，まぎれもなく免疫学の始まりとなった．

ジェンナーのこの仕事は約100年後，パスツールによって再発見されることとなった．彼は，病原体（ニワトリコレラの原因菌）の病原性を減弱させる（弱毒株作成）方法を開発し，この弱毒株には免疫を賦与することはできるが，病気は起こさないことを証明し，免疫の概念が確立されることとなった．

免疫学は猛烈なスピードで進展した

パスツールが免疫の概念を構築してから，免疫学は猛スピードで進展した（免疫学に関連した主なノーベル医学生理学賞を表1にまとめた）．19世紀の後半には，Ilya Metchnikoff（イリヤ メチニコフ）によって貪食細胞[*1]が，Hans Buchner（ハンス ブフナー）によってAlexin[*2]が，またEmil von Behring（エミル フォン ベーリング）と北里柴三郎によって抗体[*3]が発見された（図6）．

その後，20世紀に入ると，Karl Landsteiner（カール ランドシュタイナー）によってABO式血液型[*4]が，またCharles Richet（チャールズ リチェット）によってアナフィラキシー[*5]が発見された．また，Paul Ehrlich（パウル エールリッヒ）によって自己（生まれながらに体内に存在しているもの）と非自己（異物）を識別するためのしくみを説明する最初の学説が提唱された．

さらに，20世紀後半には，Frank Burnet（フランク バーネット）によって，リンパ球によって

表1　免疫学に関連した主なノーベル医学生理学賞

受賞年	受賞者	受賞対象
1901年	Emil von Behring	血清療法の概念の確立
1905年	Robert Koch	結核菌の発見とツベルクリン反応（コッホ現象）の発見
1908年	Paul Ehrlich Ilya Metchnikoff	抗体産生理論（側鎖説）の提唱 貪食（食菌）作用機構の発見
1913年	Charles Richet	アナフィラキシーの発見
1919年	Jules Bordet	補体結合反応の発見
1930年	Karl Landsteiner	ヒトABO式血液型の発見
1960年	Frank Burnet Peter Medawar	クローン選択説および後天的免疫寛容概念の提唱 後天的免疫寛容概念の確立
1972年	Gerald Edelman Rodney Porter	抗体の化学的構造の解明
1977年	Rosalyn Yalow	ペプチドホルモンのラジオイムノアッセイ法の開発
1980年	Baruj Benaceraff Jean Dausset George Snell	主要組織適合抗原の発見
1984年	Niels Jerne Georges Köhler César Milstein	免疫システム理論の提唱 モノクローナル抗体の作製原理の発見
1987年	利根川進	抗体遺伝子の再構成の発見
1990年	Joseph Murray Edward Thomas	腎移植への貢献 ヒト骨髄移植の成功
1996年	Rolf Zinkernagel Peter Doherty	MHC拘束性の発見

認識される自己と非自己の識別のしくみを説明するクローン選択説が提唱され，Rodney PorterとGerald Edelmanによって，免疫のなかで中心的役割を果たす抗体の一次構造の解明が成し遂げられた．

その後，ライフサイエンスの進展を飛躍的に高めることになったモノクローナル抗体[*6]の作製方法が，Georges KöhlerとCésar Milsteinによって確立されるとともに，分子遺伝学的解析法を用いて抗体の遺伝子の構造，さらには，なぜ無数に存在する抗原に対して，反応する抗体が身体の中で産生されるのかが，利根川進によって発見さ

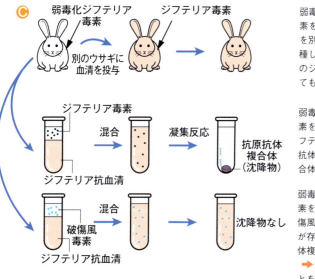

図6 ジフテリアに対する抗毒素（抗体）の発見

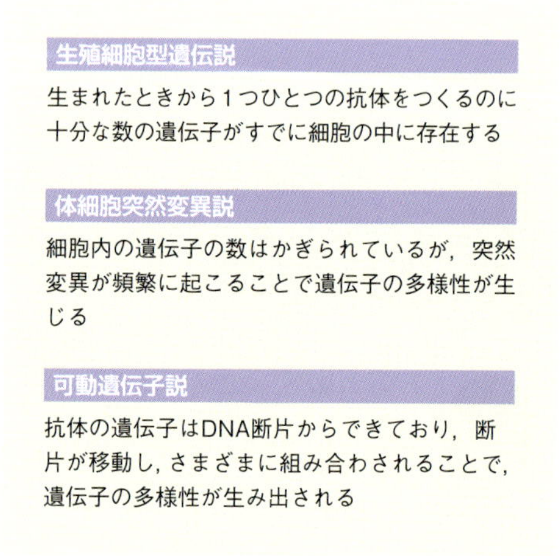

生殖細胞型遺伝説
生まれたときから1つひとつの抗体をつくるのに十分な数の遺伝子がすでに細胞の中に存在する

体細胞突然変異説
細胞内の遺伝子の数はかぎられているが，突然変異が頻繁に起こることで遺伝子の多様性が生じる

可動遺伝子説
抗体の遺伝子はDNA断片からできており，断片が移動し，さまざまに組み合わされることで，遺伝子の多様性が生み出される

図7 抗体の多様性を説明する3つの理論

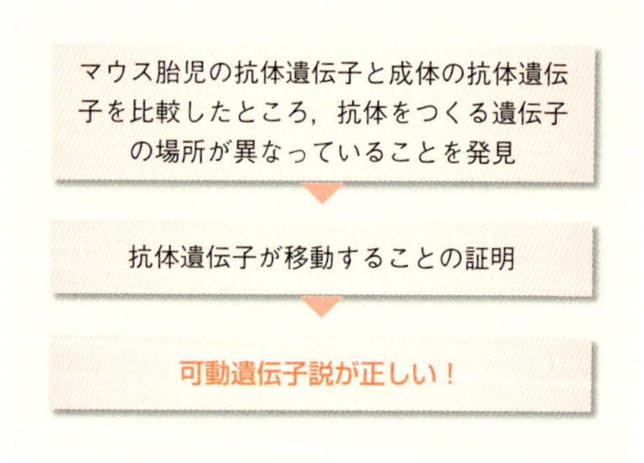

マウス胎児の抗体遺伝子と成体の抗体遺伝子を比較したところ，抗体をつくる遺伝子の場所が異なっていることを発見

↓

抗体遺伝子が移動することの証明

↓

可動遺伝子説が正しい！

図8 利根川進博士の大発見

＊1：微生物等を貪食・殺菌する細胞で，この場合はマクロファージという細胞のことを指す
＊2：のちにPaul Ehrlich（パウル・エールリッヒ）によって補体（細胞外に存在する病原体に対して傷害作用を示す血漿タンパクの一種）と命名される
＊3：抗原と特異的に結合する血漿タンパクの一種で，微生物を破壊したり，毒素を中和したりする液性の因子
＊4：血液型を，赤血球の表面抗原において，A抗原を発現しているものをA型，B抗原を発現しているものをB型，両者を発現しているものをAB型，両者を発現していないものをO型というように分類するもの
＊5：アレルギーや移植の際に起こる生体過剰反応の一種
＊6：1つの抗原エピトープ（抗原決定基ともよばれ，抗体や抗原受容体によって認識される抗原の部位）だけを認識する抗体
＊7：T細胞が抗原を認識するための分子
＊8：細胞から産生され，免疫学的反応を左右する液性の因子
＊9：major histocompatibility complex，主要組織適合複合体とよばれ，T細胞に抗原を提示する働きを有する

れた(**図7**，**図8**).

さらに，Steve Hedrick（スティーブ ヘドリック）とMark Davis（マーク デイビス）ならびに谷口維紹によって，T細胞受容体[*7]の遺伝子や，サイトカイン[*8]の遺伝子の構造が解明された．Philippa Marrack（フィリッパ マッラク）とJohn Kappler（ジョーン カプラー）によって，T細胞にもさまざまな亜集団が存在することが，そしてRolf Zinkernagel（ロルフ ツィンカーナーゲル）とPeter Doherty（ピーター ダハーティー）によって，T細胞により異物が認識されるためには，MHC[*9]に拘束されている必要のあることが解明された．

ここで紹介したのはごく一部で，ここに述べた以外にも，数多くの免疫学者たちが体内で起こる免疫現象を解明し，免疫学は飛躍的に進歩した．

このように，微生物学に端を発して免疫学が進展し，現在ではさまざまな病態の解明が免疫学を基本としてなされており，病態の多くが免疫学的異常によってもたらされていることが明らかとなってきた．また，モノクローナル抗体作製法の発明や分子遺伝学的手法の発明と進展によって，病態の診断にこれらの手法が用いられるようになってきた．

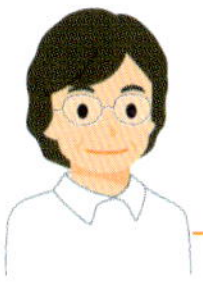

免疫学はなぜ必要なの?

現在では，昔と比べて医療水準が高度化し，疾病構造が大きく変化してきた．これまでに多くの抗生物質が発見されてきたことから，時代とともに日本を含めた先進諸国では，感染症は軽んじられるようになってきた．

しかし，結核などの再興感染症の増加，これまでになかった新興感染症や薬剤耐性菌の出現，海外旅行などに伴う国際感染症の侵入の可能性が高まってきたことなどから，1998年(平成10年)に「伝染病予防法」が約100年ぶりに改定され，「感染症の予防及び感染症の患者に対する医療に関する法律(感染症新法)」が公布された．そのため，感染症に対する対応策が最近の重要な医療課題となってきた．

前述したように，免疫学は微生物学とのかかわりが深いため，微生物感染症への対応策を考えるうえで，免疫学を理解することは重要である．また，近年，がんや自己免疫疾患などのような難治性の疾患やアレルギー疾患が急増しており，これらの疾患は免疫系の強弱と深くかかわりがあることから，これらの疾患に対する予防法や治療法を考えるうえでも免疫学はなくてはならない学問となってきた．さらに，少子化に伴い高齢化社会となり，人間は加齢に従って免疫能が低下することから，免疫系の異常による疾患が急増している．

このような背景から，免疫学の知識なしに各種疾患に対する予防法や治療法を考えることは不可能となってきた(**図9**)．そのため，免疫機構を理解することが必要になってきたのである．

医療水準の高度化 ▶ 疾病構造の変化 ▶ 免疫学の必要性

再興感染症の増加，新興感染症ならびに薬剤耐性菌の出現
・国際感染症の侵入の可能性

「伝染病予防法」が約100年ぶりに改定（1998年）
「感染症の予防及び感染症の患者に対する医療に関する法律(感染症新法)」が公布
▶感染症対策が重要な医療課題

難治性疾患(がん，自己免疫疾患など)・アレルギー疾患の急増

加齢に伴う免疫機能の低下

高齢化社会 ▶加齢に伴う免疫能の低下 ▶感染症や免疫学的疾患が増加

図9　免疫学はなぜ重要なの？

患者の病態を理解するために免疫学を理解しよう!

　ここまでに述べたことを考えていただくと，免疫学はさまざまな病気と深いかかわりがあることがおぼろげながらご理解いただけたのではないだろうか？　医師が，次項からご紹介するような免疫学に関する知識，さらには経験を蓄えていることを鑑みると，看護師の皆さんも患者の苦しみを理解するだけでなく，これから遭遇する疾病をより深く理解するためにも，「免疫学なんか難しくてわからないし，勉強してもあまり役には立たない」と言わずに勉強していただきたい．そうすれば，必ずや看護師の地位は向上し，いままで以上に医療現場での立場が確固たるものになることは間違いない．

2 免疫とか生体防御って，簡単にいうとどういうこと？

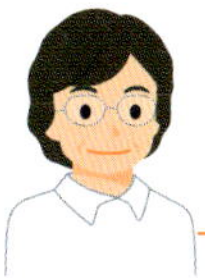

そもそも，免疫って何？

　前項では，「免疫学がどのようにして生まれ，発展してきたのか？」について述べた．少し難しい用語も出てきたが，心配する必要はない．これから，今までに出てきた用語についてもわかりやすく解説していくので，すでに挫折してしまった方も気を取り直して読み進めていただきたい（継続は力なり！）．

　イントロダクションはこれくらいにして，そろそろ免疫学というものがどのようなものなのかについて述べていくことにしよう．いままで「免疫」という言葉が頻繁に出てきたが，「免疫っていったい何？」と思った読者もいらっしゃるのではないだろうか？　そこで，この項では「免疫って何？」「生体防御って何？」ということについて簡単に解説する．

　免疫とは，簡単にいえば，「異物が体内に侵入した場合，その異物を排除し，本来の正常な状態に保とうとする体の働き」のことである（図1）．「そんなの当たり前じゃない！」と思う読者も多いと思うが，簡単にいってしまえばそうなのである．難しく書こうと思えばいくらでも難しく書けるが，皆さんは免疫学者になるわけではないのだから，まずは看護師として，そして医療従事者として最低限必要なことさえ理解していればよいのである．そこで，これから「免疫とはいったい何なのか？」ということについて，わかりやすく解説していく．

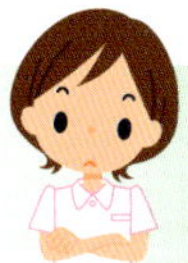

【免疫とは】

異物が体内に侵入した場合，その異物を排除し，本来の正常な状態に保とうとする体の働き

図1　免疫って何？

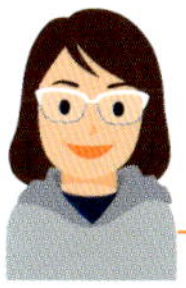

病原体側の病原因子と宿主側の防御因子のバランスが大切

　前項でも述べたが，免疫学は微生物学との関連性がきわめて高い．そのため，ここでは感染症を例にあげて，「免疫とはどのようなものなのか？」について解説してみることにしよう．

　皆さんの多くは，感染症というものは，「病原性の強い微生物に感染すると発症するが，病原性の弱い微生物に感染しても発症しない」と思っているのではないだろうか？　もちろんそのとおりである．

　しかし，これは微生物側から見ているにすぎず，宿主側から見てみると，そう単純なものではない．視点を変えるといろいろなものが見えてくるのと同じように，微生物側だけを見ていては，間違った結論を導き出すことになってしまう．要するに，免疫学は微生物側からものを見るのではなく，宿主側からものを見るのだと考えていただければわかりやすいで

あろう．

「では，どう考えればいいの？」ということになるのだが，まず図2を見ていただくことにしよう．これは，「感染症の発症の原因は，病原体側の病原因子と宿主側の防御因子のバランスによって決定される」ということを示している．

「病原因子とか防御因子って何？」と思った読者もいると思う．そこで，図3にそれぞれの代表的な因子について示したので，そちらもご覧いただきたい．聞きなれない言葉があるとは思うが，ここではそういったものがあるということだけでよいので頭に入れておいていただきたい．

いずれにせよ，病原体側の病原因子と宿主側の防御因子のバランスが保たれている場合には，感染症は発症しない（図2A）．通常はこのような状態が保たれているために，皆さんはふつうに生活できているのである．しかし，病原体側の病原因子が強い場合，すなわち，皆さんがご存じの，いわゆる「病原体」とよばれているものが体内に侵入した場合には，感染症を発症してしまうし（図2B），病原体側の病原因子が弱い場合，すなわち常在菌や空気中に存在している雑菌などが体内に侵入した場合には，感染症は発症しない（図2C）．

これくらいは当たり前のことなので，理解に苦しむ必要はないと思うが，これは先ほども述べたように，病原体側の視点から見たものであり，宿主側から見たものではない．それでは，宿主側から見てみるとどうなるのであろうか？

宿主側から見た場合，宿主側の防御因子が弱い，すなわち免疫能（抵抗力と考えればわかりやすい）が低下している状態であれば，病原性がそれほど強くない微生物に対しても，感染を起こしてしまう（図2B）．この場合，すなわち免疫能の低下した宿主のことを易感染性宿主（たとえば，免疫抑制剤や抗がん剤を常用している人，先天的に免疫力が低下している人）といい，通常病原性を示さない微生物に対しても感染を起こしてしまう（これを日和見感染という）．

このように書くと，免疫能が高ければそれでよいということになるかもしれないが，そう単純なものではない（図2C）．それでは，免疫能が高いと何がいけないのであろうか？ 当然，免疫能が高ければ感染症に罹患する可能性

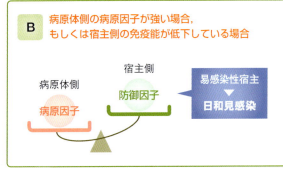

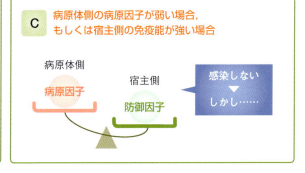

図2　病原体側の病原因子と宿主側の防御因子のバランス

図3　病原体側の病原因子と宿主側の防御因子

は低下するから，その点に関しては免疫能が高ければよいということになるのだが，問題は「免疫能が高すぎるとどうなるか？」ということである．

免疫能が高くなりすぎれば，自己免疫疾患とよばれるような疾患が発症する．通常，私たちの体は，自己に対しては攻撃をかけないが，自己免疫疾患の患者の場合，自己に対しても攻撃をかけるようになる．

また，アレルギーについても同じことがいえる．アレルギーも一種の生体防御反応で，花粉などが鼻から侵入してきた際に，それを外に出そうとする反応（くしゃみや咳嗽）であるが，これもいきすぎるとそれだけにはとどまらず，喘息などの症状を引き起こしてしまう．

言い換えれば，免疫能が高くなりすぎれば，過剰反応を起こすようになり，宿主にとって得になるようなことはないということになる．いままで「免疫能が高ければ高いほど，病気にはならない」と考えていた人もたくさんいると思うが，このように，必ずしも免疫能が高ければ安全と考えるのは，単純すぎるというのがおわかりいただけたのではないだろうか？看護師あるいは看護師を志している皆さんは，いま述べたことはしっかりと理解しておいていただきたい．

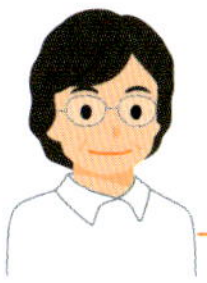

感染防御機構は3つある！

ここまでで，免疫は必ずしも自分の体を守ってくれるわけではないということがおわかりいただけたと思うが，それではいったい，免疫は体のなかで何をしているのであろうか？混乱を避けるためにそれは次項以降で解説することにして，まずは，私たちを取り巻く環境には病原微生物がたくさんいるにもかかわらず，なぜ感染症にならないのか？というところから解説することにしよう．

前項でも述べたように，免疫は「疫（感染症）から免れる」というところからきているため，感染症を例にとって考えると想像しやすい．そのため，私たちの体に備わっている生体(感染)防御機構からお話しすることにしよう．

私たちの体には生体(感染)防御機構というものが備わっている．生体(感染)防御機構とは，わかりやすくいえば，感染症にならないようなしくみである．生体(感染)防御機構には大きく分けて3つあり，第1次防御機構，第2次防御機構，そして第3次防御機構が存在する（図4）．

第1次防御機構は，生物学的バリアともいわれ，私たちの体のいたるところに生息している微生物，すなわち常在細菌が私たちの体を病原体から守ることである．「自分の体に付着している微生物が，自分を病原体から守ってくれている？」と疑問に思

感染防御機構

第1次防御機構：常在細菌叢
第2次防御機構：皮膚・粘膜
第3次防御機構：免疫担当細胞・液性因子

生体の防御機構が障害されると感染のリスクが高まる！

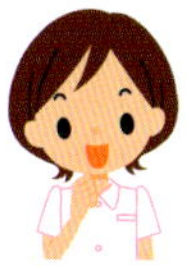

図4　生体防御機構

う方も多いと思うので，わかりやすく説明してみよう．

大きな自動車が駐車場に所狭しと駐車されている状態を想像していただきたい．そこに軽自動車がやって来たが，駐車するスペースがないため，やむなく別の駐車場を探すことになる（図5A）．この場合，あらかじめ駐車していた大型の自動車が皆さんの常在細菌で，軽自動車が病原性の弱い微生物ということになる．

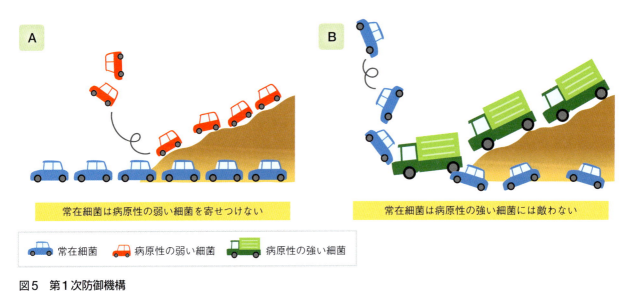

図5 第1次防御機構

表1 上皮細胞による防御機構

部位		防御機構
皮膚	扁平上皮細胞	表皮脱落 脂肪酸 発汗
消化管	円柱上皮細胞	蠕動運動，酸性，胆汁，脂肪酸
呼吸器	気道上皮細胞	線毛運動，サーファクタント

肺は「サーファクタント」とよばれる脂質（脂肪）とタンパク質の混合物質を産生する．サーファクタントは保湿剤として作用し，肺胞内側の表面を覆い，その表面張力を弱め，呼吸サイクルのあいだ，肺胞が拡張した状態を保てるようにする

表2 粘膜における防御機構

部位		防御機構
鼻咽腔	粘液	洗浄，リゾチーム，IgAなど
口腔	唾液	洗浄，リゾチーム，IgAなど
目	涙液	洗浄，リゾチーム，IgAなど

んの体のうち，外界と直接接触している部分（皮膚，消化管，呼吸器など）は上皮細胞とよばれる細胞で覆われ，外界に存在する病原体が侵入しないように体を覆っている（表1）．また，鼻咽喉，口腔，目などは粘膜によって覆われており，こちらも外界に存在する病原体が侵入しないように体を覆っている（表2）．

傷のない正常な皮膚や粘膜には病原体は侵入できないが，傷ができるとそ

としても，それを跳ね飛ばすことができる．ただし，病原性の強い微生物が侵入してきた場合には，それを食い止めることはできない．以上のことから，第1次防御機構である常在細菌は，完全ではないが，ある程度外界から侵入してきた微生物を跳ね飛ばす働きをもっているのである．

次は，第2次防御機構について解説してみよう．第2次防御機構は物理学的バリアといわれている．皆さ

逆に，同じ駐車場に大型ダンプカーがやって来たとしよう．駐車スペースはないが，大型のダンプカーなら，大型の自動車が止まっていたとしても，体当たりして移動し，自分のダンプカーを駐車させることができる（図5B）．この場合，大型のダンプカーが病原性の強い微生物ということになる．

このように，皆さんの体のいたるところに生息している常在細菌は，たとえ病原性の弱い微生物が侵入してきた

こから病原体が侵入して感染症を引き起こすことから，皮膚や粘膜はこういった病原体が体内に侵入しないように働いている．このように，皮膚や粘膜は病原体が体内に侵入しないように働いていることから，第2次防御機構とよばれている．

また，それ以外にも生体内にはさまざまな生体防御機構が存在する．たとえば，皮膚の表皮脱落，腸管の蠕動運動，そして呼吸器の線毛運動などである（**表1**）．表皮の奥にある真皮では常に新しい細胞がつくられ，古い細胞は垢として脱落している．古い細胞は新しい細胞に比べて病原体の侵入を許しやすいことから，新しい細胞をつくりだし，古い細胞を脱落させることは，私たちの体を病原体の侵入から守るために重要である．

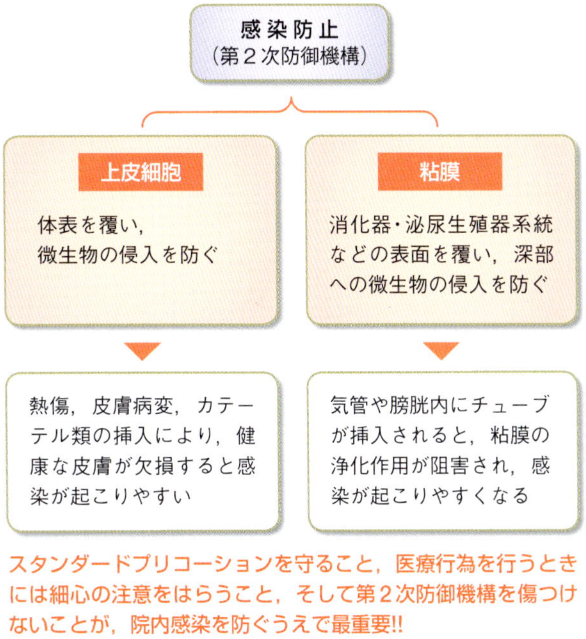

また，腸管には糞便がたくさん存在する．糞便の水分を除いた乾燥重量のうちのほとんどが腸内細菌である（糞便のほとんどが細菌だとご存知でしたか？　たいていの人は食物残渣と答えますから，医療従事者の常識として覚えておいてください）．食物を摂取すると腸内細菌はどんどん増殖するが，これがたまりすぎると当然のことながら生体内に侵入する可能性が高まる．そのため，腸管は蠕動運動を繰り返し，これら腸内細菌がいつまでも体内にとどまらないように働いている．

呼吸器にしても同様である．空気中に存在する微生物などの異物は常に鼻や口から侵入しており，それが肺に到達すると感染の危険性が高まる．そのため，呼吸器には線毛が存在し，それ

が動くことによって，鼻や口から侵入する異物を押し出しているのである．このように，皮膚，消化管，それに呼吸器などでは，常に新しい上皮細胞がつくりだされ，私たちの体を病原体の侵入から守っているのである．

では，粘膜はどうであろうか？　粘膜は上皮細胞と異なり，病原体の侵入を許しやすい．したがって，粘膜には上皮細胞とは違った防御機構が存在する（**表2**）．正常な状態では，口腔内では唾液，そして目には涙液が存在し，粘膜は常にこういった粘液に覆われている．粘液中にはリゾチーム[*1]や，IgA[*2]などの防御因子が存在する．そのため，こういった因子が外界から侵入してこようとする病原体の侵入を防いでいるのである．

図6　感染防止のポイント

このように，私たちの体には病原体が体内に侵入するまでに，さまざまな防御機構が備わっている．要するに，私たちを取り巻く環境のなかには，さまざまな病原体が存在するが，それらが体内に侵入しないような防御機構が存在しているということである．したがって，看護師ならびに看護師を志している皆さんは，今後行うであろう医療行為に細心の注意をはらって取り組んでいただきたい（**図6**）．

ここまでで，私たちの体には病原体の侵入を許さないような防御機構が存在しているということはおわかりいただけたと思うが，「それじゃあ，第3次防御機構って何？」という疑問をおもちの方も多いと思う．

第3次防御機構とは，第2次防御

---

*1：細菌の菌体表面（細胞壁）は，ペプチドグリカンとよばれる層から構成されており，そのペプチドグリカンを分解する作用を有する酵素
*2：免疫グロブリン（抗体）の一種

機構以降の防御機構のことである（図7）．言い換えれば，これまでの防御機構は病原体の体内への侵入を許さないようにしているものであるが，第3次防御機構は，体内に病原体が侵入した際に働く防御機構と考えていただければわかりやすいであろう．体内に病原体を入れないようにするための防御機構はある程度理解しやすかったと思うが，病原体が体内に侵入してしまった場合には，さらに複雑な反応が起こる．

　第3次防御機構こそが免疫ということになるが，第1次防御機構や第2次防御機構とは異なり，非常に複雑な機構が存在するため，第3次防御機構については次項以降で解説していくことにする．

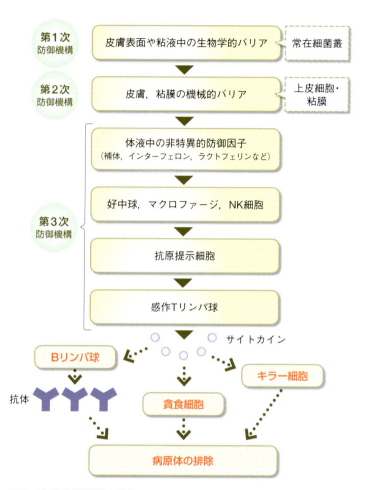

図7　生体防御機構の流れ

3 免疫には大別すると自然免疫と獲得免疫の2つがあるっていうけど，どう違うの？

免疫のなかでも，第3次防御機構（免疫機構）を理解していなければならない理由は？

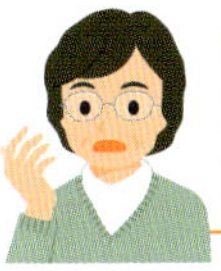

前項までで，「免疫とは何か？」「生体防御機構とは何か？」ということが，皆さんにもおぼろげながらご理解いただけたのではないだろうか？ つまり，病原体を侵入させないようにすることが，最も重要なのである（図1）．

しかし，私たちを取り巻く環境のなかには，無数ともいえる病原体が生息し，絶えず危険にさらされている．さまざまな抗菌薬（抗生物質）やワクチンの発見・開発によって，先進諸国では感染症は減少しているものの，開発途上国ではいまだ後を絶たない．ある程度は，ワクチンなどで感染症を防ぐことも可能ではあるが，実際はそれほど簡単なものではない．

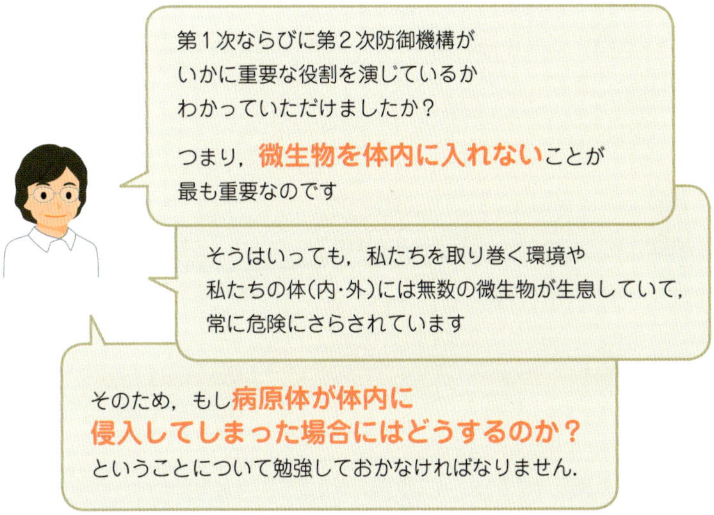

また，皮膚や粘膜をいつまでも正常な状態に保ち続けることは困難で，いつ何時それらが損傷を受けるかはわからない．そしていったん，損傷を受けてしまうと，第1次ならびに第2次防御機構ではどうすることもできないため，病原体が体内に侵入した場合のことも，想定しておかなければならない．

したがって，第3次防御機構，すなわち生体内に病原体が侵入した場合に，生体内ではどのような反応が起こっているのかについて理解しておかなければならないのである．

第1次ならびに第2次防御機構がいかに重要な役割を演じているかわかっていただけましたか？
つまり，**微生物を体内に入れない**ことが最も重要なのです

そうはいっても，私たちを取り巻く環境や私たちの体（内・外）には無数の微生物が生息していて，常に危険にさらされています

そのため，もし**病原体が体内に侵入してしまった場合にはどうするのか？**ということについて勉強しておかなければなりません．

図1　第3次防御機構（免疫機構）を理解しなければならない理由

免疫系の簡単な流れは？

前項でも述べたように，私たちの体には，第1次防御機構，第2次防御機構，それに第3次防御機構が存在しているが，第3次防御機構，すなわち体内で起こる防御反応こそが，一般的にいわれている免疫である．つまり，病原体が体内に侵入してきた際に，私たちの体のなかではさまざまな生体反応が起こり，その生体反応こそが免疫だということになる．

それでは，実際に病原体が私たちの体内に侵入したときに，どのような反応が起こっているのであろうか？　まず，図2を見ていただきたい．ここには病原体をはじめとする異物（自分の体内にあらかじめ存在するものではないことから，非自己とよばれる）が私たちの体内に侵入した場合，どのような流れで病原体が排除されるのかについて，簡単に図示した．

病原体（異物・非自己）が体内に侵入すると，まず貪食細胞とよばれる細胞が，病原体を捕食する．その後，貪食細胞は病原体を消化し，その消化したものをリンパ球に提示する．皆さんの体と同じように，貪食細胞は食べた物を消化し，その後，細胞外へ排出するのである．リンパ球自体には貪食機能はないため，体内に侵入してきた病原体をそのまま認識することはできない．そのため，貪食細胞が捕食・消化し，細胞の表面上に排出して，リンパ球はその消化物を認識する．

このように，貪食細胞が消化・排出した病原体の一部をリンパ球に渡すわけだが，これを一般に抗原提示という．抗原提示は非常に重要で，このなかには相手（この場合は病原体）の弱点や，どのような武器を持っているかなどの情報がたくさんつまっている．それによって，リンパ球は貪食細胞に対して，どのように対処すればよいかを知らせるとともに，さまざまな手法を用いて貪食細胞を活性化するのである．

活性化された貪食細胞は，いままでとは異なり，貪食・殺菌する能力が向上し，最終的に病原体は体内から排除される．

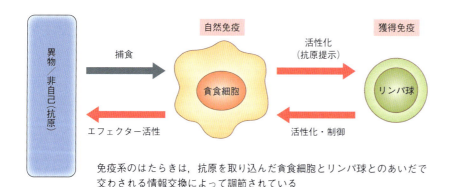

図2　免疫系の簡単なしくみ

自然免疫，獲得免疫って何のこと？

自然免疫（先天免疫）あるいは獲得免疫（後天免疫）という言葉は皆さんもこれまでに耳にしたことがあるかと思うが，自然免疫と獲得免疫とは，どのようなものなのであろうか？　一般的にいえば，自然免疫は生体が生まれながらにして持っている，ある種の病原体に対する自然抵抗性のことであり，獲得免疫は生体が生後獲得した免疫ということになる（図3）．

少しわかりにくいと感じた人もいるかと思うので，もう少しかみ砕いて説

3 免疫には大別すると自然免疫と獲得免疫の2つがあるっていうけど，どう違うの？

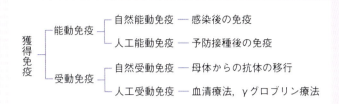

図3　自然免疫と獲得免疫

明してみることにしよう．図2にも示したように，異物が侵入してくれば，どんな異物であってもそれに対してすぐさま攻撃をかける細胞がいる．それに関与している細胞が引き起こす免疫応答を自然免疫といい，そうではない免疫応答を獲得免疫と考えてもらうとわかりやすいかもしれない．貪食細胞などが関与している免疫応答が自然免疫で，リンパ球などが関与している免疫応答は獲得免疫ということになる（図2）．

この獲得免疫に関しては，いくつかの用語があるので，ここで説明しておくことにする．獲得免疫には能動免疫と受動免疫の2つが存在する（図3）．能動免疫とは能動的に起こる免疫応答で，受動免疫とは受動的に起こる免疫応答のことをさす．

能動免疫は体内で自らが起こす免疫反応のことで，受動免疫とは自分の体内で起こる免疫反応ではなく，外であらかじめ用意された防御因子などを，宿主に投与した場合の免疫反応のことである．

能動免疫はさらに，自然能動免疫と人工能動免疫，受動免疫は自然受動免疫と人工受動免疫のそれぞれ2つに大別することができる．自然能動免疫とは病原体が体内に侵入した際に自然に免疫反応が起こることで，人工能動免疫とは予防接種（ワクチン）などによって人工的に体内で免疫反応を起こすことである．さらに，自然受動免疫とは，母体から胎児へ抗体が移行することによって得られるものである．そして人工受動免疫はあらかじめ作成しておいた抗体などを体内に接種することによって得るものというように理解していただければよい（図3）．

受動免疫は自然受動免疫であれ，人工受動免疫であれ，自分の体内で免疫反応を起こすことがないというのが能動免疫と大きく違うところである．似たような言葉の組み合わせになっているため，理解しにくいかもしれないが，これらは看護師の皆さんも今後必ず目にすると思われるので，よく整理し，理解しておいていただきたい．

自然免疫と獲得免疫に関与する因子や細胞にはどのようなものがあるの？

ここまでで，自然免疫と獲得免疫がどのように違うのかについては，ある程度理解していただけたと思うが，もう少し詳しく説明してみることにしよう．

自然免疫と獲得免疫ではそれぞれ関与している因子や細胞が異なる（図4）．自然免疫には，好中球やマクロファージのような貪食細胞が関与しているのに対して，獲得免疫は主にT細胞やB細胞のようなリンパ球が関与している．また，関与している液性因子も，自然免疫には補体，インターフェロン（IFN），それに腫瘍壊死因子（TNF）などが関与しているのに対し，

IFN：interferon，インターフェロン
TNF：tumor necrosis factor，腫瘍壊死因子

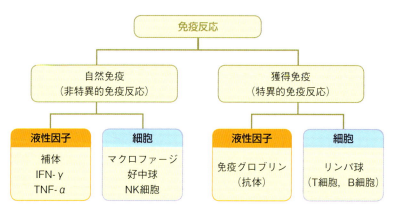

図4　自然免疫と獲得免疫に関与する液性因子と細胞

獲得免疫では主に免疫グロブリン（抗体）が関与している．このように，自然免疫と獲得免疫には細胞レベルから，大きな違いがあることがおわかりいただけただろう．

自然免疫と獲得免疫は基本的にどう違うの？

このように自然免疫と獲得免疫は，それぞれに関与する細胞や液性因子が異なるが，これらは生体内における免疫応答という面からも大きな違いとなる．

図5にその違いを示すように，異物（病原体や非自己）が侵入してきた際に起こる免疫応答がまったく異なるのである．

自然免疫に関与する細胞は，どのような異物（病原体や非自己）が侵入してきてもすぐさま対応するため，反応はきわめて迅速で，どのような異物（病原体や非自己）に対しても同じように反応する．他方，獲得免疫に関与する細胞はどのような異物（病原体や非自己）に対しても，すぐさま反応することはなく，その反応性は抗原に特異的である．

たとえば，ある種の病原体が体内に侵入したとしよう．この場合，好中球やマクロファージのような自然免疫に関与している細胞は，すぐさまそれを捕食し，消化したのち，細胞外へ排出する．他方，リンパ球のような獲得免疫に関与する細胞は，たとえ病原体が体内に侵入してきたとしても，すぐには反応しない．リンパ球は病原体全体を認識するのではなく，貪食細胞（マクロファージ）が細胞表面に排出（提示）したもののうち，特定の部分を認識する（好中球には抗原を提示する能力はない）．

このことから考えても，自然免疫に関与する細胞は，異物（病原体や非自己）が体内に侵入してくるとすぐさま対応するが，抗原特異性がないことはおわかりいただけるだろう．また，前述したように，リンパ球は抗原提示細胞から抗原を提示されてはじめて異物（病原体の破片や非自己）を認識することから，反応は遅く，特定のものしか認識できないこともおわかりいただけたのではないかと思う．

ところで図5では，自然免疫は免疫

自然免疫	獲得免疫
◆ すみやかに応答する	◆ すみやかに応答しない
◆ 抗原非特異的である	◆ 抗原特異的である
◆ 免疫学的記憶はない	◆ 免疫学的記憶がある

図5　自然免疫と獲得免疫の特徴

学的記憶がなく，獲得免疫は免疫学的記憶があると示したが，これは，自然免疫系の細胞は異物（病原体や非自己）がどのようなものであっても（たとえば，赤痢菌であってもチフス菌であっても）関係なく貪食するが，一度貪食したものが，再び体内に侵入してきた場合に記憶しているかというとそうではなく，初めて体内に侵入してきたものとして認識するということである．

他方，獲得免疫に関与するリンパ球は，一度生体内に侵入してきたものに関してはほとんどすべて記憶しており，相手がどのような武器を持っているのか，また相手の弱点は何かを記憶している．そのため，同じ異物（病原体や非自己）が体内に侵入してきたときには，対応策はすでにできあがっているのである．

体内に異物が侵入したとき，1回目と2回目では自然免疫と獲得免疫の働きが違うって本当？

自然免疫は1回目に異物（病原体や非自己）が侵入した場合も，2回目に同じものが侵入した場合も，反応の程度は同じである．たとえば，大腸菌が体内に侵入し，自然免疫系の細胞が大腸菌を貪食・殺菌したとしよう．まったく同じ数の大腸菌が数か月後に体内に侵入しても，自然免疫系の細胞には記憶力がなく，以前体内に侵入してきたことをまったく記憶していないため，1回目と同じように大腸菌を貪食・殺菌することになる．

表1 自然免疫と獲得免疫の基本的差異

免疫系		抗原（非自己）		特異性	免疫記憶
		初回応答（初感染）	2回目以降の応答（再感染）		
	自然免疫	＋	＋	−	−
	獲得免疫	−	＋＋＋＋	＋	＋

他方，獲得免疫系の細胞は，以前に体内に侵入してきた大腸菌を記憶しており，その大腸菌の弱点を十分に把握しているため，同じ反応は行わず，より早く，そしてより強い反応を起こす．

このように，自然免疫系の細胞と獲得免疫系の細胞は，役割だけでなく，まったく異なった応答を示すのである（**表1**）．

病原体が体内に侵入した場合には，どのような免疫応答が体内で起こるの？

体内に異物（病原体など）が侵入した場合の生体内における免疫応答は，感染した病原体の量や病原性によって異なる．言い換えれば，体内に獲得免疫を誘導するかどうかは，侵入してきた病原体の量や病原性によって決定されている（図6）．

たとえば，感染した病原体の量が非常に多い場合や，病原性がきわめて強い場合には，獲得免疫の出番が来るまでに宿主は死亡してしまう（図6A）．他方，感染した病原体の量が非常に少ない場合や病原性が非常に弱い場合には，こちらも獲得免疫系が動く必要もなく病原体は排除されてしまう（図6B）．体内に侵入してきた病原体の量がある程度以上か，あるいはある程度病原性が強い場合に初めて，図6Cに示したような免疫応答が起こる．

このことは，獲得免疫を誘導するためには，体内にある程度，病原体が生存している必要があるということを意味する（図6中の閾値がこれにあたる）．体内に病原体が侵入すると，一

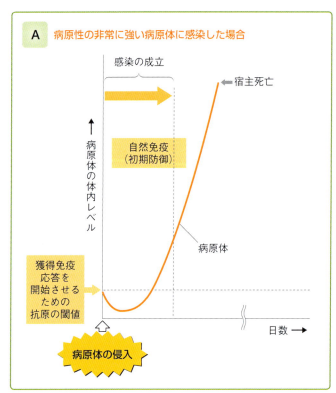
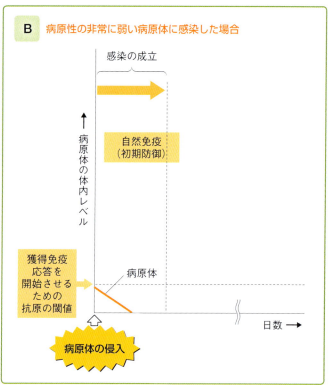
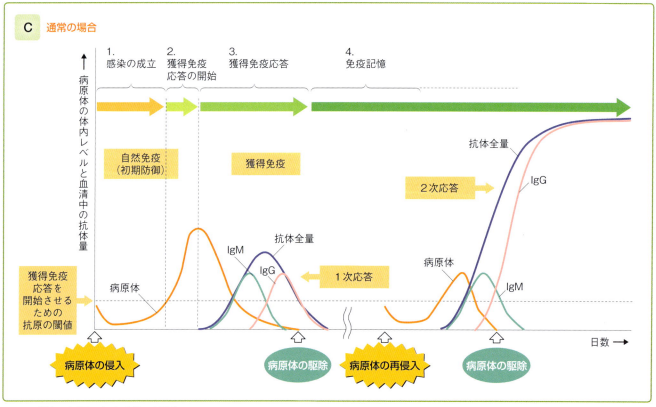

図6 感染の経過と免疫応答の関係

3 免疫には大別すると自然免疫と獲得免疫の2つがあるっていうけど，どう違うの？

時的に病原体の数は低下するが，これは自然免疫系の細胞が病原体を排除するようにはたらくためである．その後，閾値を超えた場合に，はじめて獲得免疫系の細胞が動くことになる．

体内に，獲得免疫系の細胞が動く量の病原体が存在し，そこからさらに病原体の数が増えた場合には，獲得免疫系の細胞が動き出すことになるが，ここでは免疫グロブリンがどのように産生されるのかについて注目してほしい．

獲得免疫系の細胞が動き出すと，最初にIgM*が，そしてその後にIgG*が産生されるようになる．この免疫グロブリンは抗原特異的であるため，病原体に結合し，体内から病原体を排除する．

もし，同じ病原体が体内に侵入した場合にも自然免疫系の細胞は病原体を排除しようと働くが，その程度は初回に感染したときとまったく変わらない．

しかし，免疫グロブリンの産生速度ならびに産生量は，初回感染時と異なり，2回目に感染したときのほうが速く，そして多量に産生される（図6C）．速度に関していえば，IgMもIgGも初回感染時よりも速いが，産生量に関していえば，IgMは変わらないのに対し，IgGは非常にたくさん産生される．

なぜ，IgMが先に産生され，IgGがあとから産生されるのかということについては，別の項（第12項のコラムなど）で述べるので，皆さんには，まずは図6に示したしくみをよく理解しておいていただきたい．

＊免疫グロブリンの一種

4 免疫にかかわる細胞（免疫担当細胞）にはどのようなものがあるの？

免疫担当細胞とは？

　免疫担当細胞とは，免疫応答にかかわる細胞のことであり，一般的には白血球とよばれる細胞がこれに相当する．

　白血球のなかには，さまざまな性状を有した細胞が存在するが，多くの細胞にはいくつかの亜集団が存在し，また発生学上の違い，形態学上の違い，それに機能的な違いなどによって，分類のされ方が異なるため，分類法によってそれぞれの免疫担当細胞の所属が異なる．したがって，一度にあまりたくさんの細胞を紹介すると，混乱をまねく可能性があることから，ここでは発生のしかたと形態学的な差異による分類から，代表的な免疫担当細胞を紹介する．

　免疫担当細胞はすべて骨髄で生成されるが，発生の段階でリンパ系の細胞と骨髄系の細胞の2つに分かれる（図1）．リンパ系の細胞は，一般にリンパ球（小リンパ球，大顆粒リンパ球など）とよばれているもので，それ以外の細胞（顆粒球＊1，単球系の細胞＊2）は，骨髄系の細胞に属する．なお，免疫担当細胞ではないが，赤血球や，血小板を産生する巨核球なども骨髄系の細胞に属している．

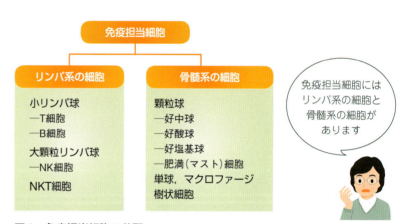

図1　免疫担当細胞の分類

＊1：好中球，好塩基球，好酸球・肥満（マスト）細胞
＊2：単球，マクロファージ，樹状細胞など

骨髄系の細胞

顆粒球って？

　顆粒球とは，その名のごとく細胞質内に多数の顆粒を含む細胞である．健常者の末梢血中に存在する白血球の約65％を占め，好中球，好塩基球，好酸球，肥満（マスト）細胞などが属する．好中球，好塩基球，好酸球の核は，いずれも分葉形をしており，多形核白血球ともよばれている（図2）．

　詳しくは第6項で解説するが，好中球は，細菌や真菌などが体内に侵入した際に，真っ先に攻撃をかける細胞である．それに対して好酸球は，寄生虫などが体内に侵入した際に攻撃をかける細胞として知られている．このように，両者は感染の第一線で働く細胞で，感染の初期防御において中心的な役割を演じている．

　他方，好塩基球は長いあいだ，生体内においてどのような役割をしているのか，不明であったが，近年，遅発型アレルギー[*3]とよばれるアレルギー反応に関与していることが明らかとなった．

　そのほかにアレルギー反応に関与している細胞としては，肥満（マスト）細胞がある（図3）．この細胞は，細胞質のほとんどが顆粒からできており，即時型アレルギー反応の中心的役割を担っている．

　顆粒のなかには，さまざまな分子が存在している．たとえば，病原体を貪食・殺菌・消化する好中球や好酸球は，顆粒のなかにたくさんの殺菌物質や加水分解酵素が含まれている．

　また，アレルギー反応と深くかかわりがある肥満（マスト）細胞や好塩基球は，アレルギー反応を引き起こすヒスタミンやセロトニンなどの分子を含んでいる．

　なお，これら顆粒球は，すべて骨髄

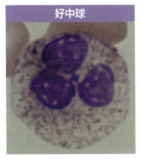
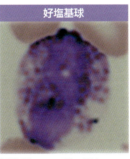
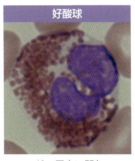

細菌や真菌の排除に関与　　遅発型アレルギー反応に関与　　アレルギー反応に関与　寄生虫の排除に関与

顆粒球のいずれの細胞でも，細胞質に顆粒が存在しています

図2　顆粒球

小河原はつ江博士の厚意により提供

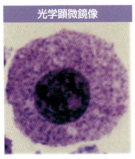

即時型のアレルギー反応に関与している．細胞質内には多数の顆粒が存在している

図3　肥満（マスト）細胞

斎藤博久博士の厚意により提供

[*3]：一般的に知られている即時型アレルギーのように，すぐに症状が出るのではなく，時間が経ってから症状が出現するアレルギー

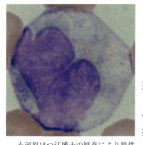

図4 単球

血中に存在するものを単球、組織に定着したものをマクロファージとよぶ（画像は単球）. 細菌や真菌の排除に関与している

小河原はつ江博士の厚意により提供

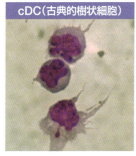 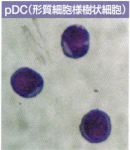

樗木俊聡, 小内伸幸両博士の厚意により提供

図6 樹状細胞

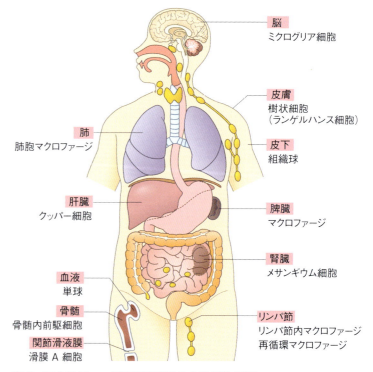

図5 マクロファージの定着部位による名称の違い

で生成され，そのなかで分化・成熟し，末梢へと放出される．また，いずれの細胞も自然免疫に関与している．

単球系の細胞って？

単球系の細胞には，単球，マクロファージ，樹状細胞などがある．単球とマクロファージは，好中球と同様，代表的な貪食細胞であり，体内に細菌や真菌が侵入した際に，貪食・殺菌・消化する．

血液中に存在する細胞は，単球（図4）といわれているが，血液中での半減期は非常に短く，最終的には脾臓，肝臓，腎臓，脳，肺などの臓器に定着・成熟し，マクロファージとよばれる細胞になる．

マクロファージは，定着する部位によって名前が異なり，たとえば，肝臓ではクッパー細胞，腎臓ではメサンギウム細胞，脳ではミクログリア細胞，肺では肺胞マクロファージ，骨では破骨細胞というように組織固有の名前がつけられている（図5）．マクロファージは血液中の単球よりも貪食・殺菌能が高いとされている．

樹状細胞は，多数の樹状突起を有することから，樹状細胞と名づけられている（図6）．詳しくは第20項で説明するが，単球やマクロファージとは異なり，細菌や真菌を貪食・殺菌することはできないが，T細胞に抗原を提示し，T細胞を強力に活性化する能力を持っている．たとえば，皮膚に存在するランゲルハンス細胞は，代表的な樹状細胞である．

近年，従来から知られている樹状細胞（古典的樹状細胞，図6のcDC）とは，形態学的にも機能的にも異なる樹状細胞が発見され，これは，形質細胞様樹状細胞（図6のpDC）とよばれている．

単球，マクロファージ，樹状細胞といった単球系の細胞は，顆粒球と同様，すべて骨髄で生成され，分化・成熟し，末梢に放出される．これらはすべて自然免疫に関与しているが，抗原をT細胞に提示する能力があることから，獲得免疫の誘導にも関与している．

リンパ系の細胞

小リンパ球って？

小リンパ球はその名のとおり，小さなリンパ球で，細胞の大きさに比べて核の占める割合が非常に大きい細胞である（図7）．小リンパ球は2つに大別することができ，1つはT細胞，そしてもう1つはB細胞である．

なぜT細胞と命名されたかというと，骨髄で生成されるものの，通常の免疫担当細胞とは異なり，分化・成熟する（大人になる）場所が，胸腺（thymus，図8）であることから，その頭文字を取ってT細胞と名付けられている．

他方，B細胞は分化・成熟する場所が胸腺ではなく，別の場所で行われている．B細胞は，ヒトの研究が始まる前に，ニワトリで研究されていた．ニワトリには総排泄腔付近にファブリキュウス嚢（bursa of fabricius，図9）という特殊な器官があり，最初にこのファブリキュウス嚢で分化・成熟する

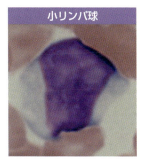
T細胞とB細胞が存在する．免疫系の中心的役割を演じている

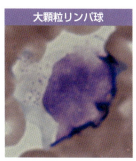
NK細胞とよばれている．細胞質内に顆粒が存在する

図7　リンパ球

小河原はつ江博士の厚意により提供

細胞が見つかったためその頭文字をとって，B細胞と名づけられた．しかし，その後の研究により，ヒトのB細胞は，骨髄で分化・成熟することが明らかとなった．本来であれば名前を変更したほうがよいのだが，幸い，ヒトの体内で分化・成熟する場所が骨髄（bone marrow，図10）で，骨髄の頭文字のBがファブリキュウス嚢のそれと同じであったことから，その名前がいまでも残っている．

T細胞やB細胞の表面上には，自己と非自己を識別する（抗原〔異物〕を認識する）ための抗原受容体が発現している（図11）．T細胞の表面に発現している抗原受容体は，T細胞受容体（TCR）とよばれ，B細胞の表面に発現している抗原受容体は，膜結合型の免疫グロブリン（Ig，抗体ともいう）とよばれている．両者とも，自己である

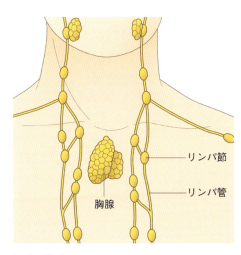

図8　胸腺

図9　ファブリキュウス嚢

ヒトのB細胞は，骨髄で産生され，分化・成熟するが，鳥類のB細胞はファブリキュウス嚢で分化・成熟する

TCR：t cell receptor，T細胞受容体
Ig：immunoglobulin，免疫グロブリン

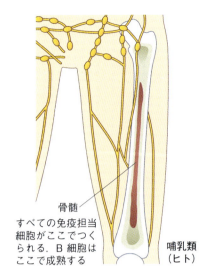

図10　骨髄

すべての免疫担当細胞がここでつくられる．B細胞はここで成熟する

哺乳類（ヒト）

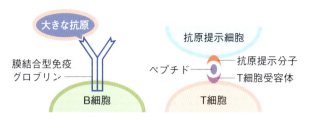

図11　B細胞とT細胞の抗原認識機構の差異

か非自己（異物）であるかを識別することができるが，その認識方法は大きく異なる．

　B細胞の表面に発現している膜結合型免疫グロブリンは，抗原を直接認識することができるのに対し，T細胞受容体は抗原を直接認識することができず，抗原提示細胞とよばれる細胞に抗原を提示してもらって，初めて抗原を認識することができるようになる（図11）．

　これらの小リンパ球の役割は，B細胞は主に免疫グロブリン（抗体）の産生であるが，T細胞は主に免疫応答全体を制御することである．また，骨髄系の細胞とは異なり，T細胞もB細胞も自然免疫ではなく，獲得免疫に関与している．

大顆粒リンパ球（NK細胞）とNKT細胞って？

　大顆粒リンパ球は，その名のとおり，小リンパ球よりも大きく，細胞質に顆粒を含むリンパ球で（図7），NK（natural killer）細胞とよばれる細胞が，これに相当する．NK細胞はB細胞と同じく骨髄で分化・成熟し，一般に腫瘍細胞を破壊する細胞として知られている．

　また近年，第4のリンパ球としてNKT細胞なるものが発見された．その名のとおり，T細胞とNK細胞を合体させたような細胞で，両者の機能を有している．NKT細胞は，「T細胞」というくらいであるから，T細胞と同じく胸腺で分化・成熟し，TCRを細胞表面に発現している．

　他方，NK細胞は細胞表面にTCRを発現していないことから，長らくどのように腫瘍細胞を認識するのかが不明であったが，近年，腫瘍細胞を認識するための受容体が細胞表面に発現していることが明らかになった．NK細胞もNKT細胞もリンパ球ではあるが，獲得免疫というよりは自然免疫に関与している．

*

　このように，リンパ球は大きく分けて4つあり，それぞれが違った部位で分化・成熟する．

免疫担当細胞は体内で何をしているの？

　免疫担当細胞にはさまざまな細胞が存在するが，体内ではそれぞれ異なった役割をしている．異なった，といっても，個々の細胞において共通の働きをしている場合もあるため，一概にこの細胞の役割はこれだけ！とは断定できないところが，免疫学を複雑にしている．一度にあまり詳しいことを述べると，頭の中が混乱してくるかもしれないので，それぞれの細胞については，次項以降で説明していくので，まずはここで解説したことを，理解していただきたい．

5 免疫担当細胞ってもとは1つの細胞からできているって本当?

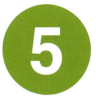

免疫担当細胞は骨髄で生産される!

　前項でも解説したように，免疫担当細胞は骨髄で生産される．骨髄内には造血幹細胞とよばれる細胞が存在するが，この細胞はすべての免疫担当細胞や，酸素を運ぶ赤血球，組織が傷害した際に血液の凝固を行う血小板を産生する巨核球になることができる．このように，造血幹細胞は血液中のすべての細胞になることができることから，多能性幹細胞ともよばれている．

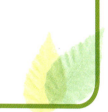

免疫担当細胞はどうやって発生するの?

　骨髄に存在する造血幹細胞は，まず骨髄系とリンパ系の細胞に分かれる（**図1**）．
　骨髄系に進んだ細胞は骨髄系前駆細胞となったのち，顆粒球・マクロファージ前駆細胞を経て，顆粒球系の細胞と単球系の細胞へと分化する（**図1A**）．免疫担当細胞ではないが，赤血球と巨核球も骨髄系の細胞である．

　顆粒球系の細胞はさらに分化を続け，最終的に好中球，好酸球，好塩基球，肥満（マスト）細胞になる．また，単球系の細胞も同様に分化を続け，単球あるいは樹状細胞になる．
　他方，リンパ系に進んだ細胞は，リンパ系前駆細胞となったのち，B細胞系の細胞とT細胞系の細胞へと分化する（**図1B**）．

　B細胞系の細胞はそのままB細胞となるが，T細胞系の細胞は，さらに途中でT細胞系列とナチュラルキラー（NK）細胞系列に分かれる．T細胞系列に入ったものは，最終的にT細胞あるいはNKT細胞へと分化するが，NK細胞系列に入ったものは，そのままNK細胞になる．

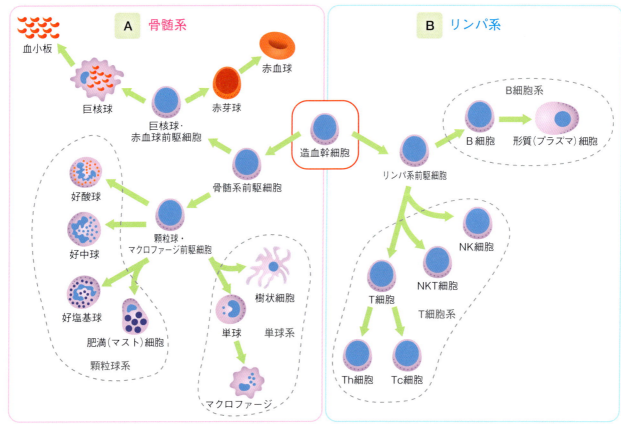

図1 各種免疫担当細胞の分化・成熟

 ## ほとんどの免疫担当細胞は骨髄内で分化・成熟する！

骨髄系の細胞や一部を除いたリンパ系の細胞は，すべて骨髄内で分化・成熟する（図2）．すなわち，好中球，好酸球，好塩基球，肥満（マスト）細胞，単球，樹状細胞，B細胞，そしてNK細胞は，骨髄で生産されたのち，そのまま骨髄で分化・成熟する．なお，赤血球と巨核球も骨髄で生産されたのち，そのまま骨髄で分化・成熟する．

他方，T細胞とNKT細胞は骨髄で生産されるが，その後胸腺に移動し，そこで分化・成熟する（図2）．

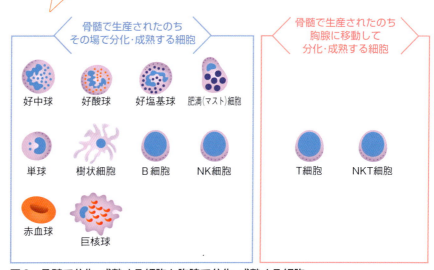

図2 骨髄で分化・成熟する細胞と胸腺で分化・成熟する細胞

免疫関連臓器には2種類ある！

　免疫系の細胞がほかの系列の細胞と大きく異なる点は，生産された場所にとどまることなく，血管やリンパ管を通って，全身に分布するさまざまな臓器の中を移動することである．

　前述したように，骨髄系の細胞と，T細胞とNKT細胞を除くリンパ系の細胞（B細胞とNK細胞）は，骨髄の中で分化・成熟するが，T細胞とNKT細胞は胸腺に入ったのち，その場にとどまって分化・成熟する．いずれの細胞も成熟したあとには，血管やリンパ管を通って全身に分布するさまざまな臓器に移動する．

　このように，免疫系には分化・成熟する場所と，成熟してから最終的に定着する場所の2つがあることから，前者を1次（中枢）リンパ器官，後者を2次（末梢）リンパ器官とよんでいる（図3）．すなわち，骨髄と胸腺は1次リンパ器官で，それ以外の組織（脾臓や体の各所に点在しているリンパ節など）は2次リンパ器官ということになる．

　脾臓は体のなかで最も大きなリンパ器官であるといわれているが，これまでリンパ器官と考えられていなかった皮膚や腸管，それに肝臓にも多数の免疫担当細胞が存在することから，これらの臓器も広義ではリンパ器官といえる．

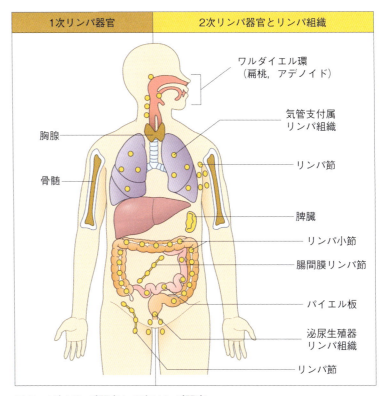

図3　1次リンパ器官と2次リンパ器官

外界と直接接触するところにも免疫担当細胞はいるの？

　外界と直接接触している部位，たとえば腸管，皮膚，呼吸器などにも多数の免疫担当細胞が存在する．こういった外界と直接接触している部位に，免疫担当細胞が存在することは非常に理にかなっている．なぜなら，外界には無数ともいえる微生物が生息し，外界と直接接触している臓器は，そういった微生物が体内に侵入するための恰好の門戸となるからである．

　そのため，外界と直接接触している臓器は上皮細胞で覆われ，外界に生息

する微生物が侵入しないように固いバリケードをはっている．しかし，上皮細胞が損傷を受けることはそれほどまれなことではなく，微生物の侵入を許してしまう可能性が非常に高い．

たとえば，腸管には1,000兆個もの腸内細菌が生息しているといわれている．これらは常在細菌であることから，私たちの体に病気を起こすことはないと思われがちだが，実はそうともかぎらない．確かに，第2項で述べたように，常在細菌は第1次防御機構として私たちの体を守ってくれていることに間違いはない．ただし，それはあくまでも外界に生息している場合にかぎられ，いざ体内に侵入するとおとなしくしてはいない．

実際，腸管が損傷を受けた場合に，腸管内の微生物が体内に侵入し，敗血症やショックを誘発することは珍しくない．

そのようなことのないように，もしくはあったとしても早急に体内に侵入しようとする微生物を殺傷するために，腸管内には多数の免疫担当細胞が存在しているのである．

 腸管の免疫担当細胞もほかのリンパ器官に存在する細胞と同じように分化・成熟するの？

腸管は体のなかで最も大きく長い臓器である．腸管内は上皮細胞で覆われているが，その上皮細胞のあいだには，腸管上皮間リンパ球（iIEL）とよばれるリンパ球が存在する（図4）．

このリンパ球は，通常の末梢のリンパ組織に存在するものとは性状が異なる．もちろん，通常の末梢のリンパ組織に存在するリンパ球も，iIELのなかに存在しているが，腸管固有のリンパ球も多数存在する．iIELのほとんどはT細胞であるが，通常のT細胞と腸管固有のT細胞の2つが存在している（図5）．

前述したように，T細胞は骨髄で生産されるが，途中で胸腺とよばれる臓器に移行し，そこで分化・成熟したのち，末梢のリンパ組織に移行する．つまり，体のなかに胸腺を持っていなければこれらのT細胞は分化・成熟することができないため，末梢に存在することはない．しかし，腸管に存在するT細胞の多くは胸腺がない個体でも確認されている．このことから，T細胞のなかには胸腺で分化・成熟することなく，末梢に存在しているものもあるのである．

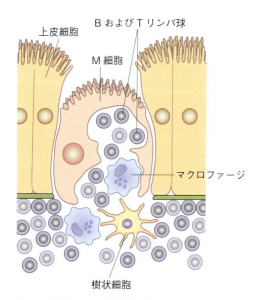

図4　腸管内の免疫担当細胞

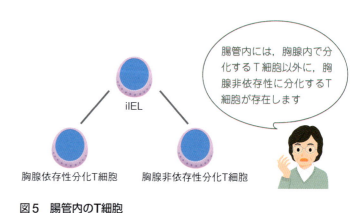

図5　腸管内のT細胞

iIEL：intestinal intraepithelial lymphocytes，腸管上皮間リンパ球

いずれにせよ，これらのT細胞は胸腺がなくとも分化・成熟することから，胸腺非依存性分化T細胞とよばれている．なぜ，腸管にこのようなT細胞が存在しているのかは，現在のところ不明な点も多く残されているが，発生を考えた場合，どの臓器よりも腸管が真っ先にできあがることから，腸管に固有のリンパ球が存在していてもそうおかしくはない．

このように，私たちの体に存在する免疫担当細胞は通常，骨髄あるいは胸腺で分化・成熟するが，そうではない部位で分化・成熟する細胞も存在するということを，頭に入れておいていただきたい．

Column 白血病と免疫の関係

●どうして感染しやすいの？

そもそも白血病とは，血液中の白血球の数が爆発的に増加する病気である．したがって，白血病の患者は正常な人に比べて，血液中の白血球数が何十倍あるいは何百倍も多い．白血球の多くは感染防御において重要な役割を担っているので，白血球が多ければ，感染しにくくなると考えるのが普通である．

しかし，実際には白血病患者は感染症を起こしやすいため，無菌室などに入れられることが多い．これは，白血病患者の血液中に存在する白血球は成熟できず，未熟なままだからである．

健康な人の白血球は骨髄内で分化・成熟したのち，末梢に送り出されるが，白血病患者の場合には，骨髄内で産生された白血球が十分に分化・成熟することなく，末梢に送り出されるため，いわば赤ちゃんの白血球だけしかいないということになる．

相手と戦うためには，大人が数十人いれば相手を打ちのめすことができるが，何もできない赤ちゃんが何百人もいても勝ち目はない．白血球も大人になって（成熟して）はじめて，病原体と戦うことができる．

そのため，白血病患者の場合には，白血球数が多いにもかかわらず，感染症に罹患しやすいのである．

●どうして骨髄移植をすると治るの？

テレビドラマなどで，主人公が白血病になると，骨髄移植をするために骨髄バンクに登録している人たちのタイプをくまなく調べ，主人公と同じかどうかを調べるシーンがある．だが，どうして白血病患者の治療で骨髄移植を行うのか，ご存じだろうか？

これは，本文でもふれたように，骨髄のなかにはどんな免疫担当細胞にでもなれる造血幹細胞（多能性幹細胞）が存在するからである．造血幹細胞を白血病患者に移植すれば，患者の体内で造血幹細胞が分化・成熟し，ありとあらゆる免疫担当細胞になる．

そのため，白血病患者に1つでも造血幹細胞を移植することができれば，成熟した白血球を体のなかでつくり出すことができるのである．移植された骨髄のドナーが健康な人であれば，間違いなく造血幹細胞は分化・成熟し，正常な大人の免疫担当細胞になる．

骨髄移植というと，骨髄をそのまま移植すると思われがちだが，実際には骨髄にある造血幹細胞を移植しているのである．

6 細菌が体内に侵入すると、どのように排除されるの？

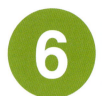

細菌が私たちの体内に侵入すると、まずどうなるの？

私たちの体内に細菌が侵入した場合，まず自然免疫系の細胞である好中球が対応する(図1)．好中球は貪食能や殺菌能を持っているため，細菌を貪食・殺菌する．けがをしたときに膿が出て困ったことがある人もたくさんいると思うが，この膿は主に病原体との死闘を繰り返した好中球の死骸である．

私たちを取り巻く環境には，無数ともいえる微生物が生息しており，皮膚にもたくさんの微生物が付着している．正常な傷のない皮膚であれば，微生物の侵入を許すことはほとんどないが，いったんけがをすると，そこから微生物が侵入する．もちろん，これは皮膚にかぎったことではない．外界と直接接触している腸管や肺も同じである．

このとき，たまたまそこにたくさんの好中球がいれば，すぐに戦闘開始となり，微生物を殺傷してくれるだろうが，そう都合よくたくさんの好中球が損傷を受けた部位にいるとはかぎらない．ご存じのとおり，好中球は血液中の白血球のなかで最も数が多い細胞である．そのため，血液中を流れている好中球をまず感染を起こしている部位に呼び集め，病原体と闘わせる必要がある．敵(病原体)と闘う戦士(好中球)の数は，多いに越したことはない．そこで，血液中を流れる好中球を感染の場に呼び寄せ，より多くの好中球が侵入してきた病原体と闘えるようにするのである．

それでは，どうすれば感染を起こしている部位に好中球を呼び寄せられるのだろうか？ これには，接着分子が関係している．血管内を流れている好中球が感染の部位にたどり着くためには，血管内皮細胞間を通過しなければならないが，感染(炎症)が起こると血

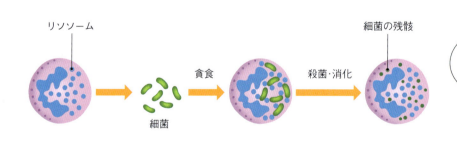

細菌等が体内に侵入するとまず好中球が対応します

図1 好中球の貪食・殺菌作用

6 細菌が体内に侵入すると，どのように排除されるの？

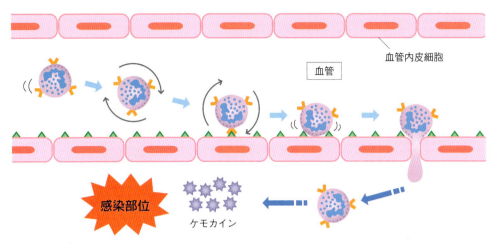

▶ セレクチンやインテグリン
▲ セレクチンやインテグリンのリガンド

図2　好中球の感染部位への移動

> セレクチンという分子によって好中球の速度がゆるやかになり，停止する．インテグリンのリガンドによって好中球が血管内皮細胞を通過し，ケモカインに誘われて感染部位に移動する

管内皮細胞上に接着分子が発現するようになる（図2）．接着分子というとなんだか難しそうであるが，糊のようなものが血管内皮細胞上に発現すると考えればわかりやすいだろう．

血管内皮細胞上に接着分子が発現すると，好中球上にはその接着分子に特異的に結合できる分子が発現し，血液中を流れる好中球の速度が低下して，血管内皮細胞上に一時停止するようになる．

もう少し詳しく説明すると，最初にセレクチンという分子（PセレクチンとEセレクチンがある）によって好中球の速度がゆるやかになり，停止する．その後インテグリン（好中球上に発現している分子）のリガンド（インテグリンに結合することができる分子）によって好中球が血管内皮細胞を通過し，ケモカインとよばれる液性因子に誘われて感染部位に移動する．

このようにして，好中球は病原体がいる部位に到達し，病原体と一戦を交えるのである．

好中球はどのように細菌を殺傷するの？

第4項でも述べたが，好中球は顆粒球の一種である．顆粒球というのは，細胞質内に顆粒を有する細胞のことであるが，この顆粒の中には細菌などの微生物を消化するための酵素がたくさん含まれている．

好中球はアメーバのように形を変え，微生物がいるとそれを取り囲むようにして細胞内に引きずり込む（図3）．すると好中球の中には細菌を取り囲んだファゴソーム（食胞）とよばれる空胞ができる．ファゴソームができあがると，細胞質内に存在するリソソームという加水分解酵素などが含まれた袋と合体する．ファゴソームとリソソームが合体すると，細菌が閉じ込められたファゴソームの中にリソソームから消化酵素が放出される．細菌はこの消化酵素によって消化され，最終的に死滅する．

このように，好中球はすぐれた殺菌機構をもっているため，通常の病原体は好中球によって殺傷される．しかし，それにもかかわらず，これらの防御反応に対して抵抗性を示す病原体も存在する．そのため，好中球にはこれまでに解説したものとは別の殺菌機構も存

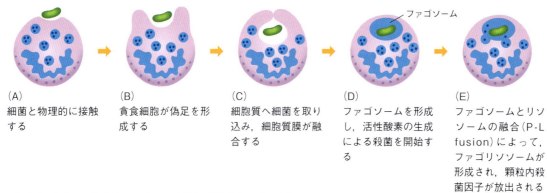

(A) 細菌と物理的に接触する
(B) 貪食細胞が偽足を形成する
(C) 細胞質へ細菌を取り込み，細胞質膜が融合する
(D) ファゴソームを形成し，活性酸素の生成による殺菌を開始する
(E) ファゴソームとリソソームの融合（P-L fusion）によって，ファゴリソームが形成され，顆粒内殺菌因子が放出される

※好中球と細菌の接触・貪食はオプソニン（抗体や補体成分など）の存在によって促進される．

図3　細菌が貪食細胞に食べられると……（その1）

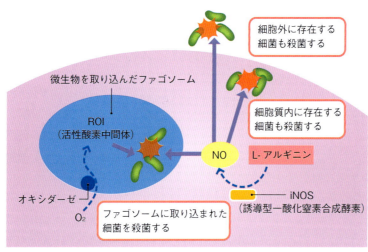

図4　細菌が貪食細胞に食べられると……（その2）

好中球や活性化したマクロファージはリソソーム酵素に加えて，活性酸素中間体（ROI）や一酸化窒素（NO）によって細菌を殺傷する．リソソーム酵素とROIはファゴリソーム内で産生される．NOは細胞質内で産生されてファゴリソーム内に運ばれ，pHが酸性になると活性化し殺菌作用を示す．これらの殺菌物質は細胞外にも分泌され，貪食細胞に取り込まれない細胞外の細菌も殺傷することができる．

在する．

ファゴソームが形成されると，すぐさま活性酸素中間体（ROI）が産生される（図4）．活性酸素は最近，マスコミなどでも老化と深いかかわりがあるものといわれているため，ご存じの方も多いと思うが，非常に不安定な酸素の集団*である．

細菌には好気性菌（酸素がないと増殖できない細菌）と嫌気性菌（酸素があると増殖できない細菌）が存在するが，両者とも勢いのよい酸素には弱い．義菌洗浄剤などを思い浮かべればわかりやすいが，勢いのよい酸素は微生物に対して殺傷効果を示す．通常の酸素でも殺菌効果を示すのだから，活性酸素中間体ともなると殺菌力はかなりのものとなる．

ただし，活性酸素はファゴソームの中で産生されるため，ファゴソームの外に存在する細菌に対してはそれほど強い効果を示さない．そのため，活性酸素中間体とほぼ同時に，一酸化窒素（NO）が産生される．NOは細胞質内のL-アルギニンを利用し，誘導型一酸化窒素合成酵素（iNOS）と反応することによって生成される．活性酸素中間体とは異なり，NOは細胞質内で産生されるため，ファゴソームの外（細胞質内）にいる病原体に対しても殺菌的に働くことができ，細胞外にも出て行くことができることから，貪食細胞の外にいる病原体に対しても殺菌的に作用する．

このようにして好中球に貪食された細菌は最終的に殺傷されるのである．

＊O_2^-（スーパーオキサイド），H_2O_2（過酸化水素），$^1O_2^*$（一重項酸素），・OH（水酸化ラジカル），OCl^-（次亜塩素酸）など
ROI：reactive oxygen intermediate，活性酸素中間体
iNOS：inducible NO synthase，誘導型一酸化窒素合成酵素

好中球はすべての細菌を殺傷できるの？

これまでに述べてきたように，炎症局所にはかなりの数の好中球が浸潤するため，病原性の弱い細菌であれば，好中球だけでも十分に対応可能である．しかし，病原性の強い細菌になると，好中球だけでは対応しきれないこともある．

マクロファージの働き

そのようなときには，マクロファージがその処理にあたる（図5）．マクロファージも好中球と同じような方法で侵入してきた微生物の処理にあたるが，両者には大きな違いがある．この違いについては今後詳しく解説するが，ここで頭に入れておいていただきたいのは，好中球が血管内を流れているのに対して，マクロファージは組織に定着しているということ，そしてマクロファージは抗原提示能という好中球には備わっていない能力を持っているということである．

T細胞の働き

好中球とマクロファージだけで侵入してきた微生物を全滅させることができればよいが，病原性が強い微生物や細胞内寄生細菌*に対しては，この2つの細胞だけで侵入してきた細菌を全滅させることは不可能である．

そこで，これらの細菌に対抗するため，次にT細胞が登場する．以前に少し述べたが，T細胞には貪食能も殺菌能もない．しかし，貪食細胞の殺菌活性を強力に促す作用を有している．ただし，T細胞自体は，侵入してきた微生物を直接認識することができないため，抗原提示細胞の助けが必要となる．

つまり，貪食細胞であるマクロファージが，侵入してきた微生物を殺傷し，それを消化酵素で細かく砕き，その一部をT細胞に提示するのである（図5）．抗原を提示されたT細胞は相手の特徴を把握するとともに，弱点を解析し，貪食細胞に対してどのように対抗すればいいのかという指令を出す．指令を受けたマクロファージはそれに従って，侵入してきた微生物を殺傷し，全滅させる．

このように，最初に貪食細胞が侵入

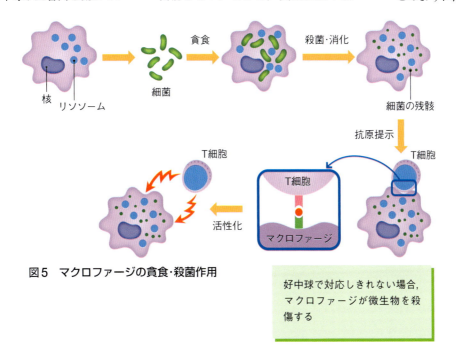

図5　マクロファージの貪食・殺菌作用

好中球で対応しきれない場合，マクロファージが微生物を殺傷する

＊細胞内寄生細菌：貪食細胞に貪食されても，その中で生き続けることができる細菌

してきた微生物の対応にあたるが，どうしてもだめな場合には，T細胞の指示を仰いで敵を全滅させる．わかりやすくいえば，T細胞はマクロファージなどの貪食細胞のお尻を叩いて，素早く病原体を排除させているのである．

しかし，T細胞は通常，感染部位ではなく，血液中やリンパ液，リンパ組織中に存在している．それでは，どのようにして病原体とT細胞は遭遇するのであろうか？ これには，樹状細胞が関与している．樹状細胞は微生物の抗原情報をもって，輸入リンパ管を通り，感染部位に所属するリンパ節に抗原を運んでいく（図6）．リンパ節内にはT細胞が多く存在しているため，リンパ節内で樹状細胞からT細胞は抗原を受け取ることになる．そこで抗原特異的なT細胞は活性化され，輸出リンパ管を通ってリンパ節を出たあと，最終的に血液中へ入り，感染部位へ向かう．

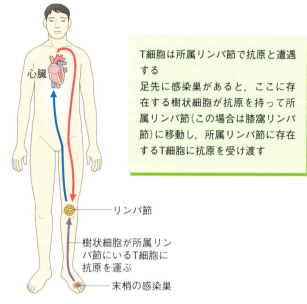

T細胞は所属リンパ節で抗原と遭遇する
足先に感染巣があると，ここに存在する樹状細胞が抗原を持って所属リンパ節（この場合は膝窩リンパ節）に移動し，所属リンパ節に存在するT細胞に抗原を受け渡す

図6　T細胞は所属リンパ節で抗原と遭遇

マクロファージはどのように微生物を認識するの？

マクロファージ上には病原体上に発現する分子と，私たちの体を構成する細胞上に発現する分子を識別する受容体（レセプター）が発現している．つまり，微生物を認識するアンテナのようなものが発現しているのである．そのなかには，マンノースレセプター，スカベンジャーレセプター，インテグリン，CD14，Toll-like receptorなど，さまざまな分子が存在する．これらの分子は，私たちの体の中にある細胞には発現していないが，細菌などの微生物には発現している分子だけを認識する．

また，マクロファージ上には免疫グロブリン（抗体）のうち，IgGのFc部分に結合するレセプターや，補体が活性化された場合に生じる分子に結合するレセプター（後の項で解説）なども存在する．このように，マクロファージ上にはさまざまな分子が発現しており，微生物が体内に侵入すると，前述した分子を用いて微生物に結合するのである．

ナチュラルキラー（NK）細胞は病原体の排除には関与していないの？

NK細胞も，病原体排除の一翼を担っていると考えられている．NK細胞は私たちの体の中で最も多量にインターフェロン-γ（IFN-γ）を産生する．IFN-γは，強力なマクロファージ活性化因子であるため，マクロファージ

のお尻を叩いて,どんどん殺菌させる.

なお,NK細胞はこれまで,強力なマクロファージ活性化因子であるIFN-γを産生することから,病原体が体内に侵入した場合,防御的に働いていると考えられてきた.しかし,筆者らの最近の研究によって,NK細胞が,感染にはむしろ増悪的に働いていることが明らかとなった.NK細胞が存在しない条件下では,IFN-γの産生量は減少するものの,感染抵抗性が増強されたのである.確かに,NK細胞はIFN-γのソースではあるが,それだけの理由で防御的に働いているとはいいがたい.したがって,NK細胞の細菌感染における役割についてはさらなる研究が必要である.

抗体は微生物の退治には必要ないの?

好中球やマクロファージ,それにT細胞が病原体の排除に深く関わっているということはおわかりいただけたと思うが,抗体(免疫グロブリン)も当然ながら病原体の排除に深くかかわっている.

私たちの体の中にはB細胞が多数存在するが,B細胞が自ら病原体を退治することはない.しかし,T細胞からの刺激を受けて,B細胞は形質(プラズマ)細胞に分化したのち,抗体を産生するようになり,微生物は宿主の体内から排除される(図7).

ここで注意しておきたいのは,B細胞は細胞表面に抗体(膜結合型免疫グロブリン)を発現しているが,その分泌能力はないということである.なかには,B細胞が抗体を産生すると考えている読者もいるかもしれないが,これは誤りで,B細胞はT細胞からの刺激を受けた後,形質(プラズマ)細胞に分化してはじめて,抗体を産生するようになる.

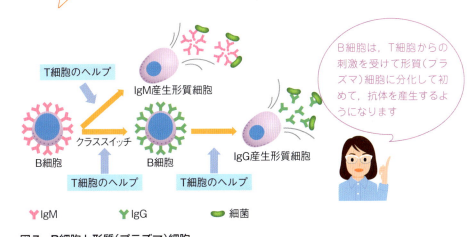

図7 B細胞と形質(プラズマ)細胞

成熟B細胞の表面には,IgMが発現されていることから,形質(プラズマ)細胞になった時点で,まずIgMを産生する.その後,クラススイッチ*(詳しくは第8項で解説)という過程を経て,IgGを産生するようになる.IgMだけでなく,IgGも病原体に特異的に結合する能力があり,これらの抗体は病原体を最終的に退治するためには必須である.ただし,抗体は細胞の中には入ることができないため,細胞の外に存在する微生物しか殺傷することができない.

なお,抗体は病原体が産生する毒素などを中和することはできるが,それ自体で病原体を殺傷することは難しい.のちに解説する補体や貪食細胞との連携プレーによって,最終的に病原体を全滅させることができるのである.

＊クラススイッチ:免疫応答の際に,免疫グロブリンが1つのクラス(種類)から,別のクラスの免疫グロブリンに転換すること

7 貪食細胞の中で殺されない細菌は, どうすることもできないの?

マクロファージの中で
増殖することができる細菌がいるって本当?

　大腸菌,ブドウ球菌,緑膿菌など,読者の皆さんがご存じの一般細菌は,貪食細胞に貪食されると,そのまま殺菌,消化される.しかし,細菌のなかには貪食細胞の中で殺菌されないだけでなく,その中で増殖することができるものが存在する.前項で述べたように,貪食細胞はさまざまな武器を用いて病原体を殺傷するが,病原体のなかにはこういった攻撃を回避する能力を備えたものもいる.

　たとえば,ファゴソームとリソソームの融合を阻止する細菌(図1A)や,ファゴソームとリソソームの融合は許すが,リソソームの中に存在する消化酵素に対して抵抗性を示す細菌(図1B),さらに,いったんはファゴソームの中に取り込まれるが,リソソームと融合する前にファゴソームからエスケープすることができる細菌などが存在する(図1C).

　このように,貪食細胞の殺菌作用に対して抵抗し,増殖することのできる細菌を細胞内寄生細菌という.

　細胞内寄生細菌には,マイコバクテリア(結核菌,らい菌,非定型抗酸菌などが含まれる)やサルモネラ,リステリア,そしてレジオネラなどがある.結核菌やらい菌などは抗酸菌とよばれ,ほかの細菌とは構造がかなり異なっている(図2).たとえば,細胞壁がほかの細菌とは違ってミコール酸とよばれる脂質で覆われており,この脂質によってリソソーム内に存在する消化酵素に対して,抵抗性を示す(図1B).

　また,リステリアという細菌は,ヘモリジンという溶血素を産生する.この溶血素はファゴソームに穴を開

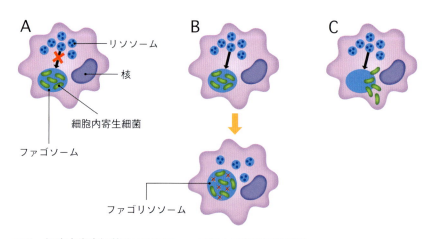

図1　細胞内寄生細菌のマクロファージによる殺菌回避機構

Aはファゴソームとリソソームの融合を阻止する細菌,Bはリソソームの中に存在する消化酵素に対して抵抗性を示す細菌,Cはファゴソームの中に取り込まれますが,リソソームと融合する前にファゴソームからエスケープすることができる細菌です

7 貪食細胞の中で殺されない細菌は，どうすることもできないの？

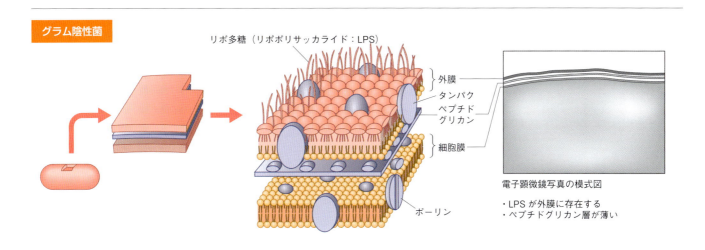

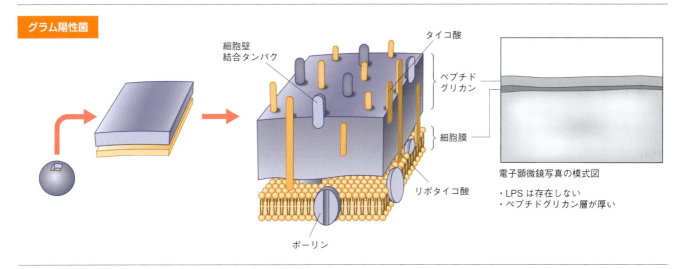

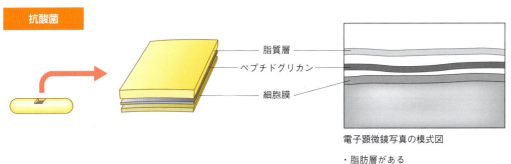

図2　各種細菌の細胞壁の構造

Microbiology, 6th ed. Figure 4-6a. John Wiley & Sons, 2005.を参考に作成

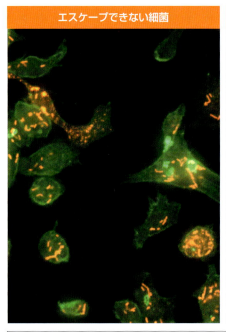
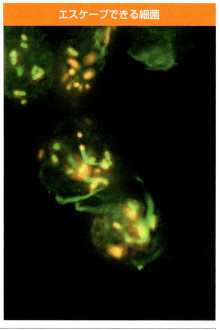

オレンジ色：菌体　　緑色：コメットテイル（ファロイジン染色）

左の図はマクロファージ（緑色）の中に取り込まれた細菌（オレンジ色）を示す．この細菌はマクロファージの中にあるファゴソームからエスケープすることができないため，緑色の尾（コメットテイル）は検出されない．
他方，右の図はマクロファージの中に取り込まれた細菌が，緑色の尾（コメットテイル）を引いているように見える．これは，いったんファゴソームに取り込まれた細菌（この場合はリステリア）が，ファゴソームの膜を突き破って細胞質にエスケープしていることを示している．彗星のように見えることから，この緑色の尾のことをコメットテイル，あるいはアクチンテイルとよぶ．

図3　リステリアのファゴソームからのエスケープ

けるという非常にユニークな働きをしている．したがって，リステリアはファゴソームに穴を開け，細胞質にエスケープする（図1C，図3）．細菌はファゴソームの中に取り込まれると，ファゴソームと合体したリソソーム中に存在する消化酵素によって殺菌されてしまうが，リステリアはファゴソームとリソソームが合体する前に，細胞質にエスケープするため，活性酸素中間体からの攻撃からも免れることができる．

もっとも，前項で述べたように，ファゴソームの中に細菌が取り込まれると，すぐさま活性酸素中間体が産生されるし，細胞質にはNOが産生されているため，細胞内寄生細菌といえども，多くはこういった分子によって殺傷される．

細胞内寄生細菌はどうやって退治するの？

　細胞内寄生細菌は上述したとおり，貪食細胞の中で生存することができる．普通に考えると，退治することはできないように感じるが，実は私たちの体の中の免疫系は，さらなる素晴らしい働きをもっている．

　ちょっとたとえ話をしてみよう．ここでは貪食細胞を家と考えていただきたい．細胞内寄生細菌は家の中に入っており，家の中ではぬくぬくと（でもないが……）暮らすことができる．外からノックしても固い扉で閉ざされて，家の外には出てこようとしない．外に出てくれば，抗体や補体，それに活性化されたマクロ

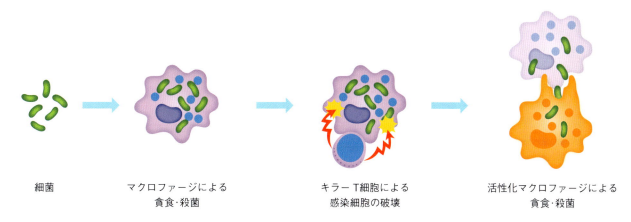

図4　細胞内寄生細菌に対する殺菌機構

細菌　　マクロファージによる　　キラーT細胞による　　活性化マクロファージによる
　　　　　貪食・殺菌　　　　　　感染細胞の破壊　　　　　　貪食・殺菌

ファージが待ち構えているため，殺傷することも可能だが，家の中から出て来ようとしないのだからどうしようもない．

さてこの場合，どうしたら貪食細胞の中の細菌を退治することができるであろうか？　そう，家を壊せばいいのである．家，すなわち細胞を破壊してしまえば，細胞の中にいる細菌を外に追い出すことができる．追い出された細菌は，抗体や補体，それに活性化されたマクロファージなどによって最終的に殺傷されてしまう．

ただし，家といっても自分の細胞である．自分の家を自分で壊すのにはかなり勇気がいるが，壊さないかぎり不法侵入者を逮捕できないのだからしかたがない．そこで登場するのがキラー細胞とよばれる細胞である．「キラー」とは殺し屋という意味だが，この細胞こそが感染細胞を破壊するのである（図4）．細菌が棲みついた家を破壊すれば，家の中にいる細菌は外に吐き出される．そうすれば，抗体や補体，さらには活性化されたマクロファージが細菌を破壊することができる．このように，私たちの体には非常に巧妙な防御機構が備わっているのである．

8 抗体（免疫グロブリン）にはどのようなものがあるの？また，その働きは？

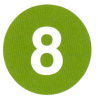

抗体（免疫グロブリン）って？

抗体は抗原と特異的に結合する糖タンパクで，免疫グロブリンともよばれている（ここでの「特異的」とは，鍵と鍵穴の関係のように，ピッタリとはまりこむ状態のことをさす）．免疫グロブリンはもともと，B細胞上に発現しているが，そこに特異抗原が結合すると，形質（プラズマ）細胞に分化し，免疫グロブリンが産生されるようになる．わかりやすくいえば，病原体が体内に侵入したときに，その病原体に特異的に結合する糖タンパクが体の中で産生され，それが免疫グロブリンだと考えればよい．

免疫グロブリンの構造はどうなっているの？

免疫グロブリンは，2本のH鎖と2本のL鎖がそれぞれジスルフィド（S-S）結合で結ばれた，左右対称のY字型（厳密にはY字型ではないが……）をした単量体の分子である（図1A）．Y字型の上の2つに分かれた部分はアーム，そして下の部分はテイルとよばれている．

アームは上半分と下半分に分けることができ，2つのドメイン（分子の構造上，あるいは機能上1つのまとまりを持つ領域のこと）からなる．アームの上半分（N末端側）は，抗原と結合

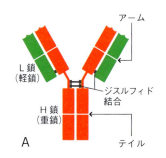
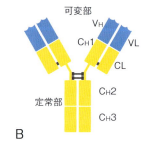

図1 免疫グロブリンの基本構造

A：免疫グロブリンはH鎖とL鎖の2種類のポリペプチド鎖から構成されている．
- H鎖：長い鎖（重いため，重鎖という）
- L鎖：短い鎖（軽いため，軽鎖という）

B：免疫グロブリンのH鎖とL鎖はアミノ酸配列の相同性から各ドメインに分けられる．
- アミノ酸配列が多様な領域（可変部；V）
- アミノ酸配列が一定の領域（定常部；C）

H鎖：heavy chain，重鎖
L鎖：light chain，軽鎖

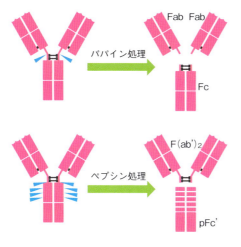

パパインという酵素で免疫グロブリンを処理すると，2つのFab断片とFc断片に切断される．他方，ペプシンという酵素で免疫グロブリンを処理すると，1つのF(ab')₂断片とFc断片の小さな分解物が生成される．

図2　免疫グロブリンのプロテアーゼによる部分消化

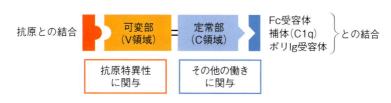

図3　免疫グロブリンの各部位の役割

する部位で，個々の免疫グロブリンによってアミノ酸の配列が異なっている（多様性に富んでいる）ことから，可変部（V領域）とよばれている（図1B）．

他方，アームの下半分とテイルは抗原と結合することができない．しかし，テイルの下の部分（C末端側）は補体（第10項で解説）のC1q，貪食細胞であるマクロファージや好中球，またマスト（肥満）細胞や好塩基球の表面上に発現する受容体（免疫グロブリンがヘリコプターなら，ここでいう受容体はヘリポートである）と結合することができる．これらの部分は可変部（V領域）と異なり，アミノ酸の配列が比較的一定であることから，定常部（C領域）とよばれている（図1B）．

免疫グロブリンは，酵素によっていくつかの断片（フラグメント）に分解されることから，それぞれに名前が付けられている．パパインという酵素で免疫グロブリンを処理すると，2つのFab断片とFc断片に切断される．また，別の酵素である，ペプシンで免疫グロブリンを処理すると，1つのF(ab')₂断片とFc断片の小さな分解物が生成される（図2）．このうち，もっとも大きな断片は，pFc'断片とよばれている．FabとF(ab')との違いは，F(ab')のほうがFabよりもアミノ酸数が多く，ジスルフィド結合に必要なシステインが含まれていることである．

似たような言葉がたくさん出てきたため，こんがらがってしまったかもしれないが，図と照らし合わせてもう一度読み直してほしい．つまり，可変部（V領域）はアミノ酸の配列が個々の免疫グロブリンによって異なることから，多様性に富み，無数の抗原に結合できるのに対して，定常部（C領域）はアミノ酸の配列が個々の免疫グロブリンで比較的一定であることから，抗原に結合することはできないが，代わりに補体成分やマクロファージ，好中球，それに肥満（マスト）細胞などに結合することができるということである（図3）．

V領域：variable region，可変部
C領域：constant region，定常部

免疫グロブリンの種類と性状は？

免疫グロブリンはH鎖の定常部の違い（アミノ酸の配列の違い）により5つのクラスに分類される（表1）．

IgG

血液中にもっとも多く存在する免疫グロブリンである．体内に病原体などの異物（抗原）が侵入すると，5日目ごろからその抗原に特異的に反応するIgGが血液中に出現しはじめ，10～14日目ごろにはその値がピークに達する（第3項の図6）．

再び同じ病原体が侵入すると，IgGのレベルはただちに上昇し，初回を上回るIgGのレベルが長期間持続する（第3項の図6）．細菌や真菌に対して防御的に働くとともに，ウイルスや細菌などから産生される外毒素を中和するなど，さまざまな働きを有していることから，生体防御においてもっとも重要な免疫グロブリンである．

また，ほかの免疫グロブリンとは異なり，IgGには胎盤通過性がある．そのため，免疫系が確立されていない胎児期から新生児期（生後数か月間）においては，母親由来のIgGが，病原体に対する防御の一翼を担っている．

IgGはさらに4つのサブクラス（IgG1，IgG2，IgG3，IgG4）に分類される（表2）．同じIgGでも，サブクラスによってその役割は異なる．たとえば，IgG4を除くすべてのIgGには，補体のC1qと結合する部位が存在し，補体の古典的経路を活性化する（第10項で解説）．また，オプソニン作用（後述），NK細胞の活性化作用，および補体系の活性化作用はIgG1とIgG3には存在するが，IgG2ならびにIgG4にはないか，もしくはあったとしても非常に少ない．

IgM

5つの免疫グロブリン分子が，J鎖（ポリペプチドから構成されている）

表1 免疫グロブリンの基本構造と特徴

名称	IgG	IgM	IgA	IgD	IgE
構造	単量体	5量体 J鎖*	血清IgA 単量体／分泌型IgA 分泌片 J鎖* 2量体	単量体	単量体
分布	血清，組織液	血清	血清 分泌液	血清	血清
血清中の濃度	8～16	0.6～2.0	1～3	0.03	0.0003
分子量	150,000	900,000	160,000（血清中） 380,000（分泌液中）	150,000	200,000
H鎖の抗原性	γ	μ	α	δ	ε
L鎖の抗原性	κ，λ	κ，λ	κ，λ	κ，λ	κ，λ
補体結合能	+	+	-	-	-
胎盤通過性	+	-	-	-	-

J鎖：IgMとIgAに存在するポリペプチドで多量体の形成を促す．B細胞によって産生される．

表2　免疫グロブリンの種類と機能・分布

生物学的機能	IgG1	IgG2	IgG3	IgG4	IgM	IgA	IgD	IgE
中和	++	++	++	++	+	++	−	−
オプソニン化	+++	−	++	+	−	+	−	−
NK細胞のキラー活性の感作	++	−	++	−	−	−	−	−
マスト細胞の感作	−	−	−	−	−	−	−	++++
補体系の活性化	++	+	++	−	++++	+	−	−

分布	IgG1	IgG2	IgG3	IgG4	IgM	IgA	IgD	IgE
上皮細胞通過性	−	−	−	−	+	+++ (2量体)	−	−
胎盤通過性	+++	+++	+++	+++	−	−	−	−
血管外への拡散	+++	+++	+++	+++	+/−	++ (単量体)	−	+
血清中の濃度(mg/mL)	9	3	1	0.5	1.5	2.1	0.04	3×10^{-5}

最も主要なエフェクター機能は++++(青色)，重要な機能は+++(淡い青色)，それ程強くない機能は++(更に淡い青色)で示してある．血清中の濃度は正常人の平均値で示してある．

によって結合した5量体の構造をとる大きな免疫グロブリンである．強い補体結合能や多くの抗原結合部位を有しているとともに，体内に病原体が侵入するとIgGに先行して産生されることから，感染の初期防御に重要であると考えられている．

なお，生来体内に備わっている血液型抗原に対する免疫グロブリン(抗A抗体，抗B抗体)などはIgMに属していることから，「自然抗体」ともよばれている(第11項で解説)．

IgA

血液中にも存在するが，分泌液中に多く分布している免疫グロブリンである．血清中のIgAは単量体であるが，分泌液中ではJ鎖によって2量体として存在している．

IgAは上皮細胞を通過する際，さらに分泌成分(SC)が結合する．消化管などの中にはタンパク分解酵素が多量に含まれているが，分泌成分と結合することにより，これらの酵素によって分解されないようになっている．唾液，母乳，涙，気管枝分泌液，性分泌液などの分泌物中に高濃度に含まれていることから，粘膜免疫において重要な役割を演じている．IgAはとくに初乳に大量に含まれ，IgGが胎盤を通過しないような動物種においては，防御免疫グロブリンとして重要である．なお，IgAはさらに2つのサブクラス(IgA1，IgA2)に分類される．

IgD

血液中の濃度は低く，未感作B細胞の細胞表面に多く発現している免疫グロブリンである．B細胞の発生段階で細胞表面に発現してくることから，B細胞の成熟に関係していると考えられているが，生体内における役割はいまだに不明である．

IgE

血液中の濃度がもっとも少ない免疫グロブリンである．顆粒球である肥満(マスト)細胞や好塩基球の細胞表面上には，IgEのFc部分に対する受容体(FcεR)が多数発現しており，IgEが受容体に結合し，そこにアレルゲン(アレルギーを惹起する分子)が結合すると，ヒスタミンやセロトニンといったアレルギー反応を惹起する顆粒を放出(脱顆粒)することから，即時型(アナフィラキシー型：I型)アレルギーに深く関与している(第25項で解説)．また，IgEは蠕虫感染に対する防御においても重要な役割を演じている．

SC：secretary component，分泌成分

免疫グロブリンのクラスは何によって分類されているの？

このように，免疫グロブリンは5つのクラス（IgG，IgM，IgA，IgD，IgE）に分類されているが，これはH鎖の定常部（C領域）によって決定されている（**表1，H鎖の抗原性**）．免疫応答の際に，免疫グロブリンは1つのクラスの免疫グロブリンから，別のクラスの免疫グロブリンに転換する．

具体的な例を挙げると，病原体が体内に侵入した場合，最初にIgMが産生されるが，その後IgGが産生されるようになる（第3項の**図6**）．これをクラススイッチという．これは可変部（V領域）を規定する遺伝子と，定常部（C領域）を規定する遺伝子の間で，新たなつなぎ換えが起こるためである（**図4**）．

すなわち，IgMからIgGへの転換は，もともとVDJ遺伝子とC領域のμ遺伝子が結合したもの（IgM）が，同じVDJ遺伝子とC領域にあるγ遺伝子とにつなぎ換えられ，あいだに存在するμ遺伝子とδ遺伝子が切り取られてなくなってしまう（IgG）という現象である（**図4A**）．IgAが産生される場合には，VDJ遺伝子がC領域にあるα遺伝子とつなぎ換えられ，あいだにあったμ，δ，γ，ε遺伝子がすべて切り取られる（IgA）（**図4B**）．このつなぎ換えがうまくいくように，S領域という特別なDNAの配列が各領域の間に配置されている．

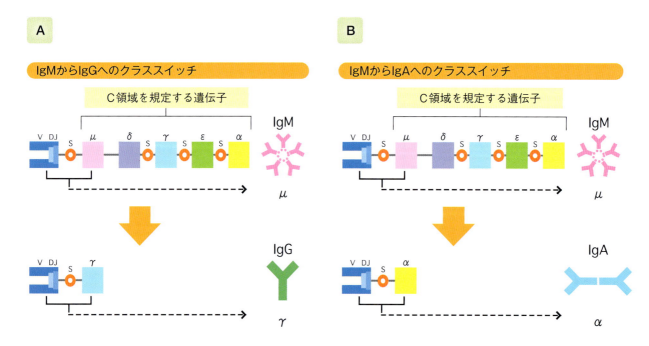

図4　免疫グロブリンのクラスはC領域により決定される

Fab部分とFc部分の役割は違うの？

　ここまでで，免疫グロブリンはいくつかの部分に分けることができることは理解できたかと思うが，アルファベットやギリシャ文字がたくさん出てきたため，混乱している方もいるのではないかと思う．そこで，免疫グロブリンの各部分における主な役割を図5にまとめた．

　この図を見るとわかるように，免疫グロブリンのFabの上の部分で抗原（病原体など）を認識する．ただし，これには特異性があり，Aという免疫グロブリンは，ある微生物には結合できるが，別の微生物には結合できない．他方，Fc部分には補体や貪食細胞上に発現されたFc受容体（FcR）に結合する部位が存在し，補体を活性化したり，貪食細胞が病原体を食べやすくしたりしている（オプソニン作用，後述）．

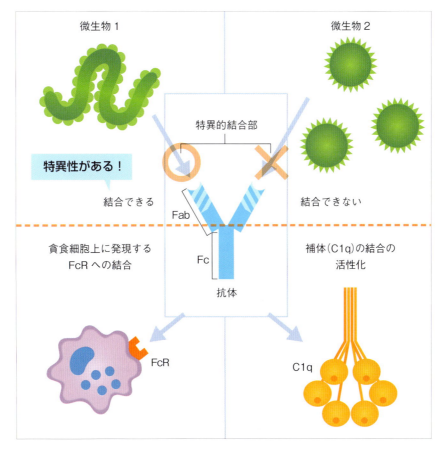

図5　免疫グロブリンの各部位による働きの違い

免疫グロブリンは感染防御に重要なの？

免疫グロブリンは細菌から産生される外毒素に結合し，外毒素の活性を中和することができる(図6A)．免疫グロブリンと結合していない外毒素は，宿主の細胞上に発現される毒素に対する受容体に結合できるが，免疫グロブリンと結合した外毒素は，受容体に結合することができない．

免疫グロブリンはウイルス粒子や細菌にも直接結合し，不活化する．また，細菌に免疫グロブリンが結合すると貪食細胞(好中球やマクロファージ)に貪食されやすくなる(図6B)．この作用はオプソニン作用とよばれる．さらに，細菌に免疫グロブリンが結合すると，補体系が活性化され，細菌が破壊される(図6C)．

このように免疫グロブリンは私たちの体の中になくてはならない存在であり，免疫系の液性因子のなかでもっとも重要なものの1つであることから，しっかりと頭に入れておいていただきたい．

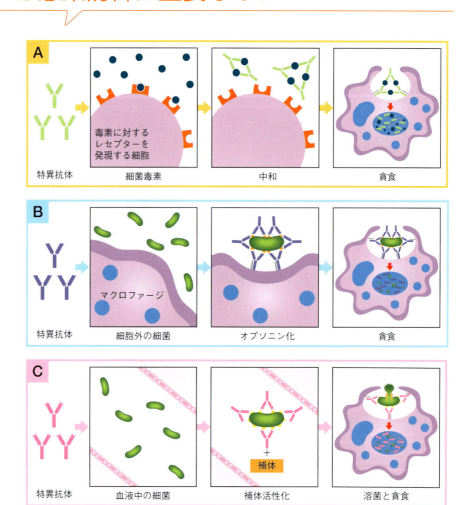

図6 免疫グロブリンの感染防御機構

9 ワクチンにはどんなものがあって，どんな効果があるの？

 ワクチンを接種する目的って？

体内にこれまでに遭遇したことのない抗原（病原体などの異物）が侵入すると，約1週間後にその抗原に対する抗体が血中に出現し，ピークに達した後，次第に消失する（図1）．このとき，まずIgMが産生され，その後IgGが産生される（一次応答）．

しかし，同じ個体に，再び同一の抗原が侵入すると，初回に侵入したときとは異なり，主としてIgGがすみやかに，大量に，かつ長期にわたって産生される（二次応答）．例外はあるものの，一度かかった感染症には二度と罹患しない（二度なし現象）ということは，皆さんも経験的にご存じだとは思うが，これはすべて二次応答によるものである．ワクチンを（繰り返し）接種するのは，病原体が侵入したときにすみやかに二次応答を引き起こし，その抗原（病原体）に対して，強い免疫応答を維持するためである．

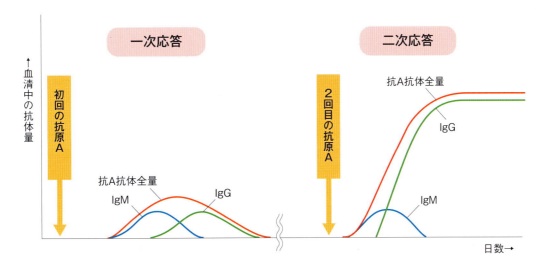

図1　ワクチン初回並びに追加投与後の血清中の抗体価

ワクチンにはどのようなものがあるの？

ワクチンには，以下に挙げるように，さまざまな種類のものがある．それぞれのワクチンと対象とする代表的な微生物，またその特徴を表1に示した．

死菌ワクチン（不活化ワクチン）

加熱処理，ホルマリン処理，フェノール（石炭酸）処理などを行い，殺菌あるいは不活化したウイルスを適当な濃度の浮遊液にしたものである．

成分ワクチン（コンポーネントワクチン）

死菌ワクチン（不活化ワクチン）の副作用を軽減することを目的として作られたワクチンで，細菌やウイルスなどの病原体から感染防御を成立させるために必要な構成成分（抗原：免疫原）だけを取り出したものである．

弱毒生菌（生ウイルス）ワクチン

死菌ワクチン（不活化ワクチン）では十分な免疫を誘導できないような感染症において用いられるもので，さまざまな方法で作られた弱毒変異（病原性を低下させた）株の生菌（生ウイルス）が用いられる．保存中に死滅する可能性があることから，凍結乾燥されたものが市販されている．

無毒化毒素（トキソイド）

細菌には外毒素（後述）を産生するものがいくつか存在するが，これらの多くは生体にとって感染によるダメージよりも外毒素によるダメージのほうが圧倒的に大きい．そのため，外毒素を産生する細菌に対する防御には，外毒素の活性部位を中和することのできる抗体を生体内で産生させるのがもっとも効果的である．

トキソイドは，そういった外毒素を産生するような細菌から身を守るために，ホルマリンなどを用いて，細菌から産生される外毒素の抗原性を損なわないように無毒化したものである．抗原性を高める目的として，ミョウバンなどを添加して作られた沈降トキソイドがしばしば用いられる．

ブドウ球菌や連鎖球菌などに由来する毒素あるいはリポ多糖（リポポリサッカライド：LPS，詳細は後述）のような毒素に対するトキソイドは現在のところ存在しない．なお，トキソイドは細菌が産生する毒素に対してのみならず，毒蛇が有する毒素に対しても用いられる．

遺伝子組み換え型ワクチン（リコンビナントワクチン）

遺伝子組み換え技術で有効な成分を作成して作られたワクチンである．たとえば，ある病原体に発現する抗原を作るためのDNA（設計図）を酵母菌に導入し，酵母菌がこのDNA（設計図）の鋳型に従って抗原を作ればワクチンとして利用できる．

現在進行中のワクチンであるが，さまざまな感染症に対して効果が認められていることから，今後このワクチンが重要な役割を担うものと考えられている．

精製抗原ワクチン

感染を防ぐために必要な成分だけを残し，副作用の元となるような余分な成分をできるだけ少なくしたワクチンである．

外毒素って？

細菌には大きく分けて2つの毒素が存在する．1つは外毒素，そしてもう1つは内毒素である．内毒素はエンドトキシンともいい，グラム陰性菌の細胞壁を構成する成分で，リポ多糖（リポポリサッカライド：LPS）から構

表1 ワクチンの種類

		微生物	備考
死菌ワクチン（不活化ワクチン）	細菌	百日咳菌	・三種（あるいは二種）混合ワクチン*として用いられている． ・ワクチン投与によって脳障害を惹起する可能性が指摘されている． ・副作用が強いため，日本では無菌体のワクチンが現在用いられている．
		コレラ菌	・防御力に疑問があるとされている． ・毒素サブユニットと結合することもある．
		発疹チフス菌	・約70％の防御能を有している． ・生ワクチンも存在する． ・短期間（3カ月くらい）のみ有効とされている．
		コクシエラ菌（Q熱）	・優れた防御能を有している．
		ペスト菌	・短期間のみ有効とされている．
	ウイルス	インフルエンザ	・特定の株にのみ有効である（変異が多いため）．
		狂犬病	・咬傷後も抗血清とともに投与可能である．
		ポリオ	・安全性は非常に高いとされている．
		A型肝炎	・生ウイルスワクチンもある．
成分ワクチン（コンポーネントワクチン）	細菌	肺炎連鎖球菌	・84の血清型をもち，ワクチンにはそのうち少なくとも23が含まれる．
		淋菌	・防御力は低い．
		大腸菌	・獣医学用に用いられている．
		髄膜炎菌	・A群とC群に効果がある（B群は非免疫原性である）．
		b型インフルエンザ菌	・すべての多糖ワクチンはタンパク質キャリアと抱合させる必要がある．
	ウイルス	B型肝炎	・95％以上の防御能を有している．
弱毒生菌（生ウイルス）ワクチン	細菌	結核菌	・1921年から一般的に利用されるようになった． ・ハンセン病に対してもある程度防御能を有する．
	ウイルス	麻疹	・80％の効果があるとされている．
		風疹	・以前は女性のみに定期接種されていたが，現在は男女とも接種されている．
		耳下腺炎	・1967年にワクチンが開発された．
		水痘	・2回接種することが推奨されている．
		ポリオ	・3回接種することが推奨されている． ・最近，不活化ワクチンが導入された．
		黄熱病	・1回の接種で10年以上の効果がある．
		A型肝炎	・3回接種することが推奨されている． ・最近では，不活化ワクチンが用いられるようになっている．
無毒化毒素（トキソイド）	細菌	破傷風菌	・3回接種する必要がある． ・10年間は有効であるとされている． ・昔は三種混合ワクチンとして用いられていた．
		ジフテリア菌	・三種（あるいは二種）混合ワクチンとして用いられている．
		ウェルシュ菌	・食肉に感染している場合が多いため，生後間もない羊や豚，それに牛に接種されている．
		コレラ菌	・毒素（Bサブユニット：2つのタンパクのうち，毒性がない方：細胞に結合する部分）を不活化している． ・不活化ワクチンが用いられていたこともあった．

*三種混合ワクチン：ジフテリア（D），百日咳（P），破傷風（T）に対するワクチン
　二種混合ワクチン：ジフテリア（D），百日咳（P）に対するワクチン

成されている．

他方，外毒素は菌体の外に放出されるもので，主にタンパク質から構成されている．このように，両者の構成成分が大きく異なっていることから，その性状はまったく異なったものとなっている（表2）．

外毒素はタンパク質から構成されているため，熱に対する抵抗性は非常に弱いが，免疫原性（抗体を産生させる能力など）や毒性は非常に強く，ホルマリンなどによって無毒化（トキソイド化）することができる．他方，内毒素は多糖と脂質から構成されているため，熱に対する抵抗性は非常に強いが，免疫原性や毒性は非常に弱く，ホルマリンなどによってトキソイド化することはできない．

表2　内毒素と外毒素の違い

	内毒素	外毒素
所在	グラム陰性菌の細胞壁	菌体から放出
化学組成	リポ多糖（LPS）	タンパク質
耐熱性	強い	弱い
抗体産生能	弱い	強い
毒性	弱い	強い
無毒化（トキソイド化）	されない	される

アジュバントって？

アジュバントとは「補助」をさす言葉で，抗原性補強剤ともよばれ，抗原と一緒に接種すると抗原性を増強する．ワクチンを接種する場合，接種する抗原の抗原性（免疫原性）が少ない場合には，抗原だけを接種しても抗体価の上昇が認められない（免疫反応を惹起しがたい）場合が多々ある*．

そのため，アジュバントとともに抗原を接種することが少なくない．アジュバントの作用機序はさまざまで，いまだに不明なものが多いが，一般に表3に示す効果があると考えられている．

そして，アジュバントには以下のような種類がある．

沈降性アジュバント

抗原が吸着する無機物の懸濁剤である．水酸化ナトリウム，水酸化アルミニウム，リン酸カルシウム，リン酸アルミニウム，ミョウバン，ペペス，カルボキシビニルポリマーなどがある．病原体や抗原を吸着し，投与局所に病原体を固定する利点があるものの，接種部位が硬結しやすいという欠点がある．

油性アジュバント

抗原水溶液を鉱油で包み，ミセルをつくって乳化する油乳剤である．流動パラフィン，ラノリン，フロイントなどがある．乳濁液にするため粘性の高い液体になり，投与時に疼痛が起きるという欠点がある．また，体内に分散されにくく，そのまま投与部位に残る可能性が高いため，硬結するという欠点もある．不完全フロイントアジュバント（IFA，パラフィンとアラセルの混合物）や完全フロイントアジュバント（CFA，IFAに結核菌の死菌体を加え，抗原性をさらに増強させたもの）などがある（現在は，副作用が強いことから，ほとんど用いられない）．

表3　アジュバントの効果

1	投与局所に炎症を起こし，マクロファージなどの抗原提示細胞を局所に誘導し，抗原提示をすみやかにかつ効率よく行わせる．
2	抗原を不溶化することで組織に長くとどめ，抗原を徐々に長期間遊離させる．
3	投与局所や所属リンパ節のリンパ球の活性化を促す．

*がんの治療において，外科的ないし放射線による治療後に転移巣を叩く，あるいは転移を予防する目的で行われる化学療法をアジュバント化学療法というが，この場合はとくに免疫学的な意味合いは持たない．

デインジャーセオリーって？

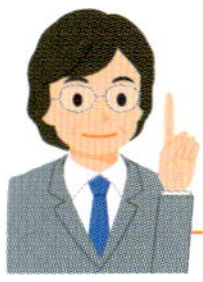

免疫系は危険と認識されたものに対してのみ反応する性質がある（図2）．これをデインジャーセオリーという．このことからもわかるように，ワクチンとして抗原を接種したとしても，それが危険なものであると認識されなければ，抗原に対する免疫応答は起こらない（抗体は産生されない）．

たとえば，上述したCFAの場合，そのなかに結核菌の死菌体が混入されている．生体にとって結核菌は非常に危険なものであるため，抗原性のあまりない抗原（抗体をあまり産生させることができない抗原）を接種する場合には，結核菌の死菌体の混入したCFAと抗原を混合して接種するのである．そうすれば，免疫系は結核菌に対する免疫応答（抗体産生など）だけでなく，同時に接種した抗原性の少ない抗原に対しても免疫応答を起こす（抗体を産生する）ようになるのである．

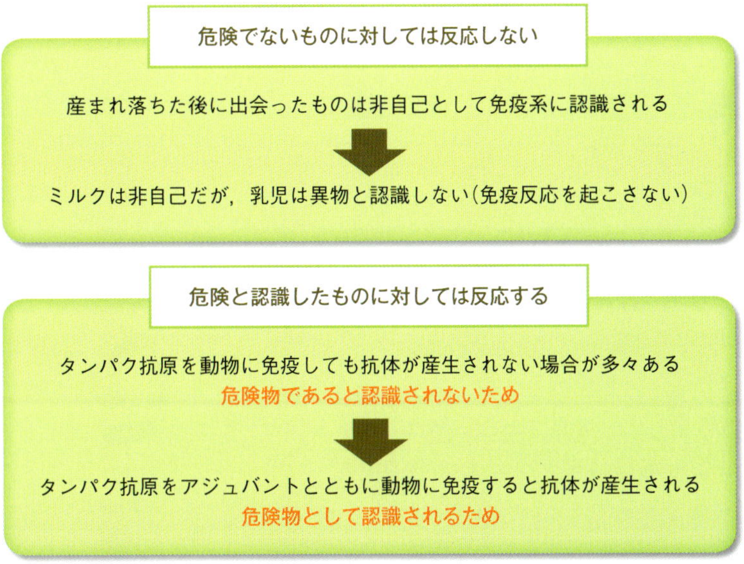

危険でないものに対しては反応しない

産まれ落ちた後に出会ったものは非自己として免疫系に認識される

↓

ミルクは非自己だが，乳児は異物と認識しない（免疫反応を起こさない）

危険と認識したものに対しては反応する

タンパク抗原を動物に免疫しても抗体が産生されない場合が多々ある
危険物であると認識されないため

↓

タンパク抗原をアジュバントとともに動物に免疫すると抗体が産生される
危険物として認識されるため

図2　デインジャーセオリーとは

Column　BCGに関する豆知識

ウシ型結核菌（*Mycobacterium bovis*）Bacille Calmette-Guérin株（BCG）は世界中で広く使用されている結核菌（*Mycobacterium tuberculosis*）に対するワクチンの1つで，BCGによって，ある種の小児型結核は発病率が約70％低下している（研究室で実験的に用いられている結核菌に対しても，効果がある）．

しかし，成人の肺結核（臨床分離株）にはほとんど効果がないため，肺結核によって毎年200万人が死亡しており，ワクチンの早急な改良が必要となっている．BCGワクチンの効力が低下する理由の1つには，結核菌に対する予防反応を惹起するための抗原がBCGワクチン中に不足しているためと考えられている．

実際，毒性を減弱させたBCGワクチンは元々毒性を示すウシ型結核菌株を何度も継代して得られたものであり，毒性を減弱する過程で多くのコード配列を失ってしまっているのである．

IFA：incomplete Freund's adjuvant，不完全フロイントアジュバント
CFA：complete Freund's adjuvant，完全フロイントアジュバント

10 補体って何？補体にはどんな働きがあるの？

補体って何？

　補体は血漿中に存在する易熱性(熱に弱く，56℃・30分で失活する)タンパクの一種で，英語では"complement"とよばれる．自然免疫系の中では重要な液性成分で，発見された当初は抗体による細菌のオプソニン化(後述)と殺傷を促進するといわれていたが，現在は抗体非存在下でも，細菌のオプソニン化と殺傷を行うことができることが知られている．なお，補体は1つの成分から構成されているのではなく，後述する9つの成分から構成されている．

　補体は体内においてさまざまな役割を演じているが，その中でも特に重要な役割が3つある．1つめは溶菌作用，2つめは細胞遊走作用，そして3つめはオプソニン作用である（図1）．

　1つめの溶菌作用は，その名のとおり，細菌などに穴を開け，壊してしまう作用で，補体のもっとも重要な役割の1つである．

　2つめの細胞遊走作用もその名のとおり，細胞を遊走させる働きのことであるが，「遊走」という言葉が聞きなれない人もいると思うので，もう少

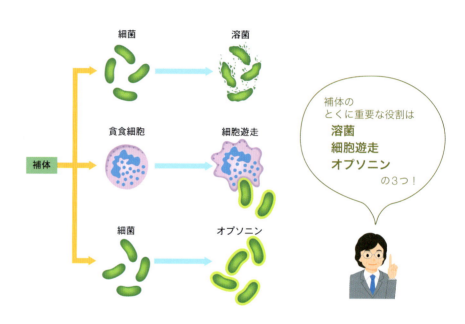

図1　補体の重要な3つの働き

し嚙み砕いて説明してみよう．

　病原体が体内に侵入してきた場合，その場に病原体を殺傷する細胞がなくてはならない．もし，病原体が侵入してきたときに，殺傷する細胞がいなければ，病原体はたちまち増えて，私たちの体をどんどん蝕んでしまう．それでは困るため，絶えず貪食細胞が血管やリンパ管の中を移動しているのだが，病原体が侵入してきたところにたまたまいる貪食細胞の数はたかが知れている．

　病原性の弱い病原体であれば，それほどたくさんの貪食細胞がいなくても問題ないが，病原性の強い病原体が侵入してきた場合には，ある程度の数の貪食細胞がいなければ，侵入してきた病原体を殺傷することは

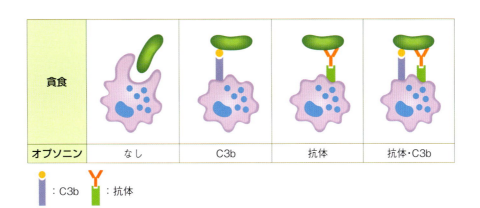

図2　補体のオプソニン作用

できない．

　そのため，病原体のいる局所に貪食細胞をよび寄せなければならないが，その一翼を担うのが補体なのである．要するに，補体には病原体が存在する局所に貪食細胞をよび寄せる働きがあり，それを「細胞遊走作用」とよんでいるのである．

　3つめのオプソニン作用は第8項でも少し触れたが，あまり詳しく説明しなかったので，ここでわかりやすく説明していこう．私たちの体の中には貪食細胞が存在し，貪食細胞の多くは食べた病原体をさまざまな武器で殺傷する．ところが，貪食細胞といっても，何でも食べるわけではない．極端な例ではあるが，たとえば，体内に存在する生きた正常な細胞を食べて殺すなどということはしない．

　病原体は私たちの体にしてみれば異物で，危険なものであるから，貪食細胞は食べてもよさそうなものだし，それが貪食細胞の主な役割のはずである．しかし，貪食細胞も病原体なら何でも喜んで食べてくれるというものではない．もちろん，病原体が侵入してきたのだから，食べて，殺してもらわなければ困るわけだが，貪食細胞にしてみれば，病原体はそれほど美味しいものではないようである．

　皆さんも毎日経験していることだと思うが，料理が美味しければ食は進むが，美味しくなければ食は進まない．それと同じで，貪食細胞も美味しいものはよく食べるが，美味しくないものはあまり食べない．たとえば，そこにステーキがあったとしよう．しかし，そのステーキをそのまま食べる人はあまりいないであろう．ステーキソースであったり，塩であったり，胡椒であったり，何かしらステーキにかけてから食べると思うが，このような調味料こそが補体なのである．

　つまり，病原体をステーキだとするならば，貪食細胞は皆さんで，補体が調味料に相当する．この調味料のことをオプソニンといい，美味しくすることをオプソニン化とよんでいる（図1，図2）．ちょっと，変なたとえだが，このように説明するときっと皆さんの記憶にも残りやすいと思う．

　それでは，ほかにオプソニン作用を示すものはないのであろうか？ 実は抗体（免疫グロブリン）にもオプソニン作用がある（図2）．覚えていただくために，抗体を塩，そして補体を胡椒というように考えていただきたい．ステーキは塩をふれば美味しくなるが，そこに胡椒をかければさらに美味しくなるし，逆に胡椒だけでも美味しくなるが，そこに塩をかけるともっと美味しくなる．病原体を貪食細胞に食べやすくすることをオプソニン化といい，食べやすくするものをオプソニンとよんでいる．

　補体の働きはこれだけではない．炎症の起こった部位での血流の増加と毛細血管の透過性を亢進させる作用や，ほかの細胞からの炎症性メディエーター（炎症を惹起する因子）の遊離を促す作用なども補体の重要な役割である．

補体が「活性化される」ってどういうこと？

補体は，大きく分けてC1, C2, C3, C4, C5, C6, C7, C8, C9の9つの成分から構成されている*（補体のComplementの頭文字を取ってCと名付けられている）．

通常，C1→C4→C2→C3→C5→C6→C7→C8→C9の順番に活性化される（図3）．番号の若いほうから順番に活性化されるわけではないので（C4がC2, C3よりも先に活性化される），覚えにくいかもしれないが，この順番は覚えておいていただきたい．最終的に9番が活性化されると，先に述べたように，病原体などに穴を開ける．要するに，補体が次々に活性化され，最終的に9番目の補体（C9）が活性化されれば，病原体などが死滅するということである．

どのようにそれぞれの成分が活性化されるのかを説明すると非常にややこしくなるので，たとえ話で説明しよう．まずビリヤードを思い浮かべていただき，それがイメージできたら，次は球をガラス玉に置き換えていただきたい．

ここでのビリヤードは，9つのガラス玉をC1→C4→C2→C3→C5→C6→C7→C8→C9の順番に当てていくゲームである．まず棒でC1を突く．この際，C4のガラス玉に向かってC1のガラス玉を突くのである．このようにして，各ガラス玉に順番に当てていき，最終的にC9のガラス玉に当たればゲームはおしまいである（図3）．

ここで，なぜ球をガラス玉にしたかというと，ガラス玉どうしが勢いよく当たると，割れて破片が飛び散るからである．すなわち，大きな破片と小さな破片に分かれる．このように，破片を出しながら，補体は活性化され，最終的に9番目の補体（C9）に当たるのである．なお，このビリヤードの途中でできた小さな破片は単なるゴミではなく，この破片の中にも生体内の免疫系を動かす重要な破片が混ざっているので，あなどってはならない．

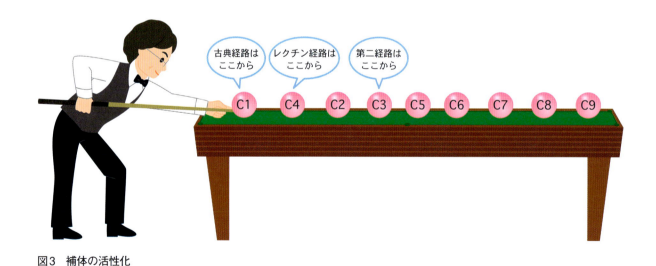

図3　補体の活性化

*これらの構成成分は活性化するにしたがってさらにいくつかに分かれるが，ここでは割愛するので，興味のある方はほかの本で勉強していただきたい．ただし，構成成分の中でも特に重要なものについては後述するので，覚えておくとよい．

細胞の遊走作用やオプソニン作用がある補体は？

ガラス玉でビリヤードをするといくつもの破片ができるが，この破片の1部に貪食細胞を遊走させる働きがある．ガラス玉どうしが当たると，大きな破片と小さな破片ができる．大抵の場合，大きな破片はb，小さな破片はaと名付けられている．すなわち，C3ならC3aとC3b，C5ならC5aとC5bといった感じである（図4）．このC3aやC5aのような小さな破片こそが，貪食細胞の遊走化を促進するのである．また，補体の中でも特に，C3bという大きな破片にはオプソニン作用があるといわれている（図2，図4）．

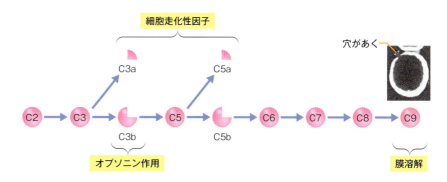

図4 補体が活性化される途中に出現する破片に生理活性がある

補体が活性化されるにはどうしたらいいの？

補体が活性化される経路は3つある．1つめは古典経路，2つめはレクチン経路，そして3つめは第二経路（副経路あるいは別経路ともいう）である．

1つめの古典経路は先にビリヤードにたとえてお話ししたように，C1のガラス玉を突いたときのことで，C1から順番に活性化され，最終的にC9が活性化される（図3）．この経路が活性化されるためには，免疫複合体が必要となる．ここでいう免疫複合体とは抗原と抗体が結合したものをさす．抗原に抗体が結合すると補体成分の1番め，すなわちC1が活性化され，その後は前述したように，C4→C2→C3→C5→C6→C7→C8→C9の順番に補体は活性化される．抗原が病原体の場合，病原体に抗体が結合し，そこに補体（C1：厳密にはC1q，後述）が結合して活性化され，最終的にC9が活性化されると，病原体に穴が開いて死滅するのである．

2つめのレクチン経路だが，ここでレクチンについて少しだけ説明しておく．レクチンは，豆やジャガイモ，それにゴボウなどに含まれる，特定の糖鎖構造を認識・結合するタンパクで，糖と結合して生体内の情報伝達や生理活性の機能を持つ（表1）．細菌の表面にはマンノースとよばれる糖鎖が発現していて，そこに血清中に存在するマンノース結合レクチンが結合すると，レクチン経路が活性化される．なお，レクチン経路は先に述べた古典経路とは異なり，C1を必要とせず，C4から活性化される（図3）．すなわち，ビリヤードの場合，C1は飛ばして，C4から玉突きを始めると考えればよい．

最後の第二経路だが，こちらは細菌だけでなく，さまざまな微生物によって活性化される．この場合は，C1，C4，C2を必要とせず，C3から活性化される（図3）．すなわち，ビリヤードの場合，C1，C4，C2は飛ばして，C3から玉突きを始めると考えればよい．

それぞれの経路によって，最初に活性化される補体は異なるが，C3が活性化され，それ以降の補体が次々と活性化されていくのである．

以上をまとめると，補体系の活性化には，3つの経路があるということである．抗体や補体成分C1の病原体表面への結合によって誘導される古典経路，ある種の莢膜細菌に結合性を示す正常血清中のマンノース結合タンパクによって誘導されるレクチン経路，それに病原体の表面成分によって直接誘導される第二経路である．いずれの場合も，まず酵素が活性化され，それによって補体系のエフェクター機能が誘導される．補体系活性化の結果，誘導される主な機能は，病原体のオプソニン化，炎症細胞の動員，および病原体の直接的傷害の3つである（図5）．

表1 レクチンとは

レクチンとは	特定の糖鎖構造を認識・結合して，免疫や代謝など生体内で重要な機能を担うタンパク
レクチンの特徴	1. 植物性血球凝集素 細胞膜の表面に存在する糖タンパクや糖脂質と特異的に結びつくことができるタンパク．以前は，植物性血球凝集素とよばれていたが，カビ・細菌・魚の血清などから発見され，レクチンとよばれるようになった． 2. 抗体に類似 抗体の場合…抗原に作用して，それを凝集・沈殿させる． レクチンの場合…糖の複合体に作用して，それを凝集・沈殿させる．
レクチンを含有する食品	インゲンマメ，ナタマメ，大豆，ジャガイモ，アメリカヤマゴボウ

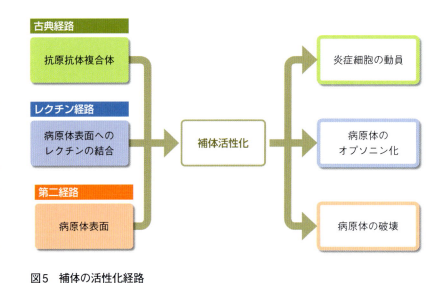

図5 補体の活性化経路

補体を活性化するものって？

補体を活性化するものを表2に示した．微生物には，抗体から独立して補体を活性化する能力があることに注意していただきたい．たとえ話でいうと，塩がなくても胡椒だけでステーキは美味しく食べることができるということである．

図6に補体の活性化と役割をまとめた．この図を見れば，補体の活性化経路と各成分の役割がだいたい理解していただけるはずである．なお，この図にはC1q，C1r，C1sなどと書か

表2 補体を活性化する物質

	微生物			免疫グロブリン	その他
	細菌	ウイルス	その他		
古典経路	－	ネズミレトロウイルス 水疱性口内炎ウイルス	マイコプラズマ	IgM, IgG1, IgG2, IgG3による複合体	ポリアニオン（とくに陽イオンと結合したとき） PO_4^{2-}（DNA, リピドA, カルジオライピン） SO_4^{2-}（デキストラン硫酸, ヘパリン, コンドロイチン硫酸）
レクチン経路	多くのグラム陽性菌 グラム陰性菌				マンノースを末端に持つ糖鎖群
第二経路	多くのグラム陽性菌 グラム陰性菌	ある種のウイルス感染細胞（EBV, センダイウイルスなど）	トリパノソーマ, リーシュマニア, 多くのカビ類	IgG, IgA, IgEによる複合体	デキストラン硫酸, 異種赤血球, 多糖（アガロース等）

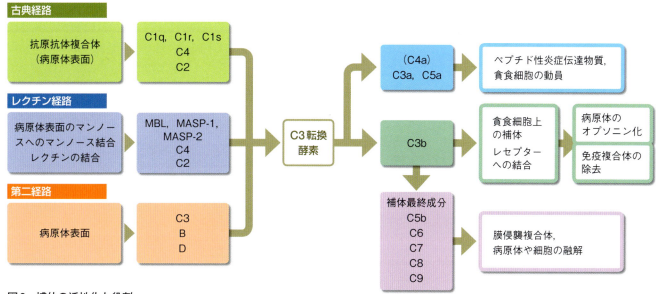

図6 補体の活性化と役割

れているが，これはC1が1つの成分から構成されているのではなく，C1q, C1r, C1sの3つの成分から構成されていることを意味している．古典的経路の活性化は，まずC1qが病原体などの異物に結合するところから始まるということを，頭に入れておいていただきたい．

11 血液型って何？

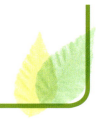

「血液型って何？」と聞かれて答えられる？

以前，看護師の皆さんに，「血液型って何？」と聞いてみたところ，その場では誰も答えることができなかった．看護師の全員が手術に立ち会うわけでも，救急医療の現場にいるわけでもないため，知らなくてもよいといえばそれまでなのかもしれないが，少なくとも医療従事者である以上，血液型とは何なのかということくらいは知っておく必要があるだろう．

もちろん，看護師の皆さんすべてがご存じないとは思っていないが，たとえばもし，患者から「血液型って何ですか？」と聞かれたとき，「え〜っと，血液の型です」とだけしか答えられなければ，患者はピンとこないであろうし，患者を不安にさせてしまうだろう．

そこで，ここでは患者から「血液型って何ですか？」と聞かれて，しっかりと説明できるように，血液型についてわかりやすく解説していきたい．

輸血は何のためにするの？

手術をしている最中や大けがをした際に出血が多いと，輸血をすることがある．これは一般の人でも知っていることだが，一体何のために輸血をするのであろうか？　一般に体重の約13分の1が血液といわれているが，その3分の1が失われると死亡する可能性がきわめて高くなる．そのため，大量に出血した場合には輸血をすることになっている．しかし，「なぜ，輸血をしなければならないの？」と聞くと，答えに詰まる人もたくさんいるようだ．

体内にある細胞は絶えず酸素を要求している（酸素がなくなると細胞は死滅する）が，その酸素を体の隅々まで運んでくれるのが赤血球である．ここまでいえばもうおわかりだと思うが，大量に出血した場合，体内の赤血球が減少し，体の隅々まで酸素を送り届けることができなくなってしまうため，輸血をするのである．言い換えれば，輸血は酸素の運び屋である赤血球を補充し，体内の酸素分圧を低下させないようにする行為のことなのである．

血液型がどうして免疫と関係あるの？

私たちの体内には免疫を司る細胞が多数存在していて，異物（非自己）が体内に侵入すると攻撃をかけるようになっている．私たちの体内にある免疫系は，例外はあるものの，生まれながらに存在していないものはす

べて異物として認識するため，それを排除するように働く．

当然のことだが，このことは輸血にも当てはまる．自己血を輸血する場合は別として，他人の血液を輸血する場合には，非自己のものが体内に侵入してくることから，輸血を受けた人(受血者)の体内では免疫系が異物として認識し，それを排除しようとする(図1)．成分輸血の場合は別として，大抵の輸血は赤血球を移入することになるが，赤血球の表面にはさまざまな抗原が発現しており，その抗原は個人個人によって大きく異なっている．

そのため，受血者の体内に存在する免疫担当細胞が血液を提供してくれた人(供血者)から輸血された赤血球に対して攻撃をかけ，破壊してしまう(このことを溶血という)のである．血液型が同じである場合には，そのような反応は起こらないが，血液型が異なっている場合には，せっかく輸血してもらったにもかかわらず，輸血された赤血球を破壊してしまう．このように，輸血をする際には，供血者から輸血された赤血球が受血者の免疫系によって破壊されないように考えて行わなければならないため，免疫と深いかかわりがあるのである．

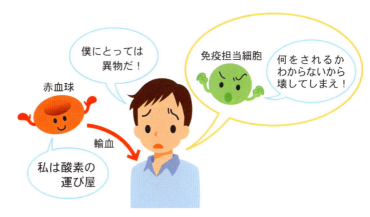

図1　免疫系は他人の赤血球を異物として認識する

結局，血液型って何？

それでは，血液型とは一体何であろうか？　簡単にいえば，赤血球の表面に発現している抗原の型のことである．赤血球の表面にはさまざまな分子(抗原)が発現しているが，その中には特に抗原性の強いもの，つまり受血者の体内で異物(非自己)として認識され，強力な免疫反応を誘発するものがいくつか存在する．

赤血球の表面にはたくさんの異なった抗原が発現しており，それぞれが抗原性を有しているため，すべての抗原が一致していなければ輸血を行うことができないと思うかもしれない．しかし，実際は，赤血球の表面上に発現する抗原の多くは抗原性が弱く，受血者の体内で異物(非自己)として認識されるが，強力な免疫反応を誘発しない．そのため，ここではその中でも抗原性の強いもの，すなわち，輸血をした際に絶対に供血者と受血者で合致していなければならないものについて，説明することにしよう．

血液型の分類でもっとも重要なのは，ABO式血液型である．自分の血液型を知らない人は少ないと思う．通常は自分がA型，B型，AB型，あるいはO型というのはご存じであろう．では，ABO式血液型とは何であろうか？　わかりやすく説明すると，A型の人の赤血球の表面にはA型物質が，B型の人の赤血球の表面にはB型物質が，AB型の人の赤血球の表面にはA型物質とB型物質の両方が発現しており，O型の人の赤血球の表面にはA型物質もB型物質も発現していないのである(図2)．

それぞれの物質については後述するとして，A型物質とB型物質は抗原

性が非常に強いため，供血者と受血者との間でこの血液型が合致していない場合，供血者から輸血された赤血球が受血者の体内に存在する免疫担当細胞によって異物として認識され，破壊されてしまう．そのため，輸血を行う際には供血者と受血者のABO式血液型を調べ，合致したものを輸血することになるのである．

もっとも，O型の人の場合は，赤血球の表面にA型物質もB型物質も発現していないことから，O型，A型，B型，もしくはAB型の人に輸血しても拒絶反応が起こらない（自分はO型の人からしか輸血を受けられない）．逆にAB型の人の場合は，赤血球の表面にA型物質もB型物質も発現していることから，AB型の人にしか輸血ができない（自分はどの血液型の人からでも輸血を受けられる）（図3）．俗に，「O型の人は損をし，AB型の人は得をする」というのはこういう理由からである．

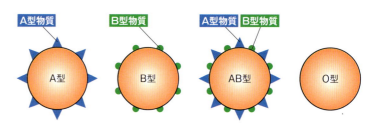

図2　赤血球の表面に発現している型別抗原

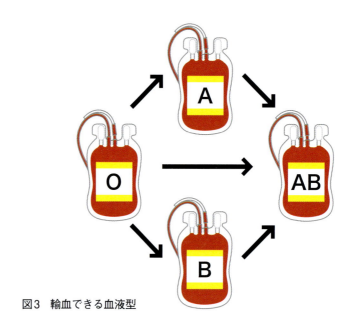

図3　輸血できる血液型

A型物質，B型物質って何？

A型の人の赤血球の表面にはA型物質が，B型の人の赤血球の表面にはB型物質が，AB型の人の赤血球の表面にはA型物質とB型物質の両方が発現しており，O型の人の赤血球の表面にはA型物質もB型物質も発現していないということは上述した．図2だけを見れば，O型の赤血球の表面には何も発現していないということになるが，実はそうではない．

細かく見てみると，どの血液型の人でも赤血球の表面にはO抗原なるものが発現している（図4）．このO抗原がA型物質とB型物質の元になっている．人の体内にはさまざまな酵素が存在しているが，A型の人にはA型酵素なるものが，B型の人にはB型酵素なるものが，またAB型の人には両酵素が存在している（図4）．なお，O型の人は両方の酵素が欠損している．

A型酵素は，O抗原にN-アセチルガラクトサミンを付加する酵素で，B型酵素はO抗原にガラクトースを付加する酵素である（図4）．そのため，A型の人の赤血球の表面ではO抗原にN-アセチルガラクトサミンが，B型

の人の赤血球の表面ではO抗原にガラクトースが，またAB型の人の赤血球の表面ではO抗原にN-アセチルガラクトサミンとガラクトースが結合している．O型の人はA型酵素もB型酵素も欠損しているため，O抗原にはN-アセチルガラクトサミンもガラクトースも付加されていない．N-アセチルガラクトサミンもガラクトースも単なる糖であるが，O抗原にこれらの糖が付加されるか否かによってABO式の血液型が決定されるのである．

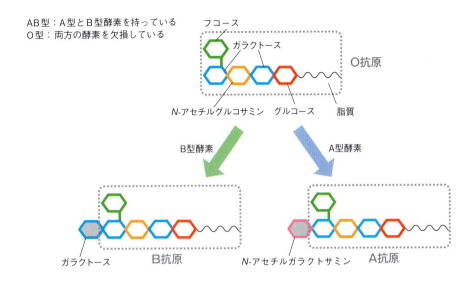

図4 血液型物質

Rh（＋）とかRh（－）も血液型なの？

　Rh（＋）とかRh（－）というのも血液型の一種である．先にも述べたように，赤血球の表面にはさまざまな抗原が発現しており，その中でも抗原性の強いもの，つまり異物として認識されやすいものが，重要な血液型ということになる．A型物質もB型物質も抗原性が非常に強いことから，血液型の分類方法として古くから用いられてきているが，同様に抗原性の強いものがほかにも存在する．

　Rh（＋）とかRh（－）という言葉は聞いたことがあると思うが，これも輸血の際に重要な血液型である．Rh式血液型は，1940年にアカゲザルの赤血球に対する免疫反応により発見された血液型で，現在はC, D, E, c, d, eなど40種類以上の抗原が発見されている．これらのうちD抗原は特に抗原性が強く，臨床的に重要であることから，この抗原を持っている場合をRh（＋）といい，持っていない場合をRh（－）とよぶ（図5）．

　D抗原もA型物質やB型物質と同

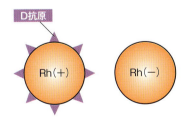

図5 Rh（＋）とRh（－）の違い

表1　そのほかの血液型

Kidd血液型		Diego血液型		Duffy血液型	
Jk(a+b−)	22.1%	Di(a+b−)	0.1%	Fy(a+b−)	80.4%
Jk(a+b+)	51.4%	Di(a+b+)	8.4%	Fy(a+b+)	18.5%
Jk(a−b+)	26.5%	Di(a−b+)	91.5%	Fy(a−b+)	1.1%
Jk(a−b−)	0%	Di(a−b−)	0%	Fy(a−b−)	0%

じく，抗原性が強いため，輸血の際には必ず一致していなければならない．そのほかにも赤血球に発現する抗原は多数存在し，それぞれの発現パターンによって血液型が分類されているが(表1)，興味のある方は血液学の本などで勉強していただきたい．

 ## 自然抗体って何？

面白いことに，A型の人の血清中には抗B抗体(B型物質に対する抗体)が，B型の人の血清中には抗A抗体(A型物質に対する抗体)が，O型の人の血清中には抗A抗体と抗B抗体の両方が存在し，AB型の人の血清中にはいずれの抗体も存在しない(表2)．

つまり，A型の人の赤血球の表面にはA型物質が発現しているため，もし抗A抗体が血清中に存在すれば，自己の赤血球を凝集してしまう．そのため，A型の人の血清中には抗A抗体が存在しないが，そのかわり抗B抗体が存在する．

ところが，よく考えてみてもらいたい．これまでに輸血されたことのある人はそれほど多くはないであろうし，もしされたことがあっても，A型の人ならばA型か，もしくはO型の人からしか輸血されていないはずである．そうすると，A型の人は，生まれてからこれまで，B型物質に出会ったことがないということになるが，それにもかかわらずA型の人の血清中には，抗B抗体が存在しているのである．

これはB型の人にも同じことがいえる．すなわち，自己の赤血球を凝集させてはいけないため，B型の人の血清中には抗B抗体は存在しないが，抗A抗体が存在する．B型の人も輸血されたとしてもB型かO型の人から輸血されているはずで，これまでにA型物質に出くわす機会は皆無であったはずである．それにもかかわらず，B型の人の血清中には抗A抗体が存在する．生まれてこの方出会ったことのない抗原に対する抗体が存在するのだから，生命とは本当に神秘的である．

このように，これまでに出くわしたことがないにもかかわらず，自然に存在している抗体が私たちの体内に存在しており，これらを自然抗体とよんでいる．

たとえば，A型の人の赤血球とA型の人の血清を混合しても，赤血球の凝集は認められないが，A型の人の赤血球とB型の人の血清を混合すると赤血球の凝集が認められる(表2，図6)．

表2　血清中の自然抗体

各血液型の血清		各血液型の赤血球			
		O	A	B	AB
	O 抗Aおよび抗B抗体	－	＋	＋	＋
	A 抗B抗体	－	－	＋	＋
	B 抗A抗体	－	＋	－	＋
	AB AとBに対する抗体なし	－	－	－	－

各血液型の赤血球と血清を反応させたときに，赤血球が凝集する組み合わせを＋，凝集しない組み合わせを－と表している

＋：凝集反応陽性
－：凝集反応陰性

また，逆にB型の人の赤血球とB型の人の血清を混合しても赤血球の凝集は認められないが，B型の人の赤血球とA型の人の血清を混合すると赤血球の凝集が認められる(表2, 図6)．同様のことは，AB型あるいはO型の赤血球ならびに血清を用いても認められる．

なぜ，このような抗体が存在するのかについては，いまだ不明であるが，一説によると，腸内細菌の中にA型物質やB型物質と類似した物質が存在し，そのためにA型物質やB型物質に対する抗体が存在しているようだ．

ただし，A型の人にだけB型物質と類似した腸内細菌が存在し，B型の人にだけA型物質と類似した腸内細菌が存在するとは考えられないため，他に理由があるはずだが，現在のところは，明らかにされていない．

ところで，この自然抗体は前述したように血清中に存在している．そのため，もし赤血球ではなく，血清あるいは血漿を他人に移す場合には，先程の赤血球を移す場合とはまったく逆のことがいえる．すなわち，AB型の人の血清あるいは血漿には，抗A抗体ならびに抗B抗体が存在していないため，AB型，A型，B型，O型の人に移せるが，逆にO型の人の血清あるいは血漿中には抗A抗体ならびに抗B抗体が存在しているため，O型以外，すなわちA型，B型，AB型の人に移すことはできない(図7)．

いずれにせよ，輸血は一歩間違えば大変な医療事故につながることから，十分な注意が必要である．

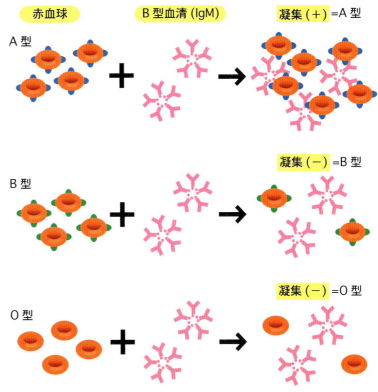

B型血清には抗A抗体が存在するため，A型赤血球と反応させると凝集するが，B型もしくはO型赤血球と反応させても凝集しない

図6　血液型の判定方法

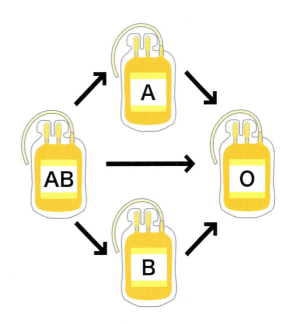

図7　血清・血漿を移すことのできる血液型

血液型が輸血以外にも重要なことってあるの？

前述したように，Rh式血液型の不一致は輸血の際にもっとも重要な問題の1つであるが，それ以外にも，医学上重要なことがある．それはRh不適合妊娠とよばれるものである（**図8**）．たとえば，Rh（－）の母親がいたとする．この母親がRh（＋）の胎児を妊娠したとすると，胎児の赤血球が血流を通して母体内に侵入することになる．母体の赤血球にはD抗原は発現されていないが，胎児の赤血球にはD抗原が発現しているため，母体にとって胎児の赤血球は異物とみなされる．そのため，分娩後母体の体内にはD抗原に対する抗体（この場合はIgG）が産生される．

再度，この母親が妊娠した際，胎児がRh（－）であれば問題はないが，Rh（＋）であった場合には，初回妊娠の際に母体内で産生された抗D抗体が胎盤を通過して胎児に移行する．移行した抗D抗体は胎児の体内に侵入した後，胎児の赤血球に抗D抗体が結合し，胎児の赤血球を破壊する（溶血）．このようなことはまれに起こり，Rh不適合妊娠とよばれる．

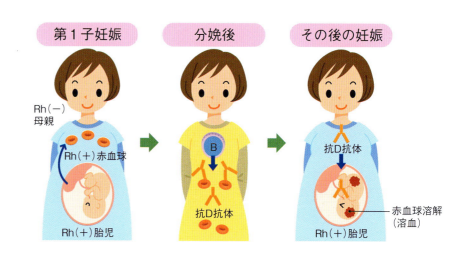

図8　Rh不適合妊娠

世界で，血液型の頻度はそれぞれ異なるの？

血液型のそれぞれの頻度は世界で大きく異なる．日本人の場合は，A型，O型，B型，AB型が4：3：2：1の比率になっているが，この比率は国によって異なる（**表3**）．ちなみに，南アメリカに住むインディオの場合は90％以上がO型で，地域によっては99％を超えるところもある．また，

表3　世界のABO血液型の分布

	A型	B型	O型	AB型
日本	39%	21%	30%	10%
アメリカ	41%	10%	45%	4%
ロシア	35%	23%	34%	8%
カンボジア	23%	35%	39%	3%
ケニア	26%	22%	49%	3%

D抗原の有無も，日本人の場合はそのほとんどがD抗原を発現している（**表4**）．すなわち，日本人のほとんどはRh（＋）であるが，たとえば白人の場合にはRh（－）の比率がかなり高くなる（なお，動物にも血液型があり，種によって非常にユニークな血液型を有している）．

このように，血液型といってもそう単純なものではないことは，おわかりいただけたと思う．医療従事者である以上，この項で解説したことは，しっかりと頭に入れておいていただきたい．

表4　Rh(＋), Rh(－)の発現頻度

	日本人	白人
Rh(＋)	99.5%	84.0%
Rh(－)	0.5%	16.0%

Column　特殊な血液型：−D−って何？

ある医療ドラマで，緊急手術で輸血をしなければならないときに，その患者が−D−（バーディーバー）だったという話があった．劇中で若い心臓外科医が走り回って探した希少な血液型である．

本文でも述べたが，Rh式血液型は基本的にはC，D，Eの抗原系で構成されている．このうちD抗原を持つ人をRh（＋），持たない人をRh（−）と呼び，欧米人では約15％，日本人では約0.5％しかRh（−）の人がいないといわれている．

ところで，CとEの抗原系にはC（またはc）とE（またはe）の抗原があり，そのタイプにはCE，Ce，cE，ceの4つの型が存在する．しかし極めてまれに，D抗原しか発現していない，つまりCとE抗原系がまったく発現していない人がいる．このような人は，D抗原以外のC（またはc）とE（またはe）の抗原が存在しない，という意味で−D−とよばれている（−はマイナスを意味している）．日本人での頻度は20万人に1人，あるいはそれ以下といわれている極めてまれな血液型である．

通常の検査ではD抗原の有無しか調べないため，Rh（＋）として取り扱われてしまうことが少なくない．しかし，−D−の人はCE抗原系がないため，輸血時に供血者の血液型がCE抗原系を発現していた場合，C（またはc）とE（またはe）抗原に対する抗体を産生する可能性が多分にある．そのため，輸血する場合はこのまれな血液型と同じ，−D−の血液を輸血しなければならない．

12 B細胞って何？どこで生まれ，何をしているの？

B細胞はどこで生まれ育つの？

　これまでにも述べたように，B細胞に限らず，すべての免疫担当細胞は骨髄で生産される．骨髄の中で生まれたB細胞の前駆細胞（B細胞になることが決定づけられた細胞）は，プロB細胞，プレB細胞，未熟B細胞へと分化・成熟し，骨髄を離れて最終的に成熟B細胞になる（図1）．

　プロB細胞の段階では，細胞内で免疫グロブリン（抗体）のH鎖の遺伝子の再構成が起こっており，免疫グロブリンはまだ膜表面に発現していない．プレB細胞の段階になると，免疫グロブリンのH鎖が細胞表面に発現されるようになるが，L鎖はこの段階ではまだ発現していない．しかし，その後未熟B細胞になると，膜表面に完全な形での免疫グロブリンが発現するようになる．

　注意すべきことは，この段階で膜表面に発現されている免疫グロブリンはIgMだけだということである．その後，未熟B細胞は末梢（血液やリ

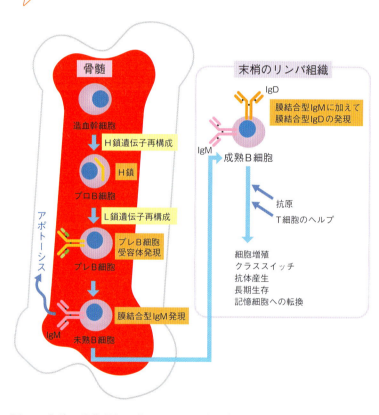

図1　B細胞の分化過程と膜結合型免疫グロブリン

ンパ組織）に出て行き，最終的に成熟B細胞になるが，このときに初めて，膜表面にIgDも発現するようになる．

H鎖：heavy chain，重鎖
L鎖：light chain，軽鎖

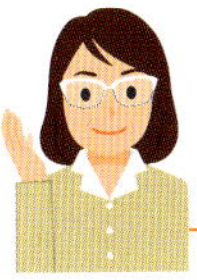

12 B細胞って何？どこで生まれ，何をしているの？

B細胞には「育ての親」がいる？

　骨髄内における微小環境が，造血幹細胞からリンパ系前駆細胞（リンパ球になることが決定づけられた細胞），そしてB細胞系列へと分化のシグナルを伝える．そのシグナルは分化途中のB細胞に作用し，分化プログラムの鍵となる遺伝子のスイッチを入れるが，その中心的役割を演じているのが，骨髄に存在するストローマ細胞（非リンパ結合組織）である（図2A）．

　ストローマ細胞は，接着分子（のり）とそのリガンド（のりしろ）の結合によって分化途中のB細胞と非特異的な結合を起こす．その後，B細胞の分化と増殖を誘導する遊離型及び膜結合型のサイトカインとケモカイン*を産生することによって，最終的に未熟B細胞ができあがる（図2B）．

図2　B細胞から抗体産生細胞〔形質（プラズマ）細胞〕になる過程

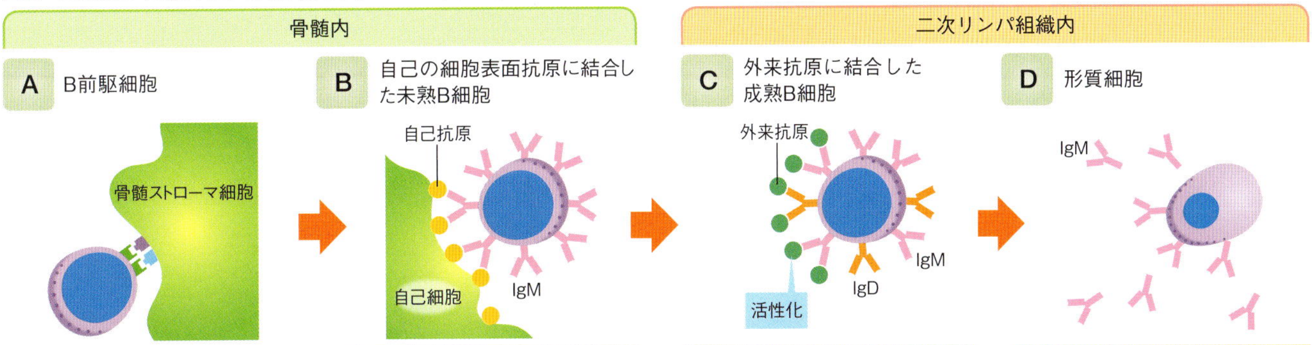

骨髄内

A B前駆細胞
免疫グロブリン遺伝子の再編成
B細胞は骨髄中の前駆細胞から発生し，免疫グロブリン遺伝子の再構成を行い，固有の抗原特異性をもつ受容体を発現する．ただし，この段階ではまだ免疫グロブリン遺伝子の再構成が完了していないため，細胞表面に免疫グロブリンは発現していない．この過程は抗原刺激とは無関係であるが，骨髄のストローマ細胞との相互作用によって行われている．

B 自己の細胞表面抗原に結合した未熟B細胞
自己反応性細胞の抹消・不活化
膜結合型IgMを発現している未熟B細胞は抗原と反応できるようになるが，この時期に抗原と遭遇すると抹消されるか，もしくは不活化される．つまり，自己の抗原と遭遇すると，自己の抗原に反応する細胞は抹消されるか，反応しないように不活化される．

二次リンパ組織内

C 外来抗原に結合した成熟B細胞
抗原特異的B細胞の生成
自己抗原に反応しなかったB細胞は細胞表面にIgMやIgDを発現するようになり，2次リンパ組織内に移行した後，外来抗原と遭遇する．

D 形質細胞
形質細胞への分化
外来抗原と遭遇した成熟B細胞は活性化され，増殖し，最終的に形質細胞になった後，免疫グロブリン（最初にIgM）を産生する．

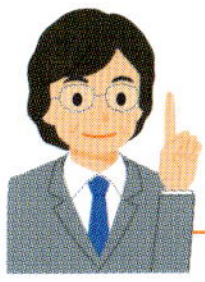

末梢に出るためには，「最終試験」に合格しなければならない？

　このように，B細胞になるためにはいくつかの段階があるということはおわかりいただけたと思うが，プレB細胞になるまでにはそれほど難しい試験はない．しかし，プレB細胞から未熟B細胞になり，末梢に出て行くためには，非常に難しい試験がある．

　骨髄のストローマ細胞はこれまでB細胞を育てるために一生懸命努力して

*両者とも，免疫応答を誘導あるいは阻止するために重要な役割を演じている液性因子（後述）．

Column　末梢で未知の自己抗原に遭遇することは絶対にないの？

　B細胞は骨髄で生産され，その場で分化・成熟し，最終試験によって自己と非自己を識別する能力を問われ，その識別が完璧にできるものだけが末梢に移行する．ただし，何にでも例外はあるように，B細胞の選別においても例外が存在する．

　骨髄内で行われる自己と非自己の選別試験は，骨髄内で発現している抗原か，もしくは骨髄内に運ばれてきた抗原を自己として認識できるかどうかを試験しているに過ぎない．言い換えれば，骨髄内に存在しない自己抗原が体の別のところに存在している可能性があり，B細胞が末梢でそういった抗原と遭遇した場合には，非自己と判断して攻撃をかけてしまうことになる．

　実際，末梢にはB細胞が骨髄内で遭遇したことのない抗原が存在している．たとえば，甲状腺で産生されるサイログロブリンのような自己抗原は，ほかから隔絶されているため，循環系には入らない．そのため，B細胞はこういった隔絶抗原と遭遇した場合，異物として認識することになる．ただし，これを異物として認識してしまうと，自己免疫疾患が発症してしまうため，体内の免疫系には別に末梢性免疫寛容というものが存在し，遭遇した自己抗原に攻撃をかけないようなしくみが備わっている．

きたわけだが，育てても今後役に立つとは思えないB細胞の赤ちゃんは，このストローマ細胞によって抹消される（図2B）．何とも恐ろしい話ではあるが，日本の大学とは異なり，入学するのはそれほど難しくはないが，卒業するのは非常に難しいということである．

　具体的に説明すると，免疫担当細胞は異物（非自己）に対しては反応してもよいが，自己に対して決して反応してはならないという大原則がある．この原則を守ることができないB細胞は骨髄の中ですみやかに抹消される．言い換えれば，自己の細胞に反応する細胞は骨髄の中で抹消され，それ以外の細胞，すなわち自己に対して反応性を示さない細胞は末梢に出ることが許される．

　この際，自己であるか非自己であるかを識別するのが，未熟B細胞になって初めて発現する膜結合型IgMであり，この分子が自己と非自己を区別することができれば，末梢に出て行くことができる．

B細胞は最終的にはどうなるの？

　末梢に移行し，最終的に成熟したB細胞は免疫監視を行うことになる（図2C）．免疫監視とは，病原体などの異物が体内のどこかにいないかを監視することで，異物であるか否かの判断を先述した膜結合型IgMが行っている．もし，体内に異物を発見した場合には，その異物上に発現された抗原に特異的に結合するIgMが，遺伝子の再構成によって作り出される．その後，成熟B細胞は形質（プラズマ）細胞に分化し，抗原に特異的に結合する免疫グロブリンを産生する（図2D）．

　B細胞が形質細胞になるためには，抗原がもちろん必要であるが，それだけでは形質細胞に分化することはできない．以前にも少し述べたが，B細胞が形質細胞になるためには，T細胞のヘルプが必要である（図1，図3）．第17項で解説するが，T細胞は大きく分けて，ヘルパーT細胞（Th細胞）と細胞傷害性T細胞（Tc細胞）の2つに分類される．ヘルパーT細胞はその役割によってさらに細かく分類されるが，そのうちの1つにTh2細胞という細胞が存在する．B細胞が形質細胞になるた

図3　ヘルパーT細胞によるB細胞の活性化

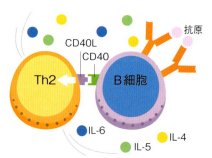

Th2細胞と抗原に結合したB細胞との相互作用により，Th2細胞上にB細胞刺激分子であるCD40リガンド（CD40L）が発現される．また，Th2細胞からB細胞刺激サイトカインであるIL-4，IL-5，IL-6が分泌され，B細胞の増殖と形質細胞への分化が惹起される．

CD40L：主に活性化されたTh細胞に発現している分子で，本分子を発現したT細胞との接触がB細胞の増殖に重要である．
IL-4：Th2細胞・NKT細胞などから分泌されるサイトカインで，B細胞を分化・増殖させるのに必要な因子である．
IL-5：Th2細胞から分泌されるサイトカインで，IL-4と同様にB細胞の分化・増殖に必要な因子である．
IL-6：Th2細胞・B細胞・マクロファージなどから分泌されるサイトカインで，B細胞の形質細胞への最終分化に重要な因子である．

めには，このTh2細胞のヘルプが必要になる．Th2細胞からインターロイキン(IL)-4, IL-5, IL-6というようなサイトカイン(第21項で解説)が産生され，そのシグナルを受けてB細胞は形質細胞へと分化する(図3)．

免疫グロブリンを産生する細胞はB細胞じゃないの？

よく教科書や試験問題に，「B細胞は免疫グロブリン(抗体)産生細胞である」と書かれてあるが，B細胞に免疫グロブリンを産生する能力はない．上述したように，B細胞上には免疫グロブリンが発現されているが，これはあくまでも発現されているだけであって，B細胞に免疫グロブリンを分泌する能力はない．逆に，形質細胞は免疫グロブリンを産生する能力はあるが，細胞表面に免疫グロブリンをとどめておく能力はなく，細胞表面に免疫グロブリンが出現してくれば，すぐに放出してしまう(表1)．

表1　B細胞と形質細胞の差異

B細胞	膜結合型免疫グロブリン	MHCクラスII分子（抗原提示分子）	抗体分泌
休止期B細胞	○	○	×
形質細胞	×	×	○

B細胞にも抗原を提示する働きがある？

B細胞は免疫グロブリンを産生するのが主な役割だと思っている読者が多いと思うが，そのほかにも抗原提示という重要な役割がある．抗原提示細胞については第20項で解説するが，免疫学では通常MHCクラスII分子を発現しているものを，抗原提示細胞とよんでいる．B細胞と形質細胞の違いは免疫グロブリンを産生する能力があるか否かだと前述したが，実は抗原を提示する能力を有しているか否かによっても2つの細胞は異なっている．すなわち，B細胞はMHCクラスII分子を発現しているのに対し，形質細胞はMHCクラスII分子を発現していない(表1)．

このことは，B細胞には抗原提示能があるが，形質細胞には抗原提示能がないことを意味している．これまでB細胞と形質細胞は同じものだと考えていた読者が多いと思うが，このように大きな違いがあるので，間違えないでいただきたい．

B細胞の表面にはどんな分子が発現しているの？

どんな細胞の表面にも無数ともいえる分子が発現している．B細胞に限っていえば，図4に示したような分子が細胞表面に発現されている．もちろん，ここに示した分子だけではなく，そのほかにもたくさんの分子が発現されている．図4に示した分子は，ほかの細胞にも発現されていたりするため，すべてがB細胞に特異的に発現し

ているとはいえない．しかし，先にも述べたとおり，未熟B細胞や成熟B細胞は，すべて細胞表面にIgMを発現していることから，IgMが発現されていればB細胞と考えてよい．

ただし，先述したように，B細胞は発生の段階によって免疫グロブリンの発現が異なるし，それ以外の分子の発現も発生の段階で異なっている（図5）．そのため，どの発生段階のB

図4　マウスおよびヒト末梢B細胞の表面抗原（マーカー）

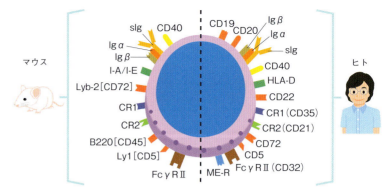

表示した分子の多くはマウスとヒトで相同であり，対応するものは同じ色で示してある．マウスの分子でヒトの分子に対応するものはカギ括弧内に，またCD番号は括弧内に示してある．

図5　B細胞の分化過程と表面抗原の推移

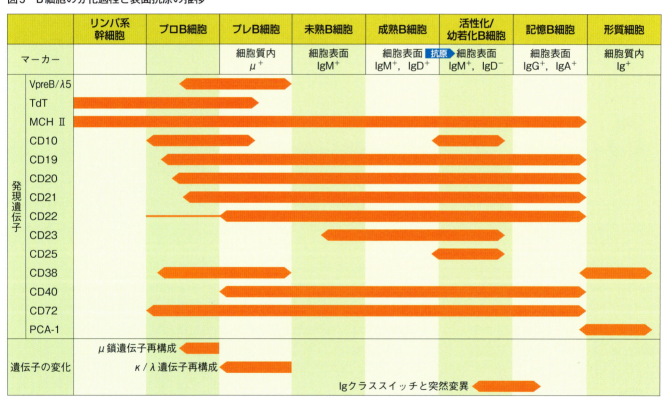

- B細胞はリンパ系幹細胞から発生し，抗原刺激により形質細胞，さらにはメモリー細胞へと分化を進めていく．
- 免疫グロブリンをコードする遺伝子は，プロB細胞が分化する過程で再構成される．
- プレB細胞は細胞内にμ鎖のみを発現しているが，代替L鎖と共に細胞表面に発現するものも存在する（図1）．
- 未熟B細胞は細胞表面にIgMを，成熟B細胞はその他のクラスの免疫グロブリンも発現している．
- B細胞は，抗原刺激により増殖，活性化し，形質細胞になった後，メモリーB細胞へと分化する．
- TdTは，個体発生の非常に早い時期に発現されている．
- 形質細胞抗原1（PCA-1）は形質細胞にのみ発現している．
- CD38は初期のプロB細胞にみられるが，一旦消失した後，形質細胞になると再び発現するようになる．

細胞であるかは，表面に発現している分子によって判断しなければならない．また，注意していただきたいのは，図5に示した多くの分子はB細胞上に発現しているが，形質細胞には発現していないということである．このことからも，B細胞と形質細胞はまったく性状を異にしているということがおわかりいただけるであろう．

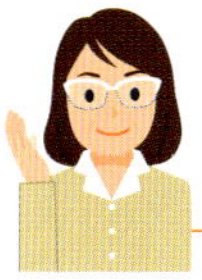

B細胞には2種類あるって本当？

CD5という分子は主にT細胞に発現されており，通常の（先述した）B細胞には発現していない．しかし，B細胞の中にもCD5を発現する細胞が存在する．CD5を発現していない通常のB細胞はB2細胞といい，CD5を発現しているB細胞はB1細胞という（図6）．通常のB2細胞と同様，B1細胞も細胞表面にIgMを発現しているが，B2細胞とは異なり，B1細胞は発生段階の初期からその存在が認められている（図6）．また，B1細胞は腹腔や胸腔などに存在しているなど，組織分布においても通常のB2細胞とは性質を異にしている．

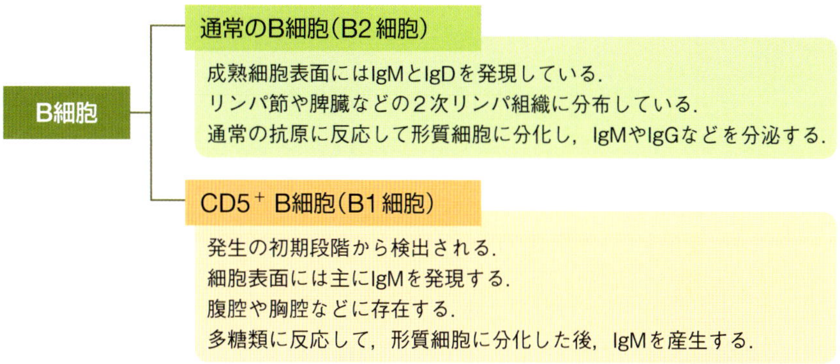

B細胞
- **通常のB細胞（B2細胞）**
  成熟細胞表面にはIgMとIgDを発現している．
  リンパ節や脾臓などの2次リンパ組織に分布している．
  通常の抗原に反応して形質細胞に分化し，IgMやIgGなどを分泌する．
- **CD5⁺ B細胞（B1細胞）**
  発生の初期段階から検出される．
  細胞表面には主にIgMを発現する．
  腹腔や胸腔などに存在する．
  多糖類に反応して，形質細胞に分化した後，IgMを産生する．

図6　B細胞の種類

◆

この項は，これまでと比べてかなり内容が難しかったかもしれない．看護師の皆さんの多くは，「こんなことを知っておく必要があるの？」と感じたのではないかと思うが，B細胞は皆さんの体を病原体から守ってくれる非常に重要な細胞であるし，逆に自己免疫疾患やアレルギーなど，皆さんの体に対して悪さをする細胞でもある．そのため，B細胞がどのような細胞なのかを知っておく必要があるので，しっかりと勉強しておいていただきたい．

とくに，B細胞は免疫グロブリンとの関係が深いことから，これまでに解説してきた「免疫グロブリンの種類」とこれから解説する「免疫グロブリンができあがる仕組み」は一緒に頭に入れておいていただきたい．

Column
体内に異物が侵入するとどうして最初にIgMが産生されるの？

未熟B細胞上にも，成熟B細胞上にも，常にIgM（膜結合型IgM）が発現されている．理論的には，別のクラスの免疫グロブリンが発現されていてもおかしくはないが，別のクラスの免疫グロブリンを作り出すためには，クラススイッチという工程を踏まなければならない．これにはある程度の日数が必要になってくるが，それを待っていると，体内に侵入したものが病原体だった場合には対応が遅れることになる．そのため，異物が体内に侵入してきたときには，すでに成熟B細胞の表面上に発現されているIgMが最初に産生されるのである．

13 抗体（免疫グロブリン）はどのようにしてできるの？

もっとも重要な液性因子，免疫グロブリン

　私たちを取り巻く環境には，無数ともいえる微生物が生息している．それにもかかわらず，私たちはこういった微生物に感染することなく生活している．もちろん，病原性の強い微生物が体内に侵入した場合にはこの限りではないが，環境中に生息するほとんどの微生物に対しては，免疫能が低下しない限り感染することはあまりない．これは私たちの体内に防御機構が備わっており，さまざまな免疫担当細胞や防御因子が外界からの侵入物に対して攻撃をかけているからである．

　これまでに，免疫担当細胞について少しだけ述べてきたが，液性の防御因子も私たちの体をさまざまな病原体から守ってくれている．もっとも，こういった液性因子は免疫担当細胞などから産生されていることから，免疫担当細胞が私たちの体を病原体から守ってくれていることになるが，これらの細胞から産生される液性因子もなくては，病原体と闘うことはできない．

　そこで，ここでは，その液性因子の中でももっとも重要な，免疫グロブリン（抗体）について述べることにする．第8項では免疫グロブリンの種類と働きについて説明したが，この項では，どのように免疫グロブリンが産生されるのかについて解説してみよう．

「遺伝子が動く」ってどういうこと？

　免疫グロブリンには抗原に特異的に結合できる部分があるが，元々体の中に無数ともいえる抗原に結合する免疫グロブリンが存在しているわけではない．なぜなら，微生物だけでなく，私たちが毎日摂取している食物にも抗原があり，その数はほぼ無限大といえるからである．

　無数ともいえる抗原に反応する免疫グロブリンが体内に元々存在しているとしたら，いくら免疫グロブリンが小さな分子であるとはいえ，私たちの体は免疫グロブリンで膨れ上がり，破裂しているであろう．そう考えてみると，私たちの小さな体に無数の抗原にそれぞれ特異的に反応する免疫グロブリンが存在していると考えるのは理にかなわない．

　第1項でも述べたように，昔はどうして無数ともいえる異物（抗原）に反応することができる免疫グロブリンが，体の中に存在しているのかがわからなかった．しかし，多くの免疫学者がその大きな疑問を解決するべく，日夜研究に勤しんだ．

　その結果，「生まれたときから1つひとつの免疫グロブリンを作るのに十分な数の遺伝子がすでに細胞の中に存在する」という「生殖細胞型遺伝説」や，「細胞内の遺伝子の数は限られているが，突然変異が頻繁に起こることで遺伝子の多様性が生まれる」とする「体細胞突然変異説」，それに「免疫グロブリンの遺伝子はDNA断片からできており，断片が移動し，さまざまに組み合わさることで，遺伝子の多様性が生み

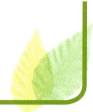

13 抗体（免疫グロブリン）はどのようにしてできるの？

図1　免疫グロブリンの多様性を説明する3つの理論

- **生殖細胞型遺伝説**：生まれたときからひとつひとつの抗体をつくるのに十分な数の遺伝子がすでに細胞の中に存在する
- **体細胞突然変異説**：細胞内の遺伝子の数はかぎられているが、突然変異が頻繁に起こることで遺伝子の多様性が生じる
- **可動遺伝子説**：抗体の遺伝子はDNA断片からできており、断片が移動し、さまざまに組み合わされることで、遺伝子の多様性が生み出される

図2　可動遺伝子説の証明

マウス胎児の免疫グロブリン遺伝子と成体の免疫グロブリン遺伝子を比較したところ、免疫グロブリンをつくる遺伝子の場所が異なっていることを発見
↓
免疫グロブリン遺伝子が移動することの証明
↓
可動遺伝子説が正しい！

出される」という「可動遺伝子説」の3つの説が浮かび上がった（図1）．

当時はこのうちのどの説が正しいのかについてはわからなかったため、多くの免疫学者たちが、この大きな課題に取り組んだ．その結果、マウス胎児の免疫グロブリン遺伝子と成体の免疫グロブリン遺伝子を比較したところ、免疫グロブリンを作る遺伝子の場所が異なっていることが発見され、免疫グロブリン遺伝子が移動することが証明された．つまり、3つ目の説である「可動遺伝子説」が正しいということになったのである（図2）．

すなわち、免疫グロブリンの遺伝子が動くことによって、合成される免疫グロブリンに多様性が生まれ、無数ともいえる異物（抗原）に結合できる免疫グロブリンが産生されるということが証明されたわけである．

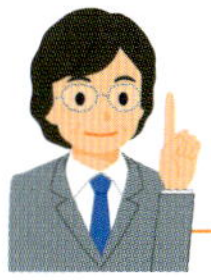

免疫グロブリンの遺伝子は染色体のどこにあるの？

第8項で、免疫グロブリンはL鎖とH鎖の2つから構成されているということを述べたが、それぞれのタンパク質をコードする遺伝子は染色体に存在している．L鎖には2つあり、1つはκ鎖、そしてもう1つはλ鎖である（図3）．κ鎖を規定する遺伝子は2番染色体上に、またλ鎖を規定する遺伝子は22番染色体上に存在している．他方、H鎖を規定している遺伝子は、14番染色体上に存在している．

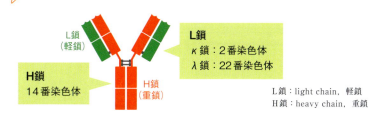

図3　L鎖とH鎖の遺伝子は異なった染色体上にある

L鎖：light chain，軽鎖
H鎖：heavy chain，重鎖

免疫グロブリンの多様性を理解するための用語

免疫グロブリン遺伝子の多様性を理解するためには，特定の用語を覚えなければならない．表2にエキソン，イントロン，スプライシング，ドメイン，リーダーペプチド，プロセシングという用語の説明，表3にDNAトポイソメラーゼ，DNAヘリカーゼ，RNAポリメラーゼという酵素の役割を述べたので，以後の説明を読む前に，覚えておいてほしい．

表2 免疫グロブリンの多様性を理解するうえで必要な用語

エキソン	ゲノムDNAの塩基配列のうち，最終的にアミノ酸に翻訳される部分
イントロン	ゲノムDNAの塩基配列のうち，エキソン以外のアミノ酸に翻訳されない部分
スプライシング	mRNAの修飾過程のひとつで，ゲノムDNAより翻訳されたmRNA前駆体からイントロンを切り捨て，エキソンをつなぎ合わせmRNAを合成すること
ドメイン	分子の構造上あるいは機能上1つのまとまりを持つ領域のこと
リーダーペプチド	mRNAの粗面小胞体（タンパク質を合成する器官）への輸送を担うペプチドで，その遺伝子は免疫グロブリンのV遺伝子の上流に存在
プロセシング	エキソンだけからなるmRNAがリボソームと結合し，タンパク質の合成が開始されること

表3 免疫グロブリンの多様性を理解するうえで必要な酵素

DNAトポイソメラーゼ	DNAは二重らせん構造をしているが，通常，この二重らせんはさらにねじれたり環状になったりした構造で存在している．DNAの複製等の反応が行われる場合，複雑にねじれた構造をしていると，うまく反応を進めることができない．このような場合に，DNAの一部を一時切断し，反応が終了したら再結合させる酵素 ●トポイソメラーゼⅠ：DNAの1本鎖を切断，再結合する ●トポイソメラーゼⅡ：DNAの2本鎖を切断，再結合する
DNAヘリカーゼ	DNAの複製が起きるときには，まず2本鎖DNAの二重らせんがほどけて1本鎖の部分ができなくてはならない．そのDNAの二重らせんをほどく働きをする酵素
RNAポリメラーゼ	DNAを鋳型として，ヌクレオシドを重合させ，RNAを合成する酵素

13 抗体（免疫グロブリン）はどのようにしてできるの？

遺伝子から免疫グロブリンが産生される流れは？

　免疫グロブリンはB細胞＊の中で作り出され，B細胞の核内には免疫グロブリン遺伝子が存在する（図4①）．

　前述したように，免疫グロブリンはH鎖とL鎖から構成され，H鎖を規定する遺伝子はV領域，D領域，J領域，C領域から構成されているのに対し，L鎖を規定する遺伝子はV領域，J領域，C領域から構成されている．

　まず，DNAトポイソメラーゼによって，核内に存在する免疫グロブリン遺伝子の2本鎖のねじれがほどかれる（図4②）．その後，DNAヘリカーゼによって免疫グロブリン遺伝子が1本鎖にほどかれる．そこにRNAポリメラーゼが結合し，mRNAが合成される（図4②）．

　次に，スプライシングとよばれる工程に進む．すなわち，mRNAの中で必要のない部分が切り取られた後，再構成されたRNAが核外に出て行き，小胞体に向かって移動する（図4③）．

　その後，mRNAの遺伝子情報をリボソームが読み取り，免疫グロブリンタンパクを小胞体の中で作り始める（図4④）．次に，小胞体において，免疫グロブリンを形作る4本のタンパク（H鎖，L鎖）が作られ，合体する（図4⑤）．その後，小胞体で作られた免疫グロブリンがゴルジ体へ移動し（図4⑥），最終的に免疫グロブリンがゴルジ体から細胞表面に移動する（図4⑦）．

　このようにして，最終的に免疫グロブリンが生成され，B細胞の膜表面に発現されるようになるのである．

ここまで解説したことは，免疫グロブリンだけにあてはまることなの？

　この項は，分子生物学に関する内容が多かったため，理解に苦しんでいる読者がほとんどだと思うが，できる限りわかりやすく解説したつもりなので，どうかご容赦をいただきたい．看護師にこんな知識が必要なの？　と思っていらっしゃる方も多いと思うが，ここで述べたことはすべて，医学の基礎となっていることから，何となくでも構わないので，イメージとして頭に入れておいていただきたい．

　つまり，前述した細胞内での現象は，免疫グロブリンの生成だけにあてはまるわけではないということである．私たちの体の中には，免疫グロブリンの他にもさまざまな液性因子が存在する．これら液性因子はすべて，前述したような方法を用いて細胞内で生成され，分泌されているのである（例えば，第21項で解説するサイトカインなどもH鎖やL鎖は存在しないが，同じような仕組みで，細胞内で生成され，分泌されている）．

　そういったことを考えると，ここで述べたことがすべての免疫現象を理解するうえで，いかに重要であるかということが理解できるのではないだろうか？　前項に引き続いて，この項もかなり内容が難しかったと思うし，次項はさらに内容が複雑になるので，しっかりとついて来ていただきたい．

＊生物の細胞は核膜に覆われた核があるかないかによって2つに大別される．私たちの体に存在する細胞のほとんどは核膜に覆われた核が存在しており，B細胞も例外ではない（核膜に覆われた核のある細胞のことを，真核細胞という）．

図4　遺伝子から免疫グロブリンが産生されるまで

リボソーム：リボソームはあらゆる生物の細胞内に存在する小胞体に存在し，mRNAの遺伝情報を読み取ってタンパク質へと変換する(翻訳が行われる)場である．リボソームは大小2つのサブユニットから成り，これらはタンパク質とRNAの複合体である．

ゴルジ体：分泌タンパク質や細胞外タンパク質の糖鎖修飾や，リボゾームタンパク質のプロセシングを行うとともに，細胞表面に分泌する．

小胞体：粗面小胞体では，タンパク質が合成される．合成されたタンパク質は小胞体から出芽する輸送小胞によって他の細胞器官や細胞膜へと輸送される．

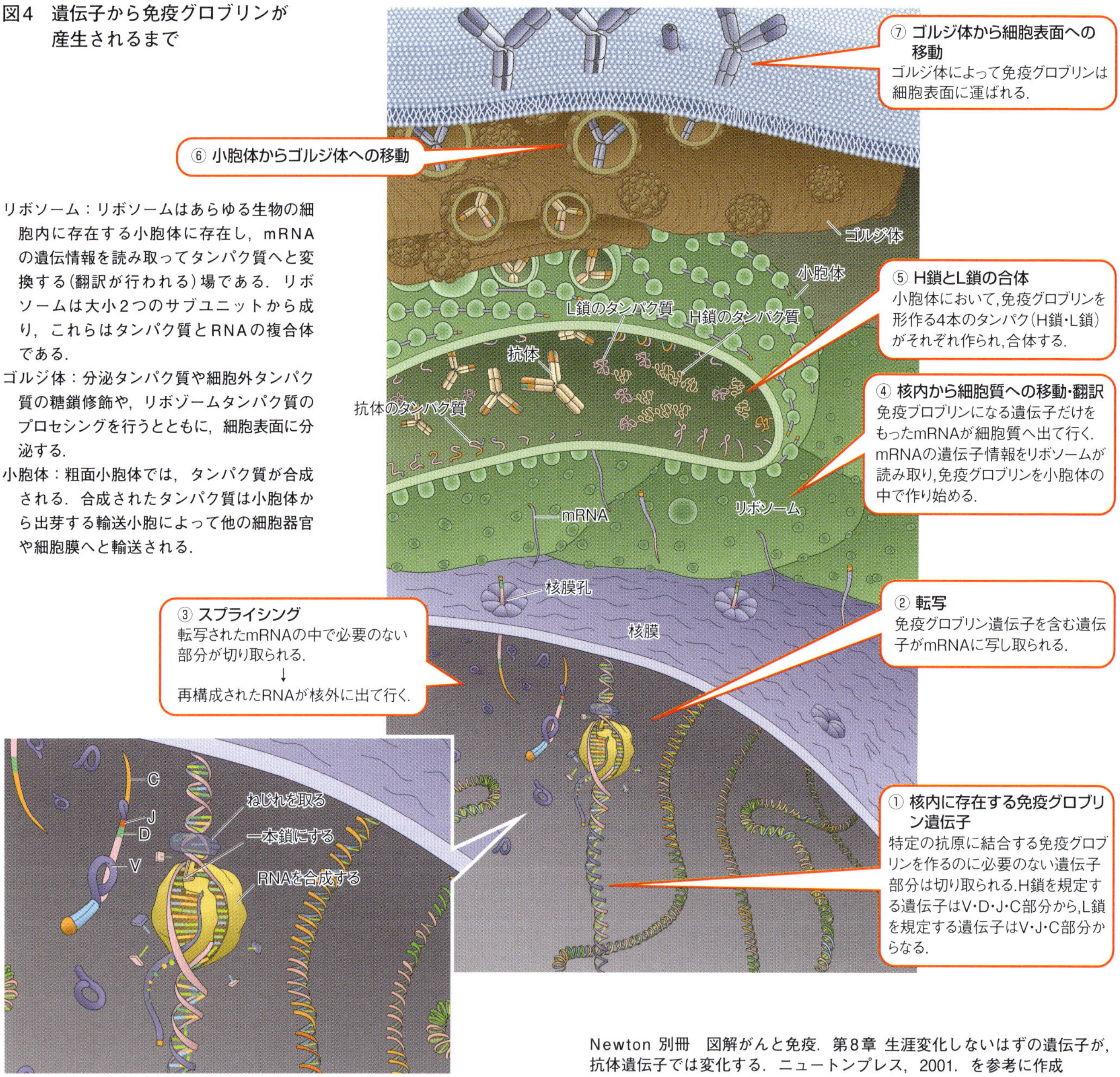

⑦ ゴルジ体から細胞表面への移動
ゴルジ体によって免疫グロブリンは細胞表面に運ばれる.
⑥ 小胞体からゴルジ体への移動
ゴルジ体
小胞体
⑤ H鎖とL鎖の合体
小胞体において，免疫グロブリンを形作る4本のタンパク(H鎖・L鎖)がそれぞれ作られ，合体する.
L鎖のタンパク質
H鎖のタンパク質
抗体
抗体のタンパク質
④ 核内から細胞質への移動・翻訳
免疫ブロブリンになる遺伝子だけをもったmRNAが細胞質へ出て行く．mRNAの遺伝子情報をリボソームが読み取り，免疫グロブリンを小胞体の中で作り始める.
mRNA
リボソーム
核膜孔
核膜
③ スプライシング
転写されたmRNAの中で必要のない部分が切り取られる.
↓
再構成されたRNAが核外に出て行く.
② 転写
免疫グロブリン遺伝子を含む遺伝子がmRNAに写し取られる.
① 核内に存在する免疫グロブリン遺伝子
特定の抗原に結合する免疫グロブリンを作るのに必要のない遺伝子部分は切り取られる．H鎖を規定する遺伝子はV・D・J・C部分から，L鎖を規定する遺伝子はV・J・C部分からなる.
C
J
D
V
ねじれを取る
一本鎖にする
RNAを合成する

Newton 別冊　図解がんと免疫．第8章 生涯変化しないはずの遺伝子が，抗体遺伝子では変化する．ニュートンプレス，2001．を参考に作成

14 どうして無数の異物（抗原）に反応できる免疫グロブリン（抗体）が体の中に存在するの？

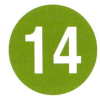

免疫グロブリン遺伝子の構成とは？

　免疫グロブリン遺伝子は，H鎖を規定する遺伝子とL鎖（κ鎖とλ鎖の2種類）を規定する遺伝子から構成されている．H鎖を規定する遺伝子は，V領域に続いてD領域，そしてJ領域を規定する遺伝子がクラスターを形成しており，その下流にC領域を規定する遺伝子が存在する．他方，L鎖を規定する遺伝子にはD領域が存在しないため，V領域に続いてJ領域を規定する遺伝子が存在し，その下流にC領域を規定する遺伝子が存在する（図1）．

　個々の免疫グロブリンは単一のエピトープ（抗原決定基）にのみ結合するため，きわめて高い特異性を有している．この特異性は免疫グロブリンのV領域において決定される．V領域は多数の遺伝子のクラスターから構成されており，その中でもとくに相補性決定領域（CDR）は多型性に富んでいる．

免疫グロブリン遺伝子はいくつもあるの？

　免疫グロブリンを規定する遺伝子は単一ではない．表1に示したように，H鎖とL鎖のV領域，D領域，それにJ領域にはいくつもの遺伝子断片が存在する．たくさんの遺伝子断片が存在することによって，免疫グロブリンには多様性が生まれる．ただし，ここで示した数だけであれば，選択される遺伝子断片の数はそれほど多くない（無限大とはいいがたい）．そのため，無数ともいえる抗原を認識するために，さらに後述するようなしくみが備わっている．

表1　免疫グロブリン遺伝子断片の数

遺伝子断片	H鎖	L鎖	
		κ	λ
V	40	40	30
D	25	0	0
J	6	5	4

H鎖およびL鎖のV領域（可変部）をコードする機能的な遺伝子断片の数を示している．これらの数字は1個体からのDNAの全遺伝子クローニングと塩基配列の決定によって得られたものである．ここには，44個の偽遺伝子（変異していたり，機能を持たない配列を持つ遺伝子）は含まれていない．また，遺伝的多型のため，すべてのヒトで同じ数にはならない．

図1 免疫グロブリン遺伝子の再構成

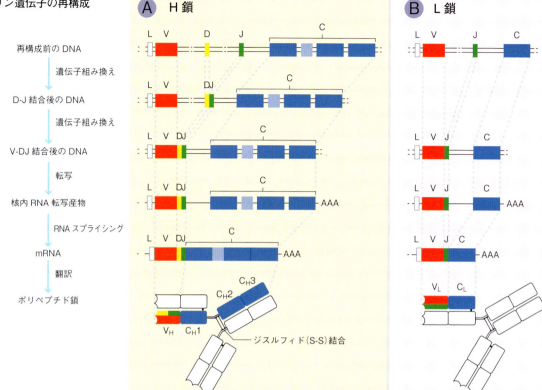

V：Variable（可変）
D：Diversity（多様性）
J：Joining（連結）
C：Constant（定常）

※図中の-AAAは
　ポリAとよぶ

Immunobiology, 6th ed. Figure 4-2.
Garland Science, 2005.を参考に作成

(A) H鎖：
① D遺伝子断片（1つ）とJ遺伝子断片（1つ）が結合する．
② 結合したDJ遺伝子断片にV遺伝子断片が結合して，完全なV領域をコードするエキソンが形成される．C遺伝子は数個のエキソンによってコードされており，C領域をコードするエキソン，およびリーダーペプチドをコードするエキソン（リーダー配列：L）はRNA転写産物のプロセッシング（RNAスプライシング）によって，介在するすべてのイントロンが取り除かれて，V領域をコードするエキソンに結合する．
③ タンパクへと翻訳後，リーダーペプチドの働きによって分泌経路内へ運ばれ，そこでリーダーペプチドが切り離される．
④ ポリペプチド鎖どうしをつなぐジスルフィド結合によって，2本の重鎖が繋がれる（ヒンジ部は水色で示す）．

(B) L鎖：
① 生殖細胞型DNAのV遺伝子断片（1つ）とJ遺伝子断片（1つ）が体細胞遺伝子組み換えによって結合し，1つの完全なV遺伝子が形成される．免疫グロブリンは細胞外タンパクであることから，V遺伝子断片のすぐ上流（5'末端）に，リーダーペプチドをコードするエキソン（リーダー配列：L）がある．
② リーダーペプチドは合成されたタンパクを細胞内の分泌経路内へと導く働きをし，その後に切り離される．
③ C領域はV領域とは独立した別のエキソンでコードされている．RNAスプライシングによってリーダー配列（L）とV遺伝子の間のイントロン，J遺伝子とC遺伝子の間のイントロンが取り除かれ，C領域をコードするエキソンは，V領域をコードするエキソンに結合する．

免疫グロブリン遺伝子の再構成

私たちを取り巻く環境には無数ともいえる抗原が存在している．個々の免疫グロブリンはそれぞれ異なった抗原（エピトープ）に結合できるが，これはB細胞が分化・成熟する過程で，遺伝子の組み換えが起こることに起因している（免疫グロブリン遺伝子の再構成）．

B細胞が分化を開始すると，H鎖を規定する遺伝子の再構成が行われる（図1）．D領域とJ領域の遺伝子の再構成が行われた後，V領域の遺伝子と

DJ結合領域遺伝子の再構成が行われ，最終的にVDJ領域が完成する．

L鎖を規定する遺伝子の再構成は，H鎖を規定する遺伝子の再構成が終わった後に開始され，V領域とJ領域の遺伝子が再構成される（図1）．再構成が完了すると，V領域のRNA転写が開始される．この場合，発現されるべき遺伝子に隣接する遺伝子群や，介在配列もすべてRNAに転写されるため，不要な部分はスプライシングによって除去される．

ポリA（図1）が付加された後にmRNAとなり，最終的にH鎖とL鎖が結合し，B細胞表面上に免疫グロブリンとして発現する．

このように，免疫グロブリンは多数の遺伝子の組み合わせによって作り出されているため，無数ともいえる抗原を認識することができる．なお，L鎖のうちλ鎖は，κ鎖と異なり種類が少なく，1つのVλ遺伝子は1つのJλ遺伝子と対を形成するため多様性に乏しい．

遺伝子の話がたくさん出て，ややこしく感じたかもしれないので，もう少し噛み砕いて説明してみよう．V領域を規定する遺伝子の数は非常に多く，次いでD領域，J領域の順に規定する遺伝子の数は少なくなる（表1）．

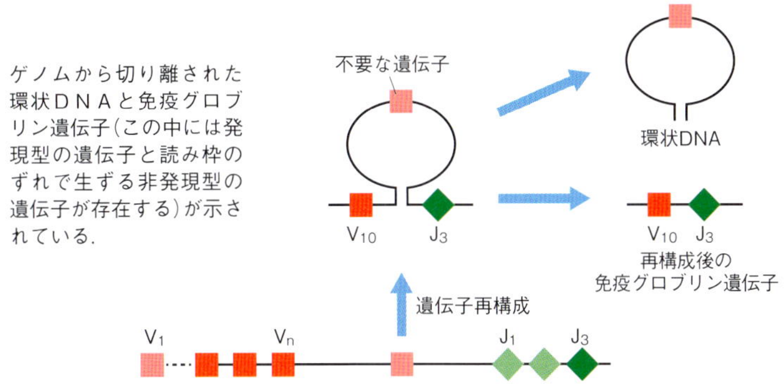

図2 免疫グロブリン遺伝子の再構成とその際に作り出される2つの遺伝子

このV領域，D領域，J領域のどの遺伝子を選択するかによって，免疫グロブリンの多形性が生まれる．たとえば，H鎖の場合を例に挙げて説明してみると，Vの2番，Dの3番，そしてJの1番を選択した場合（V2D3J1）もあれば，Vの4番，Dの1番，Jの2番を選択した場合（V4D1J2）もある．VDJの組み合わせによって選択肢は増え，多様性が増す．どの遺伝子を選択するかによって，最終的に合成されるアミノ酸の配列は異なる．

また，L鎖の場合は，D領域はないが，同じような組み合わせによって多様性が生まれる．すなわち，Vの10番とJの3番を選択した場合（V10J3）もあれば，Vの8番とJの1番を選択した場合（V8J1）もある．VJの組み合わせによって，さらにその選択肢が増す．こちらの場合も，どの遺伝子を選択するかによって，最終的に合成されるアミノ酸の配列は異なる．

そして，最終的にH鎖とL鎖が合体することによって，免疫グロブリンが生成されるが，どのH鎖とどのL鎖を合体させるかによって，さらにその組み合わせの数は増大する．このように，無数ともいえる組み合わせによって，無限大ともいえる種類の抗原と結合することができる免疫グロブリンが作り出されているのである．

なお，図2に示したように，ループを作って，不要な遺伝子の切り取りを行うことによって，遺伝子の組み換えが起こっている．

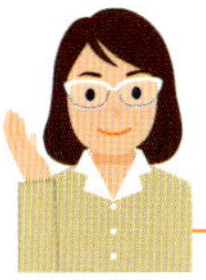

N領域の挿入・欠落によって，さらに免疫グロブリンの多様性が増す

H鎖であればVDJの組み合わせによって，またL鎖であればVJの組み合わせによって多様性が生まれ，さらにH鎖とL鎖の組み合わせによって，爆発的に多様性が増す．だがそれだけにとどまらず，組み換えが起

こる際に，N領域という部分が形成される(図3).

N領域では，遺伝子の組み換えが起こる際に，いくつかの塩基が挿入あるいは欠落される．塩基が挿入・欠落されると，読み込みの順番が変わり，別のアミノ酸が合成されることになる．このように，N領域における塩基の挿入・欠落によって，さらにどんな抗原にも結合できるような免疫グロブリンが生成されるのである．

ここでは，ループの形成と切断によって遺伝子が再構成され，その途中にN領域が挿入・欠落し，多様性が爆発的に増加するということを頭に入れておいてほしい．

　　　　　　　＊

あまりにも複雑なため，挫折してしまったかもしれないが，図4に今まで述べたことをわかりやすく示したので，これを見ながら，もう一度本文を読み直してみていただきたい．図4ではH鎖を例に挙げてあるが，L鎖の場合にはこの図からD領域を削除したものを思い浮かべればよい．

免疫グロブリン遺伝子の再構成を行う途中でループが形成されるが，このときにV遺伝子とJ遺伝子の間にN領域が形成される．

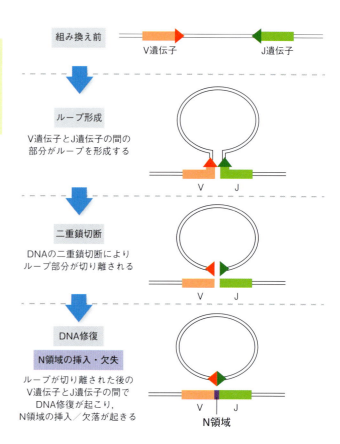

図3　免疫グロブリン遺伝子の再構成中にN領域が形成される

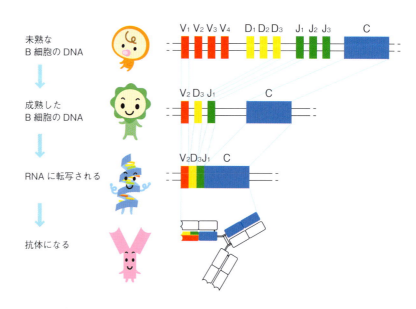

図4　さまざまな抗体が産生されるしくみ

15 T細胞って何？どこで生まれ，何をしているの？

T細胞はほかの細胞とどこが違うの？

　T細胞を含めたすべての免疫担当細胞が，骨髄で生まれるということは第5項ですでに述べた．T細胞とほかの免疫担当細胞との大きな違いは，T細胞以外の免疫担当細胞は，骨髄で生まれた後，その後もずっと大人になるまで骨髄の中で過ごしているのに対し，T細胞だけは生まれるとすぐに胸腺に移行し，大人になるまでずっと胸腺の中で過ごしているということである（第5項参照）．

　なぜT細胞という名前が付いているのかは以前にも述べたとおり，胸腺の英語名，Thymusの頭文字であるTをとったためである（第4項参照）．

どんな細胞をT細胞っていうの？

　成熟したT細胞上にはT細胞受容体（抗原受容体，TCR）というものが発現している．この分子は自己と非自己を識別するための「目」ともいえるもので，成熟したT細胞上に特異的に発現されているため，この分子を発現している細胞はT細胞ということになる．

　T細胞はTCRの発現の違いから2つに分類することができる（図1）．1つは，TCRのα鎖とβ鎖が寄り添った形でT細胞の表面上に出ているもので，$\alpha\beta$型T細胞とよばれている（末梢血や末梢のリンパ組織に存在するT細胞のほとんどはこのタイプの細胞である）．

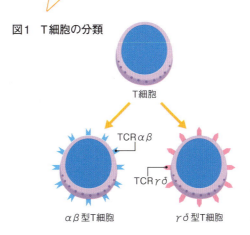

図1　T細胞の分類

T細胞はT細胞受容体（TCR）によって$\alpha\beta$型と$\gamma\delta$型の2つに分類される．

　他方，腸管や皮膚など外界と直接接触する場所には，TCRが$\alpha\beta$型以外のT細胞が多数存在する．この細胞は，TCRがγ鎖とδ鎖から構成されているため，$\gamma\delta$型T細胞とよばれている．いずれのTCRもB細胞上に発現された免疫グロブリンと同じように自己と非自己を識別することがで

TCR：T-cell receptor，T細胞受容体

きる.
　TCRのそばにはCD3とよばれる分子が発現しており，CD3はγ，δ，ε，ζ鎖から構成されている（図2．TCRのγ鎖とδ鎖は，CD3のγ鎖とδ鎖とはまったく別物なので，間違わないように！）．TCRとCD3はこのように隣接していることから，TCR/CD3複合体とよばれている.
　TCRは自己と非自己を識別することができるが，細胞の奥深くまで根をはっていないため，T細胞の中に抗原をキャッチしたという情報を伝えることができない．しかし，CD3のζ鎖は細胞の奥深くまで根を下ろしているため，この鎖を利用して細胞の内部にその情報を送ることができる（図2）.

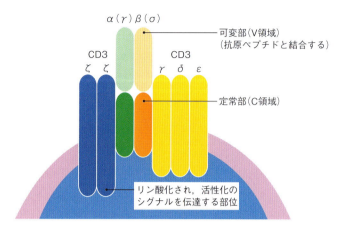

図2　TCRの構造

TCRのすぐそばにはCD3とよばれる分子が発現している．CD3はγ，δ，ε，ζ鎖から構成されている.

T細胞は胸腺の中で何をしているの？

　胸腺の中には骨髄と同じようにストローマ細胞という細胞が存在しているが，このストローマ細胞がT細胞を立派な大人に成長させてくれる．ただし，このストローマ細胞は決して優しくはない．T細胞は免疫担当細胞の中の頂点に君臨する細胞であることから，そうそう甘やかされて育つわけではないのである.
　T細胞は生まれてしばらくするとこのストローマ細胞によって猛烈なスパルタ教育を受けることになる．このスパルタ教育たるやそれは恐ろしいもので，最終試験に合格できないT細胞はすべてこの世から抹消されてしまう（90％以上が抹消される）．このように，超難関の試験に合格したものだけが末梢に出て行くことを許されるのだから，いかにT細胞の頭がよいかはご想像いただけたのではないだろうか.
　ところで，このスパルタ教育の中でもっとも重要なのが，自己と非自己の識別能力の育成である．通常，私たちの体の中に病原体などが侵入してくると，免疫系はそれを異物（非自己）と認識して攻撃をかける．しかし，健常者の場合，私たちの体の中に存在する細胞に対しては，決して攻撃をかけたりしない．これはT細胞が自己か非自己かをしっかりと認識しているからであり，その教育をこのストローマ細胞が行っているためである.
　少し難しい話になるが，TCRを規定する遺伝子の再構成は，免疫グロブリンを規定する遺伝子の場合と同様，ある抗原に反応するように組み換えが起こるのではなく，無作為に組み換えが起こる．このため，胸腺の中で誕生したT細胞の中には病原体などの異物（非自己）を認識することができる有能なT細胞だけでなく，自己の抗原と強く反応する私たちの体にとって非常に

CD3：cluster of differentiation 3

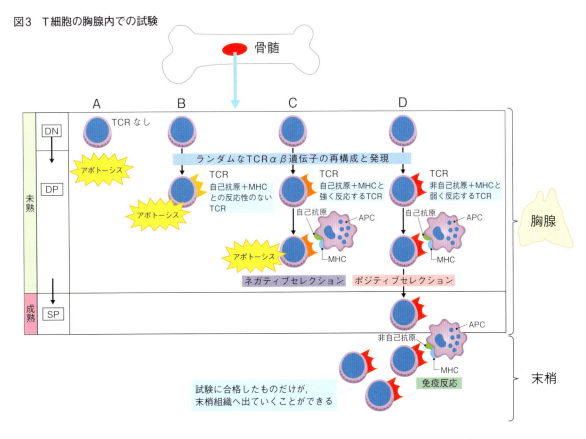

図3 T細胞の胸腺内での試験

DN：ダブルネガティブ（CD4⁻ CD8⁻），DP：ダブルポジティブ（CD4⁺ CD8⁺），SP：シングルポジティブ（CD4⁺ CD8⁻もしくはCD4⁻ CD8⁺），APC：抗原提示細胞

A：TCRを発現できない細胞は，末梢に出ても何もできないため抹消される．
B：TCRは発現しているものの，自己のMHC並びに自己の抗原を認識できない細胞は，末梢に出ても何もできないため抹消される．
C：細胞に発現しているTCRが自己のMHC上にある自己抗原に対して強力に反応する場合は，自己反応性（禁止）クローンであるため，自己に対して攻撃をかける可能性がある．このような細胞は，末梢に出て自己免疫疾患を誘発するため，抹消される．
D：細胞に発現しているTCRが，自己のMHC上に提示された非自己の抗原と適度に反応することのできる場合は，外来抗原を非自己として認識することができるため，末梢に出て行くことができる．もし，ポジティブセレクションとネガティブセレクションにおける特異性と親和性が同等ならば，ポジティブセレクションを受けたT細胞はネガティブセレクションの過程で抹消され，ネガティブセレクションでの特異性と親和性がポジティブセレクションの場合と異なるときのみ，成熟T細胞になることができる．

危険なT細胞や，自己の主要組織適合複合体（MHC．MHCについては第19項で述べるので，ここでは料理［ペプチド］をのせる「お皿」とでも考えておいていただきたい）によって提示されたペプチドを認識できないような無用なT細胞が多数存在する．

もう少し詳しく述べると，TCRを発現できなかったT細胞や自己のMHCによって提示された自己のペプチドをまったく認識できないTCRを持ったT細胞の場合は，TCRからの刺激がまったく入らないため，抹消されてしまうということである（図3）．また，自己のMHCによって提示された自己のペプチドと非常に強く結合するTCRを持った自己反応性T細胞（これを禁止クローンという）の場合は，自己抗原を認識することによって，TCRから強いシグナルが入り，アポトーシスによって抹消される（これをネガティブセレクションという，図3）．

他方，自己のMHCによって提示された自己のペプチドと適度に（弱く）結

MHC：major histocompatibility complex, 主要組織適合複合体
APC：antigen-presenting cell, 抗原提示細胞

合するようなTCRを持ったT細胞の場合には，TCRからの刺激によって成熟T細胞へと分化が進む（これをポジティブセレクションという．図3）．このように，最終的に生き残ったT細胞は末梢のリンパ組織において，自己のMHC上に提示された外来（非自己）抗原を認識する能力を有している．

つまり，テロリストになる可能性のあるT細胞や自分のMHC上にのった抗原をまったく認識できないような頭の悪いT細胞は，胸腺の中で抹消されるのである．

T細胞もB細胞と同じように抗原を認識するの？

T細胞もB細胞と同じように抗原を認識することができる．ただし，B細胞は細胞表面に発現している免疫グロブリンを使って直接異物と結合できるのに対して，T細胞上に発現されたTCRは直接異物と結合することができない（図4）．言い換えれば，B細胞は細菌のような大きなものを直接認識できるのに対し，T細胞は大きなものを認識することができない．

では，T細胞はどのように抗原を認識するのであろうか？T細胞が抗原を認識するためには，抗原提示細胞という細胞の力が必要になる（図4）．抗原提示細胞については，第20項で説明するが，マクロファージ，樹状細胞，B細胞などが抗原提示細胞のカテゴリーに入る．たとえば，マクロファージが細菌を貪食したとする．貪食された細菌はマクロファージの中で消化される．皆さんの体も何かを食べれば，それを消化し，排泄するが，マクロファージによって貪食された細菌も，マクロファージの中で消化され，細胞外に排泄される．

図4　B細胞とT細胞は異なった方法で抗原を認識する

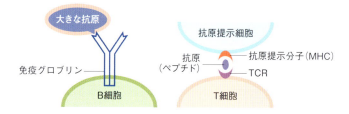

B細胞とT細胞では抗原を認識する方法が異なる．B細胞は膜結合型免疫グロブリン（この場合はIgM）により抗原を認識するが，T細胞はT細胞受容体（TCR）により抗原を認識する．B細胞は大きな抗原をそのまま認識することができるが，T細胞の場合は抗原提示細胞によって提示されたものしか認識することができない．

この場合，消化酵素によって細菌は小さく砕かれ，ペプチドの断片となるが，マクロファージは自らが有するMHC上にその排泄物をのせてT細胞に提示する（図4）．このようなプロセスを経て初めてT細胞は異物を異物として認識することができるのである．

TCRも免疫グロブリンと同じように無数の抗原を認識できるの？

TCRの構造は免疫グロブリンの構造に類似している．先端の部分は可変部（V領域），末端の部分は定常部（C領域）とよばれている（図2）．免疫グロブリンと同じように，V領域のアミノ酸の配列は多型性に富むが，C領域の部分はある程度一定のアミノ酸の配列をしている．

したがって，TCRはV領域によって異物を認識することになる（図2）．TCRも免疫グロブリンと同じように遺伝子の再構成を行うことによって，無

15 T細胞って何？どこで生まれ，何をしているの？

図5 TCR遺伝子の再構成

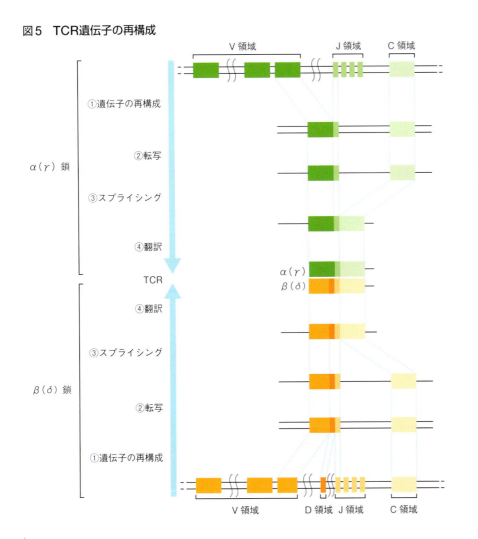

数ともいえる抗原を認識することができる(**図5**)．α鎖にはV, J, C領域が，β鎖にはV, D, J, C領域が，γ鎖にはV, J, C領域が，δ鎖にはV, D, J, C領域がそれぞれ存在し，免疫グロブリンとまったく同じようにそれぞれの組み合わせによって，膨大な数の抗原を認識することができる．

少々難しいが，TCRの遺伝子がどのようになっているかを**図6**に示した．基本的には，免疫グロブリンと同じと考えていただけばよい．β鎖を規定する遺伝子座とγ鎖を規定する遺伝子座は別々に存在しているが，δ鎖を規定する遺伝子座はα鎖を規定する遺伝子座の中に割り込むように位置しているので，注意していただきたい(**図6**)．

T細胞受容体(TCR)遺伝子の再構成の機序は，免疫グロブリン遺伝子のそれとほとんど同じである．

図6 TCRの遺伝子座

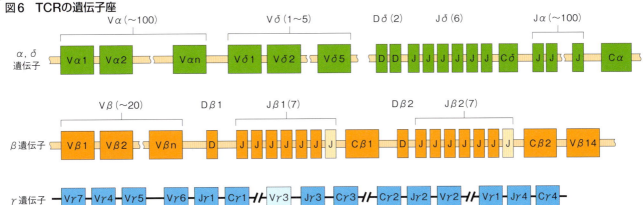

ここにはTCR α，β，γ，δ鎖遺伝子のマップを示してある．δ鎖遺伝子座はα遺伝子座の中に割り込むように位置している．β鎖遺伝子は遺伝子の重複が起こっているため，2つのDJC領域遺伝子のセットが存在している．

結局，T細胞って体の中で何をしているの？

　T細胞は免疫担当細胞の中でもっとも頭のよい細胞で，エリート集団である．したがって，自分で動くというよりは，ほかの免疫担当細胞に指示を与えるなどして，免疫応答を調節していると考えたほうがよい．

　もっとも，T細胞にもたくさんの亜集団が存在していることから，それぞれにおいて異なった役割を演じている．たとえて言うならば，T細胞は外敵から体を守る防衛軍の将軍，B細胞はその部下の大隊長，マクロファージは中隊長，好中球は兵士，といった感じである（**図7**）．

　たとえば，病原体が体内に侵入したとしよう．この場合，病原体を敵対する軍の兵士だと考えてもらいたい．するとまず，兵士である好中球が病原体と戦うことになるだろう．病原体が弱ければ，それで戦いはおしまいになるが，もし強かった場合には，兵士である好中球だけでは話にならない．そのため，次に中隊長のマクロファージのお出ましとなる．この場合も，マクロファージだけで病原体の侵入を食い止められるのであれば，それで戦いはおしまいになる．しかし，この病原体がめっぽう強い場合には，にっちもさっちもいかなくなる．そうなった場合に，中隊長であるマクロファージのうち生き残ったものが，敵の弱点や武器などを将軍であるT細胞に伝えるのである．情報を伝えられたT細胞は，どうすれば病原体を撃退することができるかを考え，B細胞，マクロファージ，そして好中球などに指示を与える．

　T細胞からどうすれば病原体を撃退することができるかを教えてもらった兵士の好中球，中隊長のマクロファージ，それに大隊長であるB細胞が反撃を行い，最終的に敵対する軍の兵士である病原体を撃退するのである．

　何だか変なたとえではあるが，このように覚えておけば，一生忘れることはないであろう．いずれにせよ，T細胞が指令塔のような役目を果たしていると今は考えておいていただきたい．

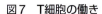
図7　T細胞の働き

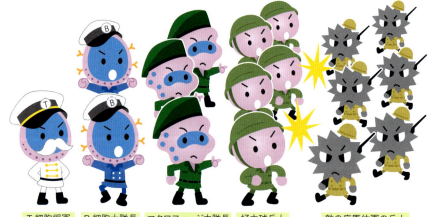

T細胞将軍　B細胞大隊長　マクロファージ中隊長　好中球兵士　敵の病原体軍の兵士

それじゃあ，どうして自己免疫疾患が発症するの？

　上述したように，T細胞は胸腺の中でそれはそれは難しい試験を何度も受け，最終的にその試験に合格したものだけが末梢に出て行くことを許される．たとえば，自己に強く反応するT細胞は自己に対して攻撃をかけることから，テロリストと見なされ，ネガティブセレクションによって抹消される．

Column 自己免疫疾患と免疫抑制剤

　自己免疫疾患の患者に対して，治療のためによくステロイドや免疫抑制剤が用いられている．自己免疫疾患の患者は免疫能が異常に高く，自己に対して攻撃をかけるため，免疫能を抑制する必要がある．そのため，ステロイドや免疫抑制剤を用いて，免疫能を鎮火させるのだが，一口で免疫抑制剤といっても，とてもたくさんの種類がある．つまり，免疫担当細胞すべてに対して抑制的に作用するものもあれば，特定の細胞に作用し，免疫能を抑制するものもあるということである．

　たとえば，読者の皆さんは，タクロリムスという免疫抑制剤をご存じであろうか？このタクロリムスは，T細胞に特異的に作用する．他の免疫抑制剤ではまったく効果が認められなかった場合でも，タクロリムスを投与すると，症状が改善することが多々見受けられる．

　このような例を1つとってみても，T細胞が狂い出せば，いかに私たちの体がめちゃくちゃにされてしまうか想像できるのではないだろうか？看護師の皆さんにとっては，「T細胞について勉強して，何の役に立つの？」と思うかもしれない．しかし，臨床の現場では，T細胞が悪さをしている疾患が多数存在することから，この機会にぜひ，T細胞について興味を持っていただきたい．

　したがって，ネガティブセレクションが厳密に行われているとするならば，自己免疫疾患（自己の細胞や細胞を構成する成分を異物とみなして攻撃をかける疾患）が起こることなどないはずである．それにも関わらず，多くの人々が自己免疫疾患で苦しんでいるのも，また事実である．こういったことを鑑みると，「ネガティブセレクションが100％正確に行われているの？」と聞かれれば，「No」と言わざるを得ない．

　また，胸腺のない動物（例：ヌードマウス［毛がまったく生えていないマウス］）や人も存在するが，そのような動物や人の体内でも，T細胞は確かに存在している．そのため，「すべてのT細胞が胸腺で教育を受けているの？」と聞かれれば，それも「No」と言わざるを得ない．

　このように，私たちの体の中では，まだまだわからないことが起こっている．多くの自己免疫疾患が国指定の難病に指定されていることを考えると，治療法はおろか，発症原因すらわかっていないのが現状なのである．

　ここではT細胞に焦点を絞ってお話ししたが，T細胞は病原体等が侵入してきた場合には，私たちの体を守ってくれるが，一度T細胞が狂いだすと，とんでもないことが体の中で起こってしまうということも頭の中に入れておいていただきたい（本書の「はじめに」で，「免疫能が高ければ病気にはならない」「病気にならないために，免疫能を上げよう！」などといった書籍や機能性食品がこの世の中にたくさん出回っているが，一般の人ならともかく，医療の中枢を担う看護師の皆さんが，これらを鵜呑みにしては困る，と書いたのはそのためである）．

16 細胞を検出するにはどうしたらいいの？

臨床検査のほとんどは免疫学的手法を用いているって本当？

　免疫学的解析方法は，さまざまな臨床検査に応用されている．免疫学的解析方法とは，抗原抗体反応を利用した方法であるが，抗原と抗体の結合ほど特異的なものはない．そのため，今日ではありとあらゆる臨床検査に免疫学的手法が用いられている．

　患者がなんらかの病原体に感染したとしよう．すると，患者の血清中にその病原体に対する特異抗体が産生される．その特異抗体を，抗原抗体反応を利用して検出し，その患者がその病原体に感染しているか（あるいは感染したことがあるか）を調べることができる（図1A）．

　また，患者の体内に腫瘍があった場合，血清中に腫瘍細胞からある物質が産生される．この物質を腫瘍マーカーというが，この腫瘍マーカーに特異的に反応する抗体を用いて，患者の血清中の腫瘍マーカーの濃度を測定し，体内に腫瘍があるか否かを推定することができる（図1B）．

　アレルゲン（アレルギー反応を惹起する物質）を同定する場合にも，同様に免疫学的手法が用いられている．患者の血清中に存在する抗体がどのアレルゲンに反応するのかを，抗原抗体反応を用いて測定する（図1C）．ここに挙げた例はごく一部にすぎないが，今や臨床検査は免疫学の知識と技術なくしては成し得なくなっている．

　読者の皆さんの中には，臨床検査は

図1　臨床検査の免疫学的な仕組み

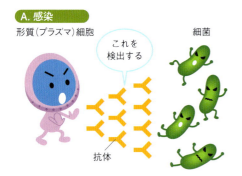

A. 感染

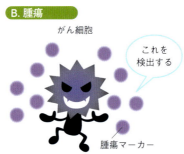

B. 腫瘍

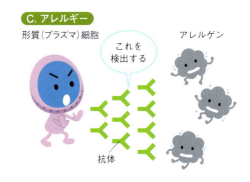

C. アレルギー

臨床検査技師がすればよいと思っている方もいるかもしれない．しかし，これからは看護師もある程度，臨床検査の知識も持っていなければならない．前述したように，今日の臨床検査の多くは，免疫学的手法（抗原抗体反応）を利用している．そのため，1つ頭に入れておけば，ほかの検査も同じ原理を利用していることから，頭にも入りやすいのではないだろうか．面倒くさいと思うかもしれないが，しばしお付き合いいただければ幸いである．

昔の臨床検査は，患者の血清を用いて検査をすることがほとんどであった（血清学的検査とよんでいた）が，最近では患者の細胞も解析するようになっている．それぞれの免疫担当細胞がどれくらい患者の中に存在しているのか，あるいは特定の細胞の機能はどうなっているのかなども免疫学的手法を用いて調べることができる．細胞を用いた免疫学的解析は，前項や次項以降の理解を助けるため，ここではどのように免疫学的手法が臨床検査に応用されているのかを，細胞の同定（検出）を例に挙げて解説してみよう．

細胞を検出するのにも，免疫学的手法を用いるの？

　免疫担当細胞に限ったことではないが，第12項で解説したように，細胞の表面にはさまざまな分子が発現している．この分子は，それぞれの細胞に共通のものもあれば，その細胞にしか発現されていないものも存在する．そのため，目的とする細胞に特異的に発現している分子を標的にして解析を行うと，目的とする細胞がどの程度存在するのかを知ることができる．

　ここではT細胞を例に挙げてみよう．T細胞の表面にはT細胞受容体（TCR）のほかにCD3とよばれる分子が特異的に発現しているが，これらの分子はもちろん目で見ることはできない．そのため，なんらかの方法で可視化しなければならないが，そこで用いるのが免疫学的手法なのである．

　特定の細胞の表面に特異的に発現している分子を検出することができれば，患者の血液中にどんな免疫担当細胞がどれくらい存在するのかを調べることができ，患者の病態をより詳細に解析することができる．そこで最近では，フローサイトメトリーとよばれる方法が臨床検査の分野で頻用されている．

　フローサイトメトリーは，細胞の表面に発現している分子を，特異抗体を用いて検出する方法であり，臨床検査には欠かせないものなのである．

どうやって細胞を検出するの？

　特定の細胞を検出するのはいたって簡単である．フローサイトメーターという機器がやってくれるからである．フローサイトメーターという機器を使いこなせるようになるには少々時間がかかるが，臨床の現場で看護師の皆さんが取り扱うことはまずないので，その原理だけを理解しておいてほしい．

TCR：T-cell receptor，T細胞受容体

フローサイトメトリーとは，簡単に言うと「ある細胞に特異的に発現している分子を，その分子に特異的に結合する抗体を用いて検出する方法」である．要するに，細胞表面に発現している分子が抗原で，その分子に特異的に結合するのが抗体ということになる．抗体が抗原に結合しても，抗原も抗体も目で見ることができないほど小さいため，結合しているか否かを確認することはできない．そのため，特異抗体にはあらかじめ蛍光色素が標識されている．細胞にこの特異抗体が結合すれば，細胞表面に特異抗体に反応する分子が発現しているということになるのである(図2)．もしそこにレーザー光線を当てると，細胞に結合した抗体に標識された蛍光色素が励起波長を発するので，その励起波長をフローサイトメーターにより検出することができる．

このような細胞を特異抗体によって染色する方法(図3)には，大きく分けて直接免疫蛍光染色と間接免疫蛍光染色（二重抗体法・ビオチン-アビジン法）がある．いずれも細胞に蛍光標識した抗体を結合させ，フローサイトメーターを用いて特定の細胞を検出する方法である．

それでは，染色方法の種類とそれらの仕組みを以下で詳しく解説してみよう．

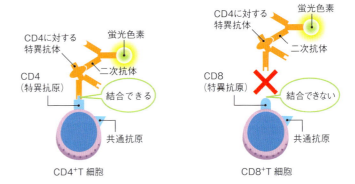

図2　T細胞を検出するための方法

末梢のT細胞には，細胞表面にCD4分子を発現している細胞と，CD8分子を発現している細胞がある．たとえば，CD4分子に対する特異抗体はCD4分子に結合するが，CD8分子には結合しない．また，逆にCD8分子に対する特異抗体はCD8分子に結合するが，CD4分子には結合しない．この原理を利用し，あらかじめ蛍光標識した抗体を用いれば，レーザー光線を当てたときに蛍光標識された抗体が結合した細胞は励起波長を発し，抗体が結合した細胞と結合しなかった細胞，つまりCD4$^+$T細胞とCD8$^+$T細胞を染め分けることができる．なお，ほかの細胞も同様に染色することができる．

 ## 細胞の染色方法は？

直接免疫蛍光染色

蛍光色素(FITCなど)を標識した抗体と細胞を4℃で15分間反応させると，抗体が特異的に認識する分子が細胞表面上に発現されていた場合，その分子に抗体が結合する．細胞に結合しなかった抗体を洗浄操作により取り除いた後，パラホルムアルデヒドで固定し，フローサイトメーターで蛍光強度を解析する(図3)．

間接免疫蛍光染色

●二重抗体法

蛍光標識した抗体がない場合や，蛍光強度を増強する際に用いる方法である．細胞をあらかじめ未標識の抗体と4℃で15分間反応させると，抗体が特異的に認識する分子が細胞表面上に発現されていた場合，その分子に抗体が結合する．

その後，細胞に結合しなかった抗体を洗浄操作により取り除いた後，その抗体に結合(反応)する，蛍光色素(FITCなど)を標識した二次抗体を反応させる．細胞に結合しなかった抗体を再度洗浄操作により取り除いた後，パラホルムアルデヒドで固定し，フローサイトメーターで蛍光強度を解析する(図3)．

FITC：fluorescein isothiocyanate，フルオレセインイソチオシアネート

図3 細胞の染色方法

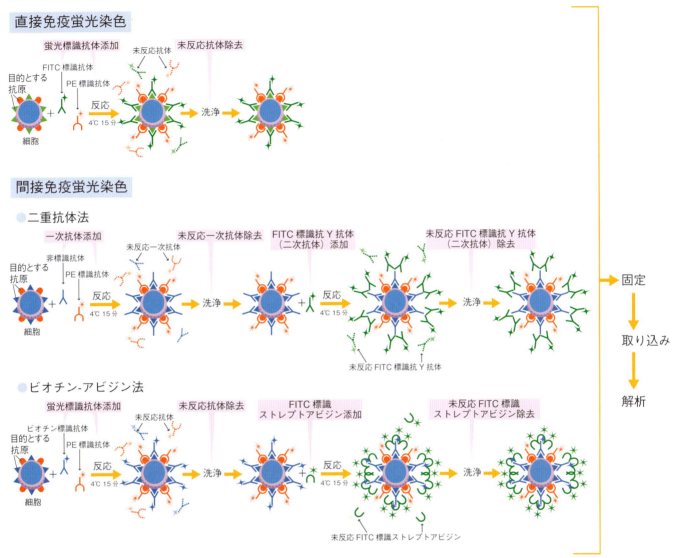

FITC：fluorescein isothiocyanate，フルオレセインイソチオシアネート
PE：phycoerythrin，フィコエリスリン

● ビオチン-アビジン法

　この方法も，蛍光標識した抗体がない場合や蛍光強度を増強する際に用いる方法である．細胞をあらかじめビオチン（蛍光色素ではない）標識抗体と4℃で15分間反応させると，抗体が特異的に認識する分子が細胞表面上に発現されていた場合，その分子に抗体が結合する．その後，細胞に結合しなかった抗体を洗浄操作により取り除いた後，ビオチンに特異的に結合（反応）する，蛍光色素（FITCなど）を標識したストレプトアビジンを反応させる．細胞に結合しなかったストレプトアビジンを再度洗浄操作により取り除いた後，パラホルムアルデヒドで固定し，フローサイトメーターで蛍光強度を解析する（図3）．

フローサイトメトリーのしくみって？

次にフローサイトメトリーのしくみについて説明してみよう．

蛍光標識した抗体と反応させた細胞にレーザー光線を当て，細胞からの前方散乱光(FSC)，側方散乱光(SSC)や，複数の蛍光パラメータ(FL1，FL2，FL3など)を測定し，細胞の特性を解析する．

前方散乱光と側方散乱光

FSCは細胞の大きさを，またSSCは細胞内の顆粒あるいは細胞内構造を調べることができる(図4)．

レーザー光線照射による蛍光色素の励起

FL1(緑色)，FL2(黄橙色)，FL3(赤色)は蛍光強度を示し，細胞表面に発現している細胞特有の分子の有無やその発現頻度を調べることができる(図5)．

蛍光強度

蛍光標識された抗体との結合が増えれば，蛍光強度も増す．グラフで表すと，蛍光標識された抗体が結合していない場合(細胞表面に目的とする分子が発現していない場合)，ピークは左にくる．他方，蛍光標識された抗体がたくさん結合すればするほど(細胞表面に目的とする分子がたくさん発現していればしているほど)，ピークは右にシフトする(図6)．

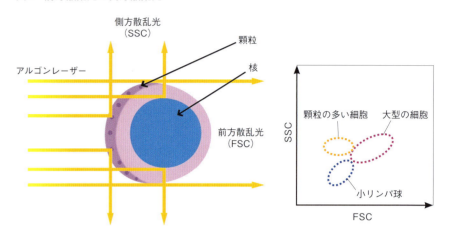

図4　前方散乱光と側方散乱光

細胞にアルゴンレーザーを照射すると，前方散乱光(FSC)と側方散乱光(SSC)を放つ．FSCは細胞の大きさと，またSSCは細胞内に存在する顆粒の数と相関性がある．

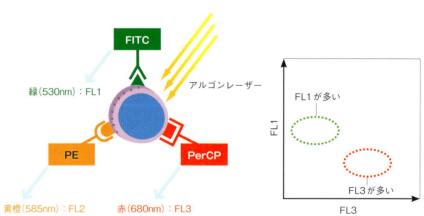

図5　レーザー光線照射による蛍光色素の励起

蛍光標識した抗体の結合した細胞にアルゴンレーザーを照射すると，FITCは緑色，PEは黄橙色，PerCPは赤色の励起波長を放つ．フローサイトメーターにはそれぞれの励起波長を感知する装置が装着されているため，それぞれの蛍光強度がグラフとして表示される．
FL1が多い：FITC標識抗体の結合した細胞が存在することを意味する
FL3が多い：PerCP標識抗体の結合した細胞が存在することを意味する

FSC：forward scatter，前方散乱光
SSC：side scatter，側方散乱光
FL：fluorescence，蛍光

16 細胞を検出するにはどうしたらいいの？

図6　蛍光強度と細胞上に発現する分子数との相関性

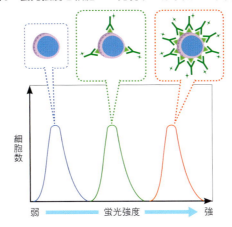

図7　フローサイトメトリーによる細胞の検出

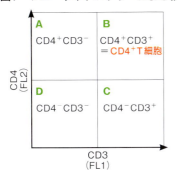 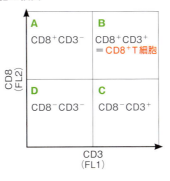

末梢血に存在する通常のT細胞は，細胞表面にCD3を発現するとともに，CD4あるいはCD8のいずれかを発現している．たとえば，CD3に対する抗体をFITCで標識しておくと，CD3を発現する細胞では，FL1の蛍光強度が右にシフトし，CD4あるいはCD8に対する抗体をPEで標識しておくと，CD4あるいはCD8を発現する細胞では，FL2の蛍光強度が上にシフトする．

染色パターン

細胞を蛍光標識した抗体で染色した後，フローサイトメーターで解析すると，いくつかの画分が検出される（図7）．ここではT細胞を例にとって説明してみよう．図7左に示すように，FITCで標識した抗CD3抗体（FL1で検出される）とPEで標識した抗CD4抗体（FL2で検出される）を用いて染色した場合，通常各枠にドットとして細胞が検出される．**B**のエリアに該当するのはCD4$^+$CD3$^+$細胞，すなわち

CD4$^+$T細胞であり，**D**のエリアに該当するのはそのほかの細胞（CD4$^-$CD3$^-$細胞）を表す．ちなみに，**C**のエリアに該当するのはCD4を発現しないT細胞（CD4$^-$CD3$^+$細胞）で，そのほとんどはCD8$^+$T細胞である．また，**A**のエリアに該当するのはCD4$^+$CD3$^-$細胞であるが，末梢血中にこのような細胞はほとんど存在しない．

FITCで標識した抗CD3抗体（FL1で検出される）とPEで標識した抗CD8抗体（FL2で検出される）を用いて染色した場合（図7右）にも，同様に各枠にドッ

トとして細胞が検出される．それぞれ，**B**のエリアはCD8$^+$CD3$^+$細胞（CD8$^+$T細胞），**D**のエリアはそのほかの細胞（CD8$^-$CD3$^-$細胞），**C**のエリアはCD8を発現しないT細胞（CD8$^-$CD3$^+$細胞）で，そのほとんどはCD4$^+$T細胞である．また，**A**のエリアはCD8$^+$CD3$^-$細胞だが，やはり末梢血中にこのような細胞はほとんど存在しない．

◆

このように，免疫学的手法（抗原抗体反応）を用いて特定の細胞を検出することができる．第12項でB細胞の

PE：phycoerythrine，フィコエリスリン

表面マーカーについて説明したが，B細胞に特異的に発現しているのはIgMであるから，IgMに特異的に反応する抗体を用いれば，同様にB細胞を検出することができる．

本項は臨床検査に関する内容であったが，今後は看護師の皆さんも，ある程度臨床検査のことについて理解しておかなければならない時代が必ずやってくる．患者と接触する機会が一番多いのは看護師であり，皆さんには患者からの質問に，的確に答えることができるようになっていてほしい．

たとえば，ここで述べたことはエイズウイルス（HIV）に感染した患者と出会ったときなどにも有用である．HIVは，主にCD4$^+$T細胞に感染し，死滅させる．すなわち，HIVに感染したCD4$^+$T細胞は，患者の体内から速やかに消失してしまう．言い換えれば，HIVに感染した患者の血液中にはCD4$^+$T細胞がほとんどいない，ということになるのである．

この項で述べたことを知っていれば，患者から「どのようにして検査しているのですか？」などと質問されたときにもすぐに対応できるであろう．

また，次項では，T細胞の亜集団について説明するが，すべてここで解説した方法を用いることで，それぞれの細胞を検出することができる．この項で解説したことは，今後の理解を助けるので，しっかりと頭に入れておいていただきたい．

参考文献
1) 江本正志：リンパ球サブセット（T細胞サブセット）．加藤亮二ほか編著：臨床検査学実習書シリーズ 免疫検査学実習書，p.155～160，医歯薬出版，2010．

HIV：human immunodeficiency virus，エイズウイルス

17 T細胞の亜集団には、どんな細胞がいるの?

T細胞はどのように分類されるの?

　T細胞にはかなりの数の亜集団が存在する。「亜集団」という言葉は聞き慣れないかもしれないが、T細胞はある細胞集団の総称なのだと考えれば、わかりやすいかもしれない。つまり、T細胞と一言でいっても、その中にはさまざまな種類の細胞が混在しており、分類のしかたもさまざまだということである。

　そのなかでも、この項では「表面マーカーによる分類」と、「機能による分類」について、解説していきたい。

1. 表面マーカーによる分類

TCRの違いによる分類とは?

　第15項で述べたように、T細胞上にはT細胞受容体(TCR)が発現している。TCRには2つのタイプがあり、1つはα鎖とβ鎖から構成されているもの($\alpha\beta$型T細胞)、そしてもう1つはγ鎖とδ鎖から構成されているもの($\gamma\delta$型T細胞)である。このようにTCRを構成する鎖だけをみても、T細胞は2つの種類に分けられる。

CD4とCD8の発現による分類って?

　そのほか、どのような表面分子の発現の違いによってT細胞は分類されるのであろうか? 第12項で述べたように、どんな細胞でも、その表面にはたくさんの分子が発現している。その中でも、T細胞を分類するにあたってもっとも重要な分子はCD4とCD8である。

　まず、末梢血や末梢のリンパ組織に多い$\alpha\beta$型T細胞の場合、そのほとんどはCD4かCD8を発現している(図1)。CD4を発現しているT細胞をCD4$^+$T細胞(+は"プラス"ではなく、"ポジティブ"と発音する)、CD8を発現しているT細胞をCD8$^+$T細胞とよ

TCR：T-cell receptor，T細胞受容体
CD：cluster of differentiation

び，末梢ではCD4⁺T細胞とCD8⁺T細胞がだいたい2〜3：1の割合で存在している．残りの細胞は，CD4もCD8も発現していないCD4⁻8⁻（ダブルネガティブ）T細胞であり，CD4とCD8の両者を発現するCD4⁺8⁺（ダブルポジティブ）T細胞は末梢にはほとんど存在しない．

他方，γδ型T細胞は末梢血や末梢のリンパ組織には少ないが存在しており，こちらのほとんどはCD4もCD8も発現していないCD4⁻8⁻T細胞である（図1）．末梢にはCD8を発現するγδ型T細胞が若干存在するが，CD4を発現したγδ型T細胞はほとんど存在しない．

ところで，CD4やCD8とはどのような分子なのであろうか？図2に示したように，CD4は1つの鎖から構成されているのに対し，CD8は2つの鎖から構成されている．CD8の片方の鎖はα鎖，そしてもう1つはβ鎖である．ここで登場してくるα鎖とβ鎖はTCRのα鎖とβ鎖とは違うので注意していただきたい．

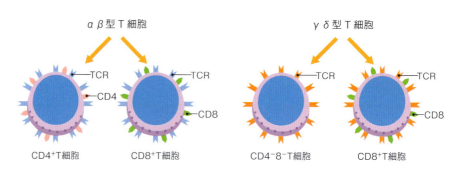

図1　末梢血や末梢のリンパ組織に存在するT細胞の表面に発現する代表的な分子

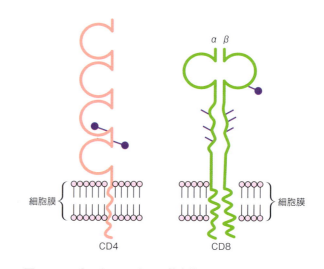

図2　CD4分子とCD8分子の基本構造

胸腺には末梢に存在しないT細胞が存在する？

では，ほかの臓器ではどうであろうか？　まずは，胸腺のT細胞を見てみよう．以前に述べたが，胸腺はT細胞が大人になるまでの間，過ごす臓器である．そのため，さまざまな分化段階（幼児から大人まで）の細胞が存在する．

CD4とCD8の発現を見ただけでも4つに分類される．非常に未熟なT細胞はCD4⁻8⁻であるが，その後CD4⁺8⁺となり，最終的にCD4あるいはCD8のどちらかが脱落し，CD8⁺T細胞あるいはCD4⁺T細胞（CD4かCD8のどちらか一方しか発現していないため，シングルポジティブ細胞とよばれている）になる（図3）．

ほかの臓器と異なり，胸腺にはCD4⁺8⁺細胞が多いが，この段階で

ポジティブセレクションならびにネガティブセレクションが行われている（図3，本項のコラム参照）．胸腺は未熟な段階から大人になるまでの細胞と最終試験を受験する細胞が待機している場所と考えていただければわかりやすいであろうか．最終試験に合格した細胞だけが$CD4^+$あるいは$CD8^+$のシングルポジティブ細胞になり，末梢に流れていく．このように，胸腺には末梢血あるいは末梢のリンパ組織に存在しない未熟なT細胞が多数存在しているのである．

なお，$CD4^+8^+$（ダブルポジティブ）の段階でほとんどのT細胞は抹消されるが，それには細胞死抵抗遺伝子とよばれるBcl-2遺伝子の発現が関与している．$CD4^-8^-$（ダブルネガティブ）細胞や$CD4^+$あるいは$CD8^+$（シングルポジティブ）細胞には，Bcl-2遺伝子が高頻度に発現されているのに，

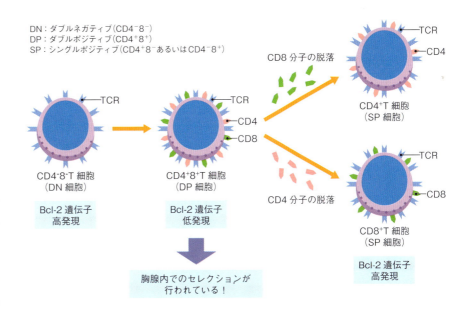

$CD4^+8^+$（ダブルポジティブ）細胞にはBcl-2の遺伝子がほとんど発現されていないのである（図3）．Bcl-2遺伝子はアポトーシスを抑制する遺伝子で，その発現がダブルポジティブの段階で一過性に低下することから，胸腺内におけるセレクションは$CD4^+8^+$の段階で行われているのである．

図3　胸腺内におけるT細胞の分化に伴うCD4分子とCD8分子の発現

腸管にも存在するユニークなT細胞って？

それでは腸管はどうであろうか？体の中でもっともT細胞の多い場所は腸管である．腸管は私たちの体の中でもっとも長い臓器であるが，それに加えて小さな突起が無数にある．そのため，表面積にするととてつもない広さになるわけだが，その腸管には非常にたくさんのT細胞が存在している（図4）．しかし，末梢血や末梢のリンパ組織とはまったく異なったパターンを示している．腸管の場合は，$αβ$型T細胞と$γδ$型T細胞がだいたい1：1の割合で存在している．

腸管内に約1,000兆個の細菌が生息していることを鑑みると，腸管に$γδ$型T細胞が生息していることは，$γδ$型T細胞が感染の第一線で働いていることを示唆している．また，腸管に存在するT細胞のほとんどがCD8を発現している．これは$αβ$型T細胞に限ったことではなく，$γδ$型T細胞も同じである．

先にも述べたとおり，CD8は2本の鎖から構成されており，1つは$α$鎖，そしてもう1つは$β$鎖とよばれている（図2）．TCRにも$α$鎖と$β$鎖があるため，こんがらがるかもしれないが，TCRとCD8はまったく異なった$α$鎖と$β$鎖から構成されている．

なぜこのような話をするのかとい

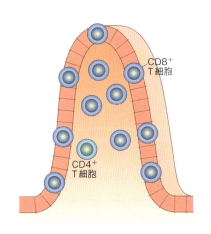

図4　腸管粘膜固有層のT細胞

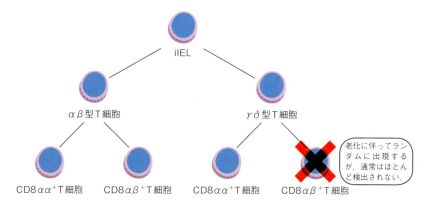

αβ型T細胞とγδ型T細胞はだいたい1：1の割合で存在している．

i-IEL：intestinal intraepithelial lymphocyte，腸管上皮間リンパ球

図5　腸管上皮間リンパ球(iIEL)の分類

うと，腸管に存在するαβ型T細胞にはCD8のα鎖しか発現していないものと，α鎖とβ鎖の両方を発現しているものの両者が存在するのに対し，γδ型T細胞ではほとんどすべての細胞はCD8のα鎖は発現しているが，β鎖を発現していないからである（図5）．このように，腸管には末梢血や末梢のリンパ組織に存在していないユニークなT細胞が多数存在している．

 ## NK細胞に特異的に発現する分子を発現するT細胞？

ほかにもまだまだT細胞を分類する方法はある．以前まで，ナチュラルキラー（NK）細胞に特異的に発現していると考えられていたNK細胞マーカーを発現するT細胞が存在することが明らかとなり，NKT細胞と名付けられた．

この細胞は上述したT細胞とはまったく異なった性状を示すが，この細胞もCD4やCD8の発現などによって，いくつかの亜集団に分類される．しかし，ここで詳しく述べるとさらに頭が混乱してしまうと思うので，次項以降で取り上げることにする．

2. 機能による分類

CD4⁺T細胞とCD8⁺T細胞の機能は違うの？

　T細胞は前述した表面分子だけでなく，機能の違いによっても分類される．

　αβ型T細胞のうち，CD4⁺T細胞とCD8⁺T細胞は機能的に大きく異なる．CD4⁺T細胞は「ヘルパーT（Th）細胞」とよばれ，免疫応答を動かす働きをしているのに対し，CD8⁺T細胞は「細胞傷害性T（Tc）細胞」とよばれ，エフェクター細胞として働いている（図6）．エフェクター細胞とは，自ら動く細胞で，その名のごとく，微生物に感染した細胞などを殺す働きを有している．

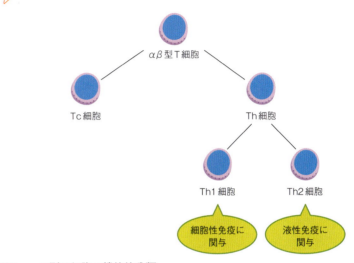

図6　αβ型T細胞の機能的分類

CD4⁺T細胞は，さらに機能的に分類されるの？

　免疫応答にはⅠ型とⅡ型が存在する．Ⅰ型の免疫応答は細胞性免疫，Ⅱ型の免疫応答は液性免疫とよばれている．

　細胞性免疫と液性免疫という言葉は初めて出てきたので，簡単に説明しておくと，細胞性免疫はおもにT細胞やマクロファージなどの細胞が関与する免疫応答で，結核菌などの細胞内寄生細菌などに対する防御に重要であるのに対し，液性免疫はおもにB細胞が関与し，Ⅰ型アレルギー（即時型アレルギー）など，抗体（免疫グロブリン）がおもに働く免疫応答のことである．

　CD4⁺T細胞がヘルパーT（Th）細胞とよばれることは前述したが，Th細胞は機能的に大きく2つに分類される（図6）．1つはTh1細胞，そしてもう1つはTh2細胞である．Th1細胞はⅠ型の免疫応答，すなわち細胞性免疫に関与しているのに対し，Th2細胞はⅡ型の免疫応答，すなわち液性免疫に関与している．

　なお，両者とも，すでに感作された状態の細胞であるが，両者の元になる未感作T細胞のことをTh0細胞という．これらの細胞については，次項以降でもう少し詳しく説明するので，今はこのような細胞がいるとだけ覚えておいていただきたい*．

＊最近になって発見された新たな細胞のなかには，Th17細胞，制御性T（Treg）細胞，Th22細胞といったものがあり，いずれの細胞表面にもCD4が発現されている．これらの細胞については，新しい知見であり，話が余計にこんがらがる可能性があるため，ここではそのような細胞が存在するということだけを，覚えておいてほしい．

Column

ポジティブセレクションと
ネガティブセレクション

●ポジティブセレクションとは？

　胸腺上皮細胞によって行われ，自己のMHCを認識するT細胞が生き残る．

●ネガティブセレクションとは？

　マクロファージと樹状細胞によって行われ，これらの抗原提示細胞によって提示される自己抗原に反応するT細胞は消失することになる．この段階でMHCクラスⅠ分子と結合したものはCD8$^+$T（Tc）細胞となり，MHCクラスⅡ分子と結合したものはCD4$^+$T（Th）細胞となる．

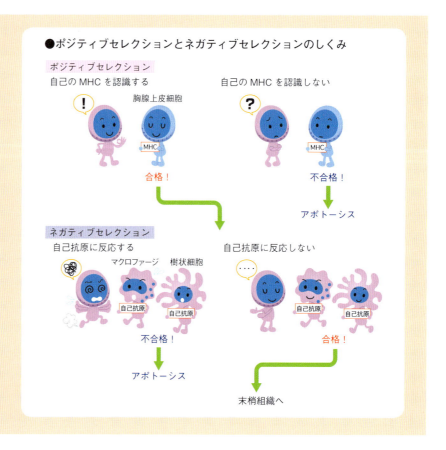

●ポジティブセレクションとネガティブセレクションのしくみ

　このようにT細胞といっても，さまざまな細胞が存在していることはご理解いただけたと思う．なお，ここまでで述べたのはあくまでも細胞表面に発現しているごく一部の分子や一部の機能の違いだけによって分類したもので，そのほかの分子あるいは機能的差異によって，さらにさまざまな細胞に分類できる．

そもそもなぜ，T細胞について知る必要があるの？

　ここでは，たくさんあるT細胞の亜集団の中でも，もっとも重要なものについて述べた．末梢にはαβ型T細胞が，そして腸管など，外界と直接接触している場所にはγδ型T細胞が数多く存在しており，それには理由があること，CD4やCD8とよばれる分子の発現によってもいくつかの亜集団に分類され，それぞれがまったく違った働きをしているということもおわかりいただけたと思う．

　免疫系は非常に複雑であるが，こうやって分類してみれば，それぞれの細胞（亜集団）が私たちの体の中でどのような働きをしているのか，ある程度想像できるため，少々面倒くさいと思うかもしれないが，自分なりに整理をしておいてもらえれば幸いである．

　しかし，「T細胞の亜集団を知ったからといって，看護師の仕事にどのように役に立つの？」と思っている読者

がほとんどではないだろうか．第15項でも述べたように，免疫担当細胞の一番上に君臨している細胞はT細胞である．言い換えれば，T細胞が免疫系の中でもっとも重要な細胞であり，多くの疾患には免疫系の異常が関与しているのである．とくに，T細胞の異常によって誘発される病気が非常に多いことを鑑みると，T細胞のことについてはある程度知識をもっておくことが必要である．

最近はインターネットによって何でも知ることができる時代となった．そのため，患者は自分の病気について，ともすれば看護師の皆さんよりよく知っている可能性もある．だが，患者から思わぬ質問をされた場合に，本書で解説したことを理解し，ある程度的確に答えられるようにしておけば，患者からの信頼も厚くなるはずである．

今後，臨床検査の技術（項目）はますます向上（増加）し，より詳細な検査データが患者に提供されることになる．一般的な検査であれば，T細胞の亜集団まで調べたりはしないが，各種病態がどの細胞の異常によって起こっているのかが明らかになってくれば，T細胞の亜集団を調べる機会も増えてくるであろう．

また，新たな免疫抑制剤が開発されることも予想される．一言で免疫抑制剤と言っても，その作用機序はさまざまである．T細胞の機能を調節（抑制）することによって病気が改善されるケースが多いことから，今後はそれぞれの亜集団を調節する薬剤が開発されることも考えられる．

このように，医療はどんどん進んでいく．将来，新たな治療方法が開発されたとき，T細胞の知識は，きっと必要になってくるはずである．したがって，いまから勉強しておいていただければ幸いである．

18 B細胞と違って，T細胞は直接異物（抗原）を認識できないって本当？

B細胞は直接，抗原を認識できるのに，T細胞はできないの？

　B細胞の表面には免疫グロブリン（抗体）のうちIgMが発現している．免疫グロブリンは細菌から産生される毒素やウイルスのような小さなものから細菌や真菌，それに寄生虫のような大きなもの（人間にしてみれば小さなものだが……）まで認識することができる．したがって，「B細胞は直接抗原を認識できる」といえる．

　B細胞が，表面に発現した免疫グロブリンを使って抗原を認識するのに対し，T細胞は，T細胞受容体（TCR）によって抗原を認識している．B細胞上に発現されている免疫グロブリンと同じように，T細胞上に発現されているTCRにも可変部（V領域）が存在するため，免疫グロブリンと同じように無数ともいえる抗原を認識することはできるが，大きな抗原に直接結合して認識することはできない（図1）．

　したがって，「T細胞は直接抗原を認識することができない」といえる．

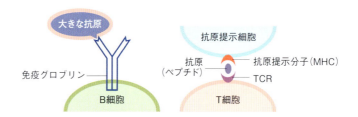

B細胞とT細胞では抗原を認識する方法が異なる．B細胞は免疫グロブリンにより抗原を認識するが，T細胞はT細胞受容体（TCR）により抗原を認識する．B細胞は大きな抗原をそのまま認識することができるが，T細胞は抗原提示細胞によって提示されたものしか認識することができない．

図1　T細胞とB細胞の抗原の認識方法の違い

TCR：T cell receptor，T細胞受容体
MHC：major histocompatibility complex，主要組織適合遺伝子複合体

18 B細胞と違って，T細胞は直接異物（抗原）を認識できないって本当？

T細胞はどうやって抗原を認識するの？

　T細胞の抗原認識機構は少々ややこしいため，詳細については次項以降で説明することにして，ここでは誰にでもわかるようにわかりやすい例を挙げて説明することにしよう．

　結論から先に言うと，T細胞が抗原を認識するには，抗原提示細胞が必要になる．だが，「抗原提示細胞って何？」と思う方もいらっしゃると思うので，抗原提示細胞についてまず，説明しておくことにする．

　抗原提示細胞とは，文字通り抗原を提示する細胞のことだが，T細胞はタンパクをそのまま認識することはできない．そのため，抗原提示細胞があらかじめタンパクを消化し，ペプチドに分解する．そして，そのペプチドをT細胞がTCRを使って認識するのである．

　もう少し，わかりやすく説明してみよう．T細胞は免疫系の中でもっとも頭がよく，軍隊でいうところの「将軍」だということは以前に述べた．この将軍は敵の病原体軍の兵士がやって来たとしても，自分から闘いを挑むことはめったにない．そうなるとまずは部下である兵士が敵軍の兵士と戦うことになる．もし，相手が弱ければ，そこでこの戦争は終わるが，なかなかそうもいかない．

　そうすると，今度は中隊長であるマクロファージ（＝抗原提示細胞）が登場する．相手がそれ程強くなければ，これで打ちのめすことはできるが，攻め込んできた以上，相手もそれほど弱くはない．相手の武器や鎧を取り上げたまではいいが，一向に勝ち目はない．そのような場合，中隊長が将軍に「相手はどんな奴か」「どんな武器を持っているか」「弱点はどこか」などの情報を与える．すると将軍は「ああしろ」「こうしろ」と兵士や中隊長に指示を与える．このようにして，自分の領地に攻め込んできた敵の病原体軍の兵士をやっつけるのである（図2）．

　つまりT細胞は，抗原提示細胞から敵の情報を受け取っているのである．ただし，この場合，敵そのものを認識するのではなく，敵の武器や鎧など，敵の持っているものの一部だけを認識している．

　さらにわかりやすく言えば，たとえばステーキをタンパク，そして一口サイズのステーキをペプチドと考えてみてほしい．抗原提示細胞（中隊長）は実は料理人でもあり，ステーキを料理するのが非常に得意である．T細胞はステーキが大好物なのだが，お肉にはこだわりがあり，自分の好きな種類の牛肉でなければ見向きもしないし，自分でナイフを入れてカットすることもしない（図3）．

　T細胞は料理人である抗原提示細胞に一口サイズのステーキにしてもらわないと「そんなのいらない」と言ううくらい，わがままなのである．このように，T細胞は抗原提示細胞によって料理された一口サイズのステーキだけを好むため，T細胞が抗原を認識する際には抗原提示細胞が必要になるのである．

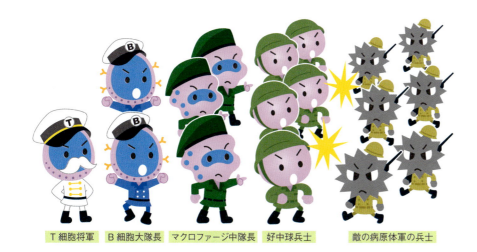

図2　T細胞の働き

113

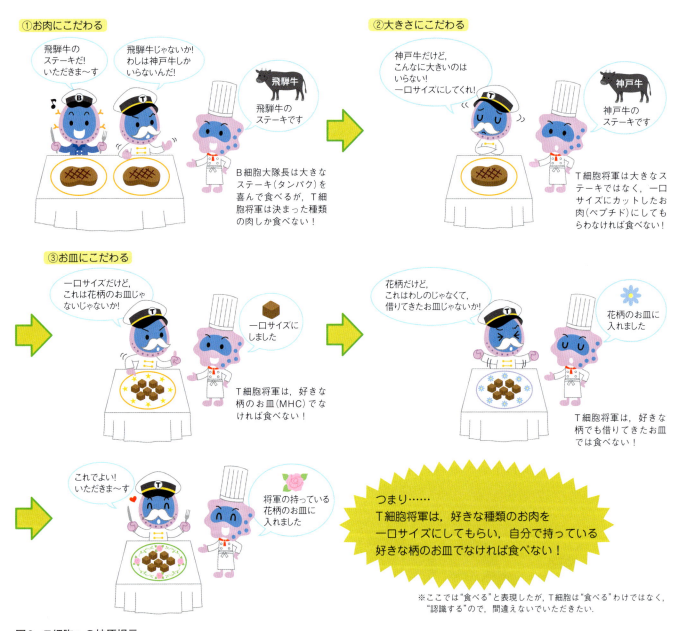

図3　T細胞への抗原提示

抗原提示細胞はどのようにしてT細胞に抗原を提示するの？

このようにT細胞は非常にわがままな細胞であるが，そのわがままさたるや，耐えがたいものがある．どれくらい耐えがたいかというと，一口サイズのステーキだが，個々のT細胞によって好きなお肉が異なるということであ

18 B細胞と違って，T細胞は直接異物（抗原）を認識できないって本当？

る．たとえば，あるT細胞は松坂牛のステーキでなければ「そんなのいらない」と言うし，別のT細胞は神戸牛のステーキでないと「そんなのいらない」と言う始末である（図3①）．

さらに，T細胞はお皿にも非常にこだわりがあり，「星柄のお皿にのった一口サイズのステーキでなければ嫌だ」というT細胞もいれば，「花柄のお皿にのった一口サイズのステーキでないと嫌だ」と言うものもいる（図3②，③）．しかも，そのお皿は，他人から借りたものではだめで，自分の所持しているお皿でなければならないときている（図3③）．

このようにT細胞はいくら自分が好きなステーキであっても，お皿が違えば見向きもしないし，もしそのお皿が自分の好きな柄のものであっても，自分が持っているお皿でなければ決して喜ぶことはない．

だから，T細胞が動き出すのには時間がかかる

何だか話が変なたとえになってしまったが，要するにT細胞は，自分が所持しているお皿のうち，もっとも好きなお皿に一口サイズの自分のいちばん好きなステーキをのせてもらって，初めてその一口サイズのステーキを認識してくれるのである（図3）．これくらいT細胞というものはわがままで，どうしようもないのである．ただし，ここまでやってくれた場合には，T細胞が動き出し，領地に攻め込んできた敵の病原体軍の兵士を叩きのめしてくれる．

このようなことをいろいろとやっているため，T細胞が動き出すには時間がかかる．たとえば蚊に刺されたときには，すぐに刺されたところが膨れ上がり，痒くなるが，ツベルクリン反応の際には48時間以上経たなければ判定できないのと同じである．すなわち，蚊に刺された場合は，T細胞は関与していないために反応が早いが，ツベルクリン反応にはT細胞が関与しているために反応が遅いのである．

抗原提示って難しそうだけど，意外とわかりやすい？

この項では非常にわかりやすく解説したので，読者のみなさんも「T細胞がどのように抗原を認識するのか？」「T細胞が抗原を認識するにはどのような分子が必要なのか？」，そして「T細胞が関与する免疫反応はどうして時間がかかるのか？」についておわかりいただけたのではないかと思う．

ちょっとお茶目な解説になってしまったが，最初から抗原提示がどうの，抗原認識がどうのと書いてしまうと，わかるものもわからなくなってしまうだろうと思い，このように図説することにしたので，ご了承いただきたい．

MHCとHLAは同じもの？

臨床の現場で「T細胞がどのように抗原を認識するのか？」という知識は必要ないかもしれない．しかし，「T細胞が抗原を認識するときには，MHCとよばれるお皿が必要である」ということは，今後非常に重要になっ

HLA：human leukocyte antigen，ヒト白血球抗原

てくる.

　MHCという言葉は聞き慣れないかもしれないが，MHCはヒトでいうところのHLAである（図4）．HLAという単語はテレビドラマの骨髄移植をするシーンなどでも登場するので，看護師や看護師を志す皆さんだけでなく，一般の人々でも聞いたことがあるかもしれない．この項の解説でおわかりいただけたと思うが，HLAは移植に関係するだけではなく，T細胞に抗原を受け渡す働きも持っているのである．

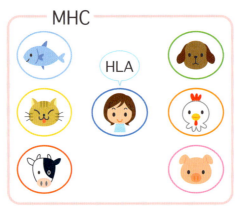

MHCのなかでもヒトMHCをHLAとよぶ.

図4　ヒトのMHCとは

HLAって？

　本書では，これまでHLAについて詳しく説明していなかったので，ここで少しだけ「HLAとは何か？」について解説しておこう．HLAとはヒト白血球抗原の略である（図4）．なんだか難しそうな名前だが，そんなに難しく考える必要はない．血液が血清（血漿）成分と血小板を含む細胞成分から構成されていることや，細胞成分は赤血球と白血球から構成されているということは，皆さんもご存じだろう．

　第11項で血液型について解説したように，血液型は赤血球の型である．赤血球に型があるのだから，白血球に型があっても当然である．個人個人によって白血球の型が違うから移植は非常に難しいが，白血球の型こそがHLA，つまりMHCなのである（図4）．こう考えると，MHCがいかに重要かおわかりいただけたのではないだろうか？

　図3では，T細胞将軍が"自分のお皿ではないと嫌だ！"とわがままを言っているが，これはつまり，他人のお皿（MHC）は完全に異物なので，T細胞はいくら素敵なお皿（MHC）でも嫌うのである．嫌うというと語弊があるが，T細胞は他人のお皿（MHC）を完全に異物として認識してしまうため，抗原提示どころか，逆に攻撃をかけてしまうのである．

　そのため，看護師もしくは看護師を志す皆さんには，どうしてもMHCについて理解しておいていただきたいのである．理解していれば，移植の現場に遭遇した場合などで，必ず役に立つはずなので，自分たちには関係ないと思わず，しっかりと頭に入れておいてほしい．また，次項以降はもう少し抗原提示分子，すなわちMHCについて詳細に解説していくので，ここで述べたことは忘れないでいただきたい．

MHC：major histocompatibility complex，主要組織適合複合体
HLA：human leukocyte antigen，ヒト白血球抗原

19 T細胞に抗原を提示する分子にはどんなものがあるの？

前項の内容を踏まえて理解しよう！

　抗原提示をそのまま学問的に説明すると非常にややこしくなってしまう．しかし，前項ではたとえ話を多く使って説明したため，楽しくお読みいただけたのではないだろうか？　読者の皆さんは，これでもう抗原提示というものがどういうものなのかをイメージしていただけたと思う．

　ただし，イメージだけ浮かんでも，実際にどのようなことが起こっているのかがわからなければ意味がないため，ここからは少し学問的に解説していこう．もっとも，前項の内容がしっかり頭に入っていれば，これから解説する内容は簡単に理解できるはずなので，もしまだ前項をお読みいただいていない読者はまずそちらを読んでから，この項の内容を読み進めることをお勧めする．

抗原提示分子って何？

　抗原提示分子とは，その名のとおり「抗原を提示する分子」であるが，正しくは主要組織適合複合体（MHC）とよぶ．MHCって一体何？と思う読者もいらっしゃると思うので，まずはMHCが何かということから説明しよう．

　第11項で血液型について解説したが，血液型とは赤血球の表面に発現されている抗原であり，その中でも抗原性の強いもの（受血者の免疫系が異物と認識してしまう抗原）にはA抗原，B抗原，D抗原などがあると述べた．要するに，血液型とは赤血球の表面に発現している抗原のことだが，赤血球の表面に抗原が発現しているのだから，当然白血球の表面にも抗原が発現していてもおかしくはない．実際，白血球の表面には無数ともいえる抗原が発現していて，その発現パターンがまったく同一の人は一卵性双生児を除いてほかにないといっても過言ではない．それほど多型性に富んでいるのが白血球の表面上に発現している抗原なのである．

　MHCというと聞きなれないかもしれないが，白血球上に発現している抗原のうち，臓器移植の際に深くかかわっているものがMHCであり，前項で述べたように，ヒトではヒト白血球抗原（HLA）として知られている．ヒトであれ，動物であれ，白血球を体内に持っている生物にはMHCが存在している．臓器移植の際には必ずHLAのタイピングを行うが，よくテレビドラマなどで，なかなかドナーとレシピエントのHLAが合致しない，などと言っている場面がある．それほどたくさんの抗原があるのがMHCであり，HLAなのである．

　このように説明すると，単に「移植の際に重要なもの」と頭の中にインプットする読者もいると思うが，医療従事者である以上，本当の意味でMHC（HLA）とは何なのかを知っておく必要がある．

MHC：major histocompatibility complex，主要組織適合複合体
HLA：human leukocyte antigen，ヒト白血球抗原

MHCって何?

このMHC，実は抗原を提示する際に非常に重要な役割を演じている．このMHCこそが前項で説明した「お皿」に相当するものであり，抗原提示分子とよばれるものなのである(図1)．MHCの特徴については，表1と表2にまとめたので，そちらをまず参照いただきたい．この2つの表をご覧いただければわかると思うが，抗原提示分子には2種類ある．「お皿はたった2種類だけ？」と思うかもしれない．しかし，たとえば，一概に「花柄のお皿」といっても，さまざまなものがあるように，大まかには2種類だが，要所はそれぞれ異なっているのがこのMHCなのである．

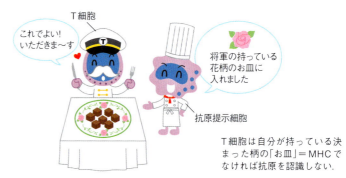

図1　MHC＝抗原提示分子とは？

だが，まずは抗原提示分子には，MHCクラスI分子とMHCクラスII分子があるということをここでは押さえておいてほしい．

MHCクラスI分子は赤血球，精子，卵子，トロフォブラスト以外のすべての細胞上に発現されているが，MHCクラスII分子はマクロファージ，樹状

表1　MHCとは？

- ほとんどすべての脊椎動物が持つ遺伝子領域であり，ヒトはヒト白血球抗原(HLA)，マウスはH-2，ニワトリはB遺伝子座(B locus)とよばれる．
- 抗原提示を行うことにより病原体の排除，がん細胞の拒絶，臓器移植の際の拒絶反応などに関与するなど，免疫系にとって非常に重要な働きをしている．
- ペプチドの輸送に関与するTAPやプロテアソームに関与するLMPのような，免疫に関するさまざまなタンパク群もMHCにコードされている．
- 個体に特異的な抗原である(MHCは1人1人異なり，偶然の一致はない)．
- 多型性のため，T細胞が自己と非自己を識別する目印になる．
- タンパク(実際にはその一部)は赤血球を除くほとんどすべての細胞の表面上に発現するMHCに提示されている．
- MHCクラスIとMHCクラスIIの2種類が存在する．
- MHCクラスIはCD8$^+$T細胞と，MHCクラスIIはCD4$^+$T細胞と反応する．

H-2：histocompatibility-2
TAP：transporter associated with antigen processing
LMP：low molecular weight protein

細胞，それにB細胞上にしか発現されていない（表2）．MHCクラスI分子もMHCクラスII分子も抗原提示分子であるが，免疫学ではMHCクラスII分子を発現している細胞を抗原提示細胞とよんでいる．

表2　MHCクラスIとMHCクラスIIの発現細胞

MHCクラスI	MHCクラスII
● ほとんどの有核細胞に発現〔赤血球，Trophoblast（栄養膜），精子，卵子は非発現〕	● B細胞・マクロファージ・樹状細胞に発現 ● 上皮細胞上に発現しうる ● 胸腺上皮細胞は常に発現 ● 腸管上皮細胞にも発現しているが，これは腸内細菌による

病原体によって抗原提示分子が異なるって本当？

病原体によって提示される分子は異なる．たとえば，マクロファージは抗原提示細胞であるが，通常の細菌はマクロファージに貪食されるとファゴソームという袋の中に閉じ込められる．するとそこにリソソームという加水分解酵素をたくさん含んだ袋がやって来て，ファゴソームと合体する．合体するとファゴソームの中に閉じ込められた細菌はリソソームの中に入っていた加水分解酵素と遭遇し，ペプチドに分解される（第6項の図3参照）．

このように，ファゴソーム内で殺傷され，ペプチドにまで分解された病原体はMHCクラスII分子によって提示されるが，すべての病原体がうまく処理されるとは限らない．たとえば，リステリアのような細菌は，マクロファージによって貪食され，ファゴソームの中に入る．ここまではほかの一般的な細菌と同じだが，この細菌はファゴソームの中に入ったとしてもそこから細胞質内にエスケープすることができる．

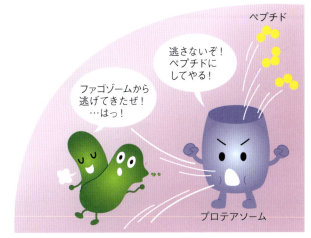

図2　プロテアソームの働き

プロテアソームは細胞質にエスケープした細菌を殺傷するとともに粉々に砕き，ペプチドにしてしまう．

そのため，この類の細菌はリソソームの影響を受けない．こうなると非常に厄介なのだが，マクロファージの中には，こういった細菌に対処するため，細胞質に非常に優れた装置がある．生活用品にたとえるとジューサーミキサーのようなものであるが，この装置はプロテアソームとよばれ，細胞質にエスケープした細菌を殺傷するとともに粉々に砕き，ペプチドにしてしまうことができる（図2）．その後，どうなるのかというと，細胞質の中にちらばったペプチドは，MHCクラスII分子ではなく，MHCクラスI分子によって細胞表面に提示される（詳しくは，次項以降に解説）．

つまり，ファゴソーム内で消化された抗原は，MHCクラスII分子によって提示されるが，細胞質内のプロテアソームによって分解された抗原はMHCクラスI分子によって提示されるのである．

MHCの構造はどうなっているの？

MHCクラスI分子はα1, α2, α3の3つのドメインにβ2ミクログロブリンが結合した形になっているのに対し, MHCクラスII分子はα1とα2のドメインからなるα鎖とβ1とβ2のドメインからなるβ鎖から構成されている（図3）. 両者とも, 抗原のうち, 疎水性の部分がMHCの抗原ポケットにはまり込んでいる（図4）. 図4に示すように, 結合の特異性や強度はMHCよりもT細胞受容体（TCR）のほうが圧倒的に強い.

言い換えれば, MHCにも多様性はあるが, TCRに比べて比較的融通がきき, 類似した構造のペプチドならばはまり込むことができる. それに比べ, TCRへの結合は鍵と鍵穴の関係のように, バッチリとはまり込まなければならない. バッチリとはまり込めば, それだけ結合は強固になる. 他方, MHCと抗原との結合はそれほど厳密なものではないため, いったんはまり込んでもすぐにはずれてしまうような弱い結合なのである.

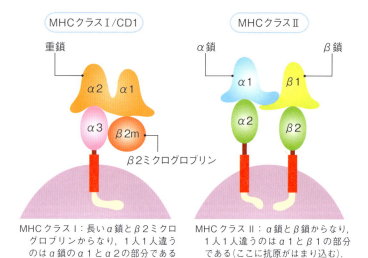

図3　MHCの基本構造

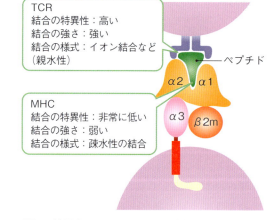

図4　抗原とMHC, TCRとの結合
図はMHCクラスIの場合だが, MHCクラスIIの場合も同じように結合する.

MHCによって提示されるペプチドはどんなT細胞に認識されるの？

MHCによって提示されたペプチドはT細胞上に発現されたTCRによって認識される. ただし, MHCクラスI分子によって提示されたペプチドとMHCクラスII分子によって提示されたペプチドは異なったT細胞によって認識される.

第17項で, T細胞にはCD4を発現している細胞とCD8を発現している細胞があると説明したが, MHCクラスI分子によって提示されたペプチドはCD8$^+$T細胞によって認識される

TCR：T cell receptor, T細胞受容体

のに対して，MHCクラスII分子によって提示されたペプチドはCD4⁺T細胞によって認識される（図5）．もっとも，これは通常のT細胞の話であって，例外は存在する．たとえば，T細胞の亜集団のところで少しだけ解説したNKT細胞とよばれる細胞の多くはCD4を発現しているにもかかわらず，MHCクラスI用の分子であるCD1dとよばれる分子によって提示される．例外を言い出すときりがないため，ひとまずMHCクラスI分子とCD8⁺T細胞，それにMHCクラスII分子とCD4⁺T細胞のコンビネーションを覚えておいていただきたい．

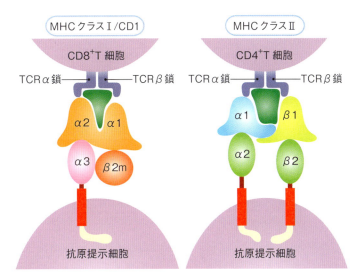

図5　T細胞への抗原提示

TCRのα鎖とβ鎖と，MHCのα鎖とβ鎖では何が違うの？

　だんだんとややこしくなってきたと思うかもしれない．たとえば，TCRにもα鎖とβ鎖があるが，MHCクラスI分子やMHCクラスII分子にも，α鎖とβ鎖がある．しかしこれらは，名前は同じでも，実はまったく別物である．どうせなら，違う名前を付けてくれたほうがわかりやすいだろうが，こればかりは仕方ない．

　いずれにしても，TCRのα鎖とβ鎖と今回登場したα鎖やβ鎖は，まったく別物だということだけは，しっかりと頭に入れておいてほしい．

抗原提示分子は看護師の業務に役立つの？

　「抗原提示分子を覚えて看護師の業務の何の役に立つの？」と思っている読者も多いだろう．確かに一見，看護師の業務とは何も関係がないように思えるが，前項で述べたように，抗原提示分子（MHCクラスI分子とMHCクラスII分子）はヒトのHLAに相当し，移植の際の拒絶分子として非常に重要なものである．また，この項で述べたように，MHCクラスI分子とMHCクラスII分子では病原体を排除する際，まったく違った働きをする．こういったことを考えると，あながち「関係ない」とは言いきれない．

　上述したとおり，MHCクラスI分

子によって提示された抗原はCD8$^+$T細胞に提示され，MHCクラスⅡ分子によって提示された抗原はCD4$^+$T細胞に提示される．これはつまり，通常の病原体に感染した場合には，MHCクラスⅡ分子によって提示され，それがCD4$^+$T細胞に提示されるということである．これはCD4$^+$T細胞が活性化され，その数が爆発的に増加することを意味する（図6）．また逆に，リステリアのような病原体に感染した場合には，MHCクラスⅠ分子によって提示され，それがCD8$^+$T細胞に提示される．抗原を提示されたCD8$^+$T細胞は先に述べたのと同じように活性化され，その数が爆発的に増加する（図6）．

つまり，通常の病原体に対してはCD4$^+$T細胞が防御的にはたらき，リステリアなどの病原体に対してはCD8$^+$T細胞が防御的に働く……といったように，個々の病原体によって，

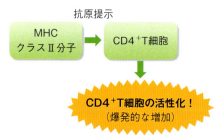

図6　抗原提示によるT細胞の活性化

私たちの体を守ってくれるT細胞が異なるのである．第16項でT細胞を検出する方法について解説したが，なぜ，T細胞を検出する必要があるかというと，感染した病原体によって，T細胞がそれぞれ異なった動態を示すからである．

たとえば皆さんが，医師から「感染症患者のCD4$^+$T細胞が増加している」と聞かされたならば，その理由を推測し，患者に説明することができるし，CD8$^+$T細胞が増加している場合には，患者の体内でどのようなことが起こっているのかを推測し，説明することができるだろう．

次項以降にもう少し詳しく説明するので，この項の説明が多少わからなかった読者も，諦めずについて来ていただきたい．

20 抗原提示細胞にはどんな細胞があるの？貪食細胞はすべて抗原提示細胞じゃないの？

貪食細胞って？

　貪食細胞はその名のとおり，異物を貪食する細胞の総称である．

　これまでにも述べたように，病原体が私たちの体の中に侵入すると，まず好中球が病原体を貪食・殺菌する．また好中球よりも遅れて浸潤してくるマクロファージも，病原体を貪食・殺菌する．病原体が非常に大きい寄生虫のような場合には，好酸球が貪食・殺虫する．

　このように，病原体が体内に侵入したときに，それらを貪食・殺菌・消化する細胞を，貪食細胞とよぶ．

貪食細胞はどこにいるの？

　貪食細胞は体内のいたる所に存在しているが，とくに多いのは肺，肝臓，脾臓，腸管壁領域である．

　たとえば，カーボン（墨汁）をマウスの尾から注入すると，上述した臓器がすぐさま黒くなる（図1）．このことは，これらの臓器に貪食細胞が存在し，外来抗原が侵入すると貪食細胞によってすぐに貪食されることを示している．

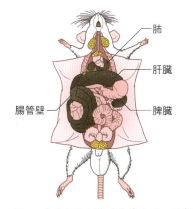

マウスにカーボンを静脈注射し，5分後に剖検すると，カーボンは貪食細胞の豊富な臓器（肺，肝臓，脾臓，腸管壁領域）に集積する．

図1　貪食細胞が多く存在している部位

貪食細胞と抗原提示細胞は同じじゃないの？

表1　貪食細胞がもっている性状

細胞の種類	性状
マクロファージ	・貪食能（＋） ・殺菌能（＋） ・抗原提示能（＋）
樹状細胞	・貪食能（±） ・殺菌能（−） ・抗原提示能（＋＋）
好中球	・貪食能（＋） ・殺菌能（＋） ・抗原提示能（−）

貪食能があったとしても，抗原提示能がない貪食細胞もある．

　抗原提示については前項でも述べたように，通常外来抗原が体内に侵入すると，マクロファージなどの貪食細胞に貪食・殺菌・消化されて，細胞の表面に提示される．このことをそのままとらえれば，貪食細胞は抗原提示細胞であるといえるかもしれない．

　ただし，貪食細胞＝抗原提示細胞という式は成り立たない．なぜなら，好中球や好酸球は微生物や寄生虫を貪食・殺菌（殺虫）・消化するが，消化されてできたペプチドの断片を細胞の表面に提示することができないからである（表1）．そのため，貪食細胞と抗原提示細胞は違ったものだと理解しておく必要がある．

抗原提示細胞って？

　前項でも述べたが，抗原を提示する分子は2つある．1つはMHCクラスI分子，そしてもう1つはMHCクラスII分子である．両者とも抗原を提示する分子であるから，いずれかを発現している細胞はすべて抗原提示細胞といいたいところだが，免疫学ではMHCクラスI分子だけを発現している細胞は，抗原提示細胞とはいわない．

Column　どうして赤血球は貪食されないの？

　皆さんもご存知の通り，赤血球には核がなく，細胞とは少々いいがたい．そのため，貪食細胞は赤血球を貪食してもよさそうなものだが，生きた赤血球は決して貪食されることはない．では，なぜ赤血球は貪食細胞に貪食されないのだろうか？

　赤血球の表面には，細菌と同じようにマンノースという糖が発現している．貪食細胞の上にはマンノースに対するレセプターがあるため，赤血球上に発現しているマンノースに結合して貪食することができるはずだが，赤血球は決して貪食細胞に貪食されない．

　ただし，シアリダーゼという酵素で赤血球を処理すると，赤血球は貪食細胞に貪食されるようになる．これは赤血球上に発現するマンノースがシアル酸によって覆われているため，中にあるマンノースがマスクされた状態になっているからである．シアリダーゼで赤血球を処理すると，マンノースを覆っているシアル酸が壊れ，マンノースが露出する．そのため，赤血球にシアリダーゼを作用させると，赤血球は貪食細胞に貪食されるようになるのである．

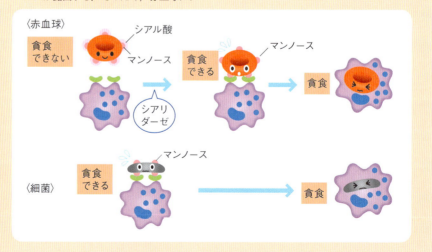

要するに，免疫学ではMHCクラスⅡ分子を発現している細胞を抗原提示細胞とよんでいる．MHCクラスⅠ分子も抗原提示分子であるためおかしな話であるが，先にも述べたように，MHCクラスⅠ分子は赤血球，精子，卵子，トロフォブラスト以外のすべての細胞上に発現されているので，MHCクラスⅡ分子を発現した細胞を抗原提示細胞と考えていただきたい．

貪食能は低いが，抗原提示能が非常に高い細胞には，樹状細胞という細胞が存在する．また，近年ではB細胞にも抗原提示能のあることが報告されている．このように，貪食能が少なくとも抗原を提示することのできる細胞があることから，貪食細胞と抗原提示細胞とは同じものではないということを理解しておいていただきたい．

樹状細胞って？

以前から樹状細胞という細胞が存在していることはわかっていたが，免疫学的に何をしているのかがさっぱりわからなかった．そのため，免疫学者は長年樹状細胞を軽視してきた．

しかし，最近になって樹状細胞が注目されるようになってきた．なぜなら，樹状細胞には非常に強い抗原提示能があることがわかったからである．

樹状細胞はその名のとおり，樹状突起を有する細胞である（第4項の図6参照）．樹状突起というと固い突起を連想するかもしれないが，スカートのようなものがひらひらと細胞にくっついていると考えていただきたい．

マクロファージと樹状細胞だと，どちらが抗原提示能が強いの？

これまで，マクロファージが抗原提示細胞の代名詞とされてきたが，近年樹状細胞の研究が進み，樹状細胞には非常に優れた抗原提示能のあることが明らかになった．そこで疑問に思うのは，「マクロファージと樹状細胞のどちらが抗原提示能が高いのか？」ということである．樹状細胞は成熟度合いによって抗原提示能が異なる（表2）ので，ここでは成熟した樹状細胞とマクロファージを比較してみることにする．

両者にはMHCクラスⅡ分子が高頻度に発現されているが，その発現には大きな違いがある．

まず，マクロファージだが，マクロファージの表面にはMHCクラスⅡ分子が常に発現されている（図2）．MHCは抗原をのせるお皿だと以前に述べたが，このお皿は何ものっていない状態では非常に不安定であるため，常に何かをのせておかなければならない．この場合，自己抗原をのせているのだが，ほとんどすべてのMHCクラスⅡ分子に自己抗原がのっているため，新たに外来抗原が侵入してきても，お皿の上は満杯状態で，外来抗原をのせるスペースには限りがある．

それに対して樹状細胞の場合，元々細胞表面にMHCクラスⅡ分子は発現されていない（図3）．細胞の中にMHCクラスⅡ分子を隠し持っているのである．しかし，外来抗原が侵入してくると，細胞表面にMHCクラスⅡ分子が発現されるようになる．MHCクラスⅡ分子は常に抗原をのせていないと不安定であると先に述べたが，樹状細胞の場合，外来抗原が侵入してからMHCクラスⅡ分子を発現するため，お皿の上は空の状態である．そのため，外来抗原をすぐさまお皿の上にのせ，安定化するのである．つまり，樹状細胞上に発現されたMHCクラスⅡ分子のお皿の上には，外来抗原ののるスペースがたくさんあるということである．

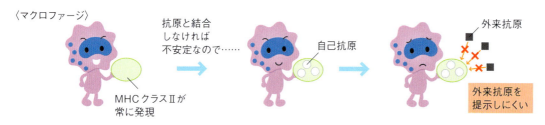

図2 マクロファージによる抗原提示

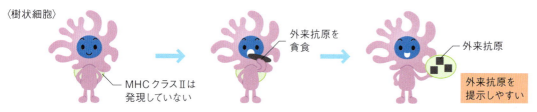

図3 樹状細胞による抗原提示

このことからわかるように，マクロファージのMHCクラスⅡ分子には自己抗原がのっているため，外来抗原をのせるスペースがあまりないのに対して，樹状細胞上のMHCクラスⅡ分子には外来抗原がたくさんのることができる．よって，マクロファージよりも樹状細胞のほうが，圧倒的に抗原提示能が高いといえる．

 樹状細胞は成熟度合いによって抗原提示能が変わるって本当？

未熟な樹状細胞と成熟した樹状細胞ではまったく違った性状を示す（表2）．たとえば，未熟な樹状細胞では，貪食能や飲食能（小さなものを取り込む能力）はあるが，成熟した樹状細胞にはまったくない．これに一致して，貪食や飲食に必要なFcγレセプターやマンノースレセプターも，未熟な樹状細胞の表面には発現しているが，成熟した樹状細胞上には発現していない．

以前，これらのレセプターは細菌などを細胞内に引きずりこむのに必要な分子であると述べたが，これらの分子は細菌などに結合し，貪食細胞内に引きずりこむ働きがある．そのため，これらの分子を発現している未熟な樹状細胞には貪食能や飲食能が

表2 樹状細胞の成熟に伴う性状の変化

	未熟	成熟
貪食作用	+	-
飲食作用	++	-
Fcγレセプター	++	-
マンノースレセプター	++	-
MHCクラスⅠ	+	+++
MHCクラスⅡ	+/-	+++
抗原提示能	-	+
IL-12産生能	-	+++

IL-12：interleukin-12，インターロイキン12

あり，成熟した樹状細胞にはこれらの能力のないことがわかる．

反対に，抗原提示に必須のMHCク

ラスⅠ分子やMHCクラスⅡ分子は，未熟な樹状細胞では発現されていないのに対し，成熟した樹状細胞では強く発現されている．

抗原提示とは関係ないが，インターロイキン(IL-12)の産生能も，未熟な樹状細胞と成熟した樹状細胞では大きく異なっている．このことについては次項以降に説明するが，一概に樹状細胞といっても，成熟度合いによって性状がまったく異なるということはおわかりいただけたのではないだろうか．

樹状細胞の役割ってほかにあるの？

樹状細胞には，ほかにも抗原提示において重要な役割がある．それは，捕まえた抗原を別の場所にいるT細胞に運ぶ役割である．難しい話になって申しわけないが，少しだけお付き合いいただきたい．

元々樹状細胞は，Eカドヘリンという糊のような分子が発現しているため，組織に結合している(図4)．ところが，微生物などの抗原と出会い活性化されると，細胞表面からEカドヘリンが消失する．Eカドヘリンが消失すると，糊がなくなった状態になるため，樹状細胞は組織から離れることになる．

離れるときに，別の分子であるCCR7というケモカインレセプターが発現される．このレセプターは，CCL19やCCL21に付着することのできる分子である．そしてCCL19やCCL21はリンパ節に発現している．そのため，樹状細胞はその分子が発現している所属リンパ節に移動する．

なぜこんなことをするかというと，以前にも述べたように，T細胞が感染局所にいる確率はきわめて低く，ほとんどの場合はリンパ節に存在しているためである．つまり，抗原を捕まえた樹状細胞は，T細胞が待ち構えているリンパ節に抗原を持ってまっしぐらに向かうのである．このようにして，樹状細胞は所属リンパ節にいるT細胞に抗原を運び，提示している．

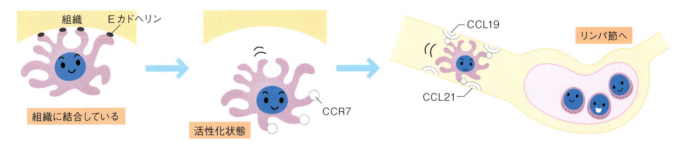

図4　樹状細胞の所属リンパ節への移動

樹状細胞はEカドヘリンという糊のような分子で組織に結合しているが，抗原により活性化されると，Eカドヘリンは消失し，CCR7というケモカインレセプターが発現される．CCR7のリガンドであるCCL19やCCL21はリンパ節にあるため，樹状細胞はT細胞があるリンパ節へ抗原を持って移動する．

樹状細胞にはMHCクラスⅠ分子もクラスⅡ分子も高頻度で発現されているって本当？

成熟した樹状細胞の表面には高頻度にMHCクラスⅠ分子とクラスⅡ分子が発現されている(図5)．そのため，$CD4^+$T細胞にも$CD8^+$T細胞にも効率よく抗原を提示することができる．

特に，樹状細胞のリソソーム中の

酵素活性はマクロファージのそれよりも圧倒的に高い（約10倍）ことから，$CD4^+$T細胞に効率よく抗原を提示することができる．

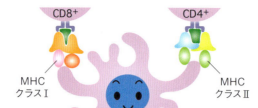

CD4$^+$T細胞とCD8$^+$T細胞の両者を活性化できるため，効率よく異物を排除できる．また，ナイーブなT細胞（抗原刺激を受けていない，活性化されていないT細胞）を活性化できるのは樹状細胞のみ．

図5　樹状細胞上にはMHCクラスⅠ分子とクラスⅡ分子が発現されている

樹状細胞の特徴はほかにもあるの？

樹状細胞には非常にユニークな特徴がある．それは，エキソソームという特殊なものを作ることである（図6）．

エキソソームは樹状細胞の欠片が飛び出したものと考えていただければわかりやすいと思う．驚くべきことに，このエキソソームには，なんとMHCクラスⅠ分子とクラスⅡ分子の2つが発現されている．つまり，自分の一部が体から離れて抗原提示を行うことができる．

今のところ，このようなユニークな方法で抗原を提示する細胞は，樹状細胞しかないと考えられている．

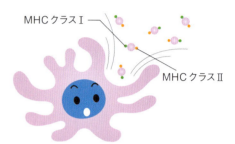

樹状細胞が放出した小胞（エキソソーム）には，MHCクラスⅠ分子とクラスⅡ分子が発現されているため，T細胞を活性化させる．

図6　樹状細胞のエキソソーム

抗原提示細胞のまとめ

以上，抗原提示細胞のうち，主に樹状細胞について述べたが，抗原提示細胞であるマクロファージ，樹状細胞，そしてB細胞について表3にまとめたのでご覧いただきたい．

表3　抗原提示細胞の性質の比較

	マクロファージ	樹状細胞	B細胞
抗原の取り込み	食作用	飲作用，（食作用）	（免疫グロブリンを介した）食作用，飲作用
MHC分子の発現	常に発現	外来抗原により発現	形質細胞になると発現しなくなる
抗原提示	++	+++	+
局在部位	血液，結合組織，粘膜など	リンパ組織，結合組織，体腔など	リンパ組織，末梢

マクロファージ，樹状細胞，B細胞は，外来抗原を最初に提示する細胞である．これらの細胞は，抗原の取り込みやMHCクラスⅡ分子の発現，補助シグナルの発現，抗原提示，体内での局在部位，細胞表面の接着分子がそれぞれ異なっている．

抗原提示細胞を勉強して臨床に役立つの？

一昔前なら看護師は抗原提示細胞や抗原提示を知らなくてもよかったが，医学は進歩し，抗原提示細胞を用いてさまざまな医療行為が行われるようになってきた．そのため，時代に乗り遅れないために，ここでは抗原提示細胞や抗原提示に関して述べた．

そうはいっても，実際どのように抗原提示細胞が臨床に役に立つのかがピンとこないと思うので，現在どのように臨床の現場で抗原提示細胞を用いた治療が行われているのかを，樹状細胞とがんを例に挙げて説明してみよう．

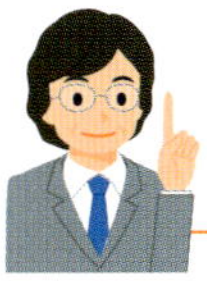

20 抗原提示細胞にはどんな細胞があるの？ 貪食細胞はすべて抗原提示細胞じゃないの？

がんと免疫の関係はどうなっているの？

　がん細胞は健常人の体内で毎日約5,000個近く発生しているといわれている．それにもかかわらず，多くの人はがんに侵されることはない．これは免疫担当細胞が日々がん細胞を退治しているからである．免疫力が低下すると，がん細胞の増殖を抑えることができず，体内でがん細胞が増殖し，最終的にはがんに侵されて死に至ってしまう．

　そうならないためには免疫力を高める必要があるが，そう簡単なことではない．ただし，低下した免疫力を活性化し，がんに対する攻撃力を高める「がんワクチン」とよばれているものがある．ワクチンというと予防接種を思い浮かべるかもしれないが，これは予防接種ではないワクチンである．

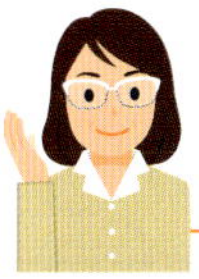

がんワクチンって？新しいがん治療っていうこと？

　がん細胞は正常な細胞が変異したもので，正常な細胞と非常によく似ているが，一部異なる部分（がん抗原：腫瘍マーカーもその1つ）がある．

　樹状細胞がその抗原を異物と認識し細胞内に取り込んだ後，リンパ球にがん細胞の抗原を提示し，その情報を元にリンパ球ががん細胞を攻撃する．簡単に言えばこれががんワクチンのしくみで，私たちが本来持っている免疫力を高めることによってがん細胞だけを攻撃するため，正常細胞をも攻撃する抗がん剤などに比べて副作用が少ない．この方法は基本的に投与するだけなので，通院で治療もできる．

　がんと診断されたら，外科的手術，抗がん剤，放射線療法といった治療が行われるが，すべてのがん細胞を摘出できなかったり，抗がん剤の副作用などに苦しんだり，治療効果が出ないといったケースもある．がんワクチンは，このような患者に新たな選択肢となりうる「第4のがん治療」として期待されている．

　ただし，がんワクチンは免疫能が強化されるまでに時間がかかることから，ほかの治療法と組み合わせて行うことが望ましい．外科的手術や放射線療法でがんを切除したり縮小させたうえでがんワクチンを行うことで，免疫細胞ががん細胞を攻撃しやすくなり，より多くの効果が期待できる．

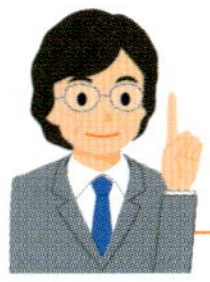

一般的ながんワクチンのしくみって？

　一般的ながんワクチンは，がん抗原（がん細胞にのみ特異的に発現している抗原のこと）を直接体内に投与することによって，体内に存在する免疫担当細胞が異常を察知し，がん細胞を死滅させる（図7）．言い換えれば，がん抗原を投与して免疫担当細胞にがんばってもらうという治療法である．しかし，がん患者は免疫能が低下しているケースが多いため，効率よくがん細胞を退治できていないのが現状である．

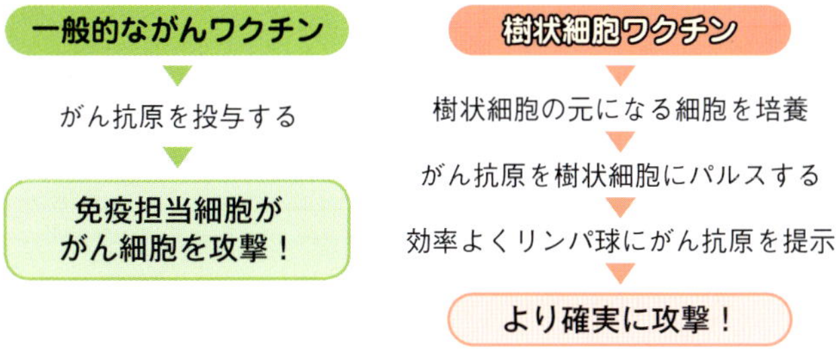

一般的ながんワクチン
がん抗原を投与する
↓
免疫担当細胞ががん細胞を攻撃！

樹状細胞ワクチン
樹状細胞の元になる細胞を培養
がん抗原を樹状細胞にパルスする
効率よくリンパ球にがん抗原を提示
↓
より確実に攻撃！

図7　一般的ながんワクチンと樹状細胞ワクチンの違い

それじゃ，どうしたらいいの？

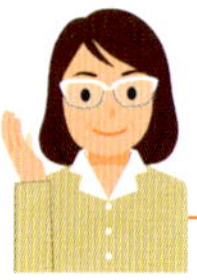

　そういった場合に有効なのが，樹状細胞ワクチン療法である．

　樹状細胞ワクチン療法は，患者の体内から樹状細胞の元になる細胞（単球）を採取して培養し，人工的に樹状細胞へ分化させる（図7）．その後がん抗原を樹状細胞にパルスし，リンパ球に効率よくがん抗原を提示させ，がん患者の体内に戻す．こうすることによって，免疫力の低下した患者でも，確実にがん細胞に対する免疫応答を引き起こすことができる．

　樹状細胞ワクチン療法は，がん細胞に対して特異性が非常に高く，患者のがん細胞だけを攻撃するという特徴があり，副作用が非常に少ない．

樹状細胞ワクチンって，樹状細胞ががん細胞を直接退治するの？

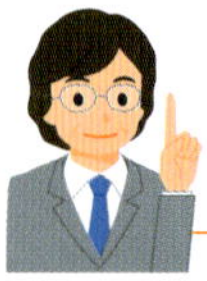

　樹状細胞ワクチン療法は，がん細胞のみを攻撃する細胞傷害性T細胞（Tc細胞：$CD8^+$T細胞）を増殖させる治療法といえる．樹状細胞はがん抗原を取り込み，がん抗原を提示して情報をTc細胞に伝える役割を担っている．

　Tc細胞はウイルス感染細胞や突然変異した細胞などを攻撃する細胞だが，樹状細胞からがん抗原の情報を受け取ると，がん細胞を認識して攻撃する．樹状細胞ワクチン療法は体外で樹状細胞にがん抗原を取り込ませてから体内に戻し，増殖したTc細胞によってがん細胞を狙って攻撃する治療法ということになる（図8）．

　樹状細胞はがん抗原を取り込み，その抗原をMHCクラスⅠ分子上に提示することでがん細胞の情報をTc細胞に伝える．

　このように抗原提示分子であるMHCクラスⅠ分子がここでも活躍しているのである．これで抗原提示が臨床の現場で必要であることがおわかりいただけたのではないだろうか？

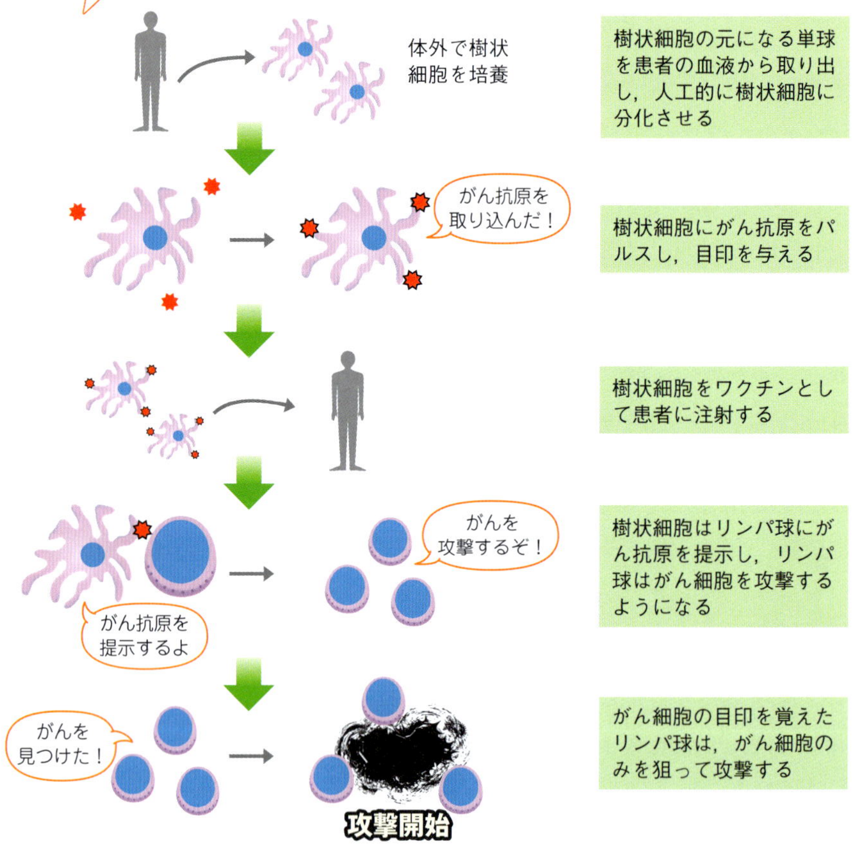

図8　樹状細胞ワクチン療法

※樹状細胞ワクチンは，先進医療の1つである．

21 サイトカインって何?

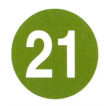
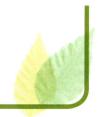

サイトカインって?

　サイトカインとは，免疫担当細胞をはじめとして，各種細胞から産生される生理活性物質（低分子量タンパク）の総称であり，別名「インターロイキン」あるいは「リンホカイン」とよばれている．

　サイトカインは，細胞上のレセプター（受容体）に結合することにより，細胞の増殖や分化，制御や抑制，さらには細胞死などを誘発する．

サイトカインは細胞どうしのコミュニケーションの方法なの?

　体内で細胞どうしがコミュニケーションをとる方法には2つある．1つは細胞どうしが直接接触することにより情報を交換する場合，そしてもう1つは液性の因子（サイトカイン）によって情報を交換する場合である．

　直接接触するコミュニケーション方法のほうが確実なように思われるかもしれないが，サイトカインも確実な方法で細胞どうしの情報伝達を行うことができる．サイトカインが作用するためには，細胞上にそのサイトカインに対するレセプターが発現していなければならないが，レセプターを発現している細胞には，確実に情報を提供することができる．

　サイトカインが細胞膜上のレセプターに結合すると，細胞内のシグナル伝達経路（キナーゼ系）を活性化させる（**図1**）．その後核内に移行して，そのサイトカインによって誘導される遺伝子のエンハンサー領域に結合する転写因子が発現し，細胞が動き出す．

　ここで誤解していただきたくないことは，サイトカインは別の細胞に情報を提供するばかりが仕事ではないということである．細胞自ら産生したサイトカインを産生細胞自身で受け取ることもできるし（オートクライン），近傍に存在する細胞にサイトカインを用いて情報を提供することもできる（パラクライン）．さらに，サイトカインにはもっと優れた働きがあり，まったく異なった場所に存在する細胞にも，血流を介して作用することができる（エンドクライン）（**図2**）．

　このように，細胞どうしが情報伝達を行うためには，細胞どうしが直接接触していなければならないわけではなく，サイトカインを用いて確実に情報を伝達することができる．

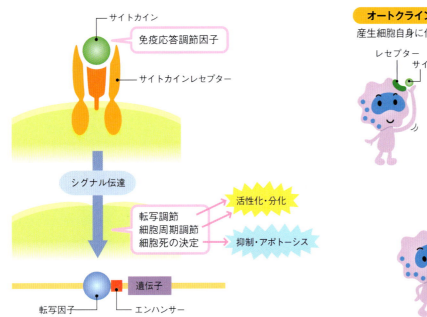

図1 サイトカインの基本的な作用機序

図2 サイトカインの作用体系

サイトカインにはどんな働きがあるの？

　サイトカインが発見された当初は数も少なかったが，現在までに凄まじい数のサイトカインが発見されており，1つひとつを記憶しておくことは困難である．ましてや，サイトカインの働きは複数あるため，それらすべてを記憶することは至難の業である．看護師の皆さんは免疫学者ではないので，当然のことながらそこまで記憶しておく必要はない．しかし，生体内ではいろいろなことが起こっており，その中でも大事なイベントに関与しているサイトカインは，覚えておいたほうが今後の助けになるだろう．

　さて，ここでは看護師の皆さんも知っていて損はない，最も重要なサイトカ

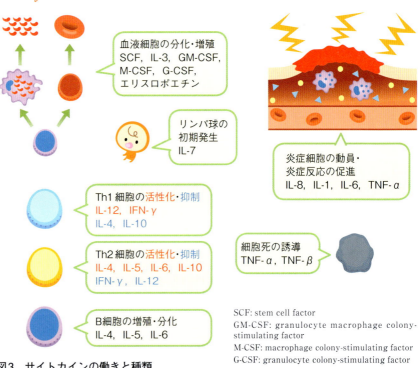

図3 サイトカインの働きと種類

インに焦点を絞ることにしよう(図3).

まず1つめは,血液細胞の分化と増殖に関与するサイトカインである.血液中に存在するすべての細胞は,もともとは1つの細胞からできたものだと第5項で述べた.もともと骨髄中には多能性造血幹細胞という細胞が存在しており,この細胞は血液中に存在するすべての細胞になることができる.

では,どうしてそんなことができるのであろうか.何を隠そう,それはサイトカインのおかげなのである.サイトカインが作用することによって造血幹細胞はいろいろな細胞になることができる.要するに,サイトカインの役割として造血(血液細胞の分化・増殖)というものがあるということを覚えておいていただきたい.図3に細胞の分化・増殖に関係するサイトカインを一部紹介したのでご覧いただきたい.

ほかにもいろいろなサイトカインがある.たとえば,リンパ球の発生に必須のインターロイキン(IL)-7,B細胞の分化・増殖に関与するIL-4,IL-5,それにIL-6,炎症細胞の動員に関与するIL-8,炎症反応の促進に関与するIL-1やIL-6,それに細胞死の誘導に関与する腫瘍壊死因子(TNF)などである.これらのサイトカインは,医療従事者は知っておかなければならないものなので,しっかりと覚えておいていただきたい.

どんな細胞がサイトカインを産生するの?

この項の最初でも述べたように,免疫担当細胞だけでなく,すべての細胞がサイトカインを産生することができる.重要なサイトカインについて学ぶ前に,免疫応答についておさらいをしておこう.

免疫応答にはⅠ型の免疫応答とⅡ型の免疫応答があり,Ⅰ型の免疫応答は細胞性免疫に深くかかわっている免疫応答であり,Ⅱ型の免疫応答は液性免疫にかかわっている免疫応答である.

第17項でT細胞の亜集団の話をしたが,末梢のT細胞にはCD4$^+$T細胞(ヘルパーT細胞[Th細胞])とCD8$^+$T細胞(細胞傷害性T細胞[Tc細胞])がある.CD4$^+$T細胞はさらに機能的に2つに分類され,1つはTh1細胞,そしてもう1つはTh2細胞である.Th1細胞とTh2細胞は同じCD4$^+$T細胞ではあるが,生体内ではまったく異なった働きをしており,サイトカインの産生パターンもまったく異なる.

表1にどの細胞がどんなサイトカインを産生するのかをまとめた.表を見ればおわかりいただけると思うが,Th1細胞はインターフェロン(IFN)γを産生するのに対し,Th2細胞はIL-4を産生する.Th1細胞から産生されるIFN-γはⅠ型の免疫応答を誘導すると同時に,Ⅰ型の免疫応答を維持するための重要なサイトカインでもある.

それに対して,Th2細胞から産生されるIL-4はⅡ型の免疫応答を誘導すると同時に,Ⅱ型の免疫応答を維持するための重要なサイトカインでもある.このように,同じCD4$^+$T細

表1　サイトカイン産生細胞

細胞	Th1細胞	Th2細胞	Tc細胞	NK細胞
サイトカイン	IFN-γ, IL-2, TNF-β	IL-4, IL-5, IL-6, IL-10	IFN-γ, IL-2, TNF-β	IFN-γ
細胞	マクロファージ	血管内皮細胞	線維芽細胞	間質細胞
サイトカイン	IL-1, IL-12, TNF-α, IL-6, IL-10	IL-1, GM-CSF, M-CSF	IL-1, IL-6, IFN-γ, GM-CSF, M-CSF, G-CSF	CSF, IL-7

胞であっても，まったく違った免疫応答を導く働きを持っている．

サイトカインは上述したように，すべての細胞から産生される液性の因子である．そのため，CD8$^+$T細胞やナチュラルキラー（NK）細胞からもサイトカインが産生される．両細胞とも，IFN-γをよく産生することから，両細胞はⅠ型の免疫応答に関与しているといえる．

マクロファージからは，炎症を惹起するサイトカインのほかに，Ⅰ型の免疫応答を誘導するIL-12，Ⅱ型の免疫応答を誘導するIL-10が産生される．マクロファージはまったく作用の異なるサイトカインを産生するが，これは周りの状況を判断して産生すると考えていただきたい．また，サイトカインは，血管内皮細胞や線維芽細胞，それに間質細胞などからも産生される（表1）．

インターフェロンって1つじゃないの？

これまでに何度かインターフェロン（IFN）という言葉が出てきたので，もう少し詳しく説明してみよう．

IFNにはタイプⅠとタイプⅡが存在する．タイプⅠのIFNにはIFN-αとIFN-βの2つが，またタイプⅡのIFNには，先に述べたIFN-γが含まれる．どのように違うのかを表2に示した．タイプⅠのIFNは主にウイルス感染のときに産生され，抗ウイルス活性を示す．他方，タイプⅡのIFNは主に細菌感染，とくに細胞内寄生細菌感染の際に多量に産生される．

表2　インターフェロンの種類

タイプ	クラス	主な産生細胞	サブタイプ	刺激因子	効果
Ⅰ	IFN-α	白血球	20	ウイルス	近傍の細胞に抗ウイルスタンパクを産生
	IFN-β	線維芽細胞	1		
Ⅱ	IFN-γ	T細胞・NK細胞	1	ウイルス・細菌・そのほかの抗原	腫瘍細胞・感染細胞の破壊促進

サイトカインを勉強して臨床に役に立つの？

上述したように，一言でサイトカインといっても，さまざまなサイトカインがあるということはおわかりいただけたと思う．それぞれのサイトカインは，がんを抑制したり，病原体に感染したときに防御的に働いたりする．このことからも，がんになったり病原体に感染した場合に，サイトカインが体内でたくさん産生されれば，これらを退治できることは容易に想像できるであろう．

それを臨床に応用したのが，サイトカイン療法である．サイトカインの1種であるⅠ型のインターフェロンは，ウイルス感染の際に防御的に働く．そのため，Ⅰ型のインターフェロンを体内に投与すれば，抗ウイルスタンパクを産生することができる．もちろん，ウイルスが体内に侵入すると，体内でⅠ型のインターフェロンが産生されるが，それだけでは不十分なことが多い．そのため，臨床ではⅠ型のインターフェロンを投与するという方法が治療の一環として行われている．

とくに，C型肝炎ウイルスに感染し肝炎を起こしたときの治療法としては，大きな効果があるといわれている．また，がん治療の一環としても国の認可を受けており，多発性骨髄腫や脳腫瘍，それに腎臓がんなどの治療に用い

IFN：interferon，インターフェロン．ウイルス感染により生産分泌される糖タンパク質．

られている．また，IL-2はがん細胞を殺す細胞傷害性T細胞やNK細胞の増殖・生存に必須のサイトカインだが，腎臓がんにも有効であることが知られている．このようなわけで，これからはサイトカイン療法という治療方法も普及することが予想されるので，看護師のみなさんもサイトカインとは何なのかを知っておいていただきたい．

サイトカイン療法って万能なの？

残念ながら，サイトカイン療法が万能というわけではない．これまでにも述べたが，多くの難治性疾患の中には，サイトカインが産生されすぎるために病状が悪化するというケースが多々ある．そのため，少量のサイトカインであればさまざまな疾病に対して防御的に働くが，大量に産生されすぎれば逆に悪さをするということも頭に入れておかなければならない．

たとえばリウマチは，炎症性のサイトカイン（TNF-αやIL-6など）が関節内に大量に産生されるために起こるものである（図4）．そのため，リウマチの場合などはこれらサイトカインの産生を抑制させる必要がある．これにはさまざまな薬剤が用いられているが，炎症性サイトカインを中和するための抗体を投与する方法も選択肢の1つである（関節リウマチの治療に用いる生物学的製剤はこの一例である）．

このように，サイトカインは私たちの体にとってよい方向に働く場合と悪い方向に働く場合があり，それぞれの病態に応じて治療法を変える必要がある．最近の臨床ではこのような治療法が用いられているので，サイトカインについてある程度知識が必要であることがおわかりいただけたのではないだろうか？

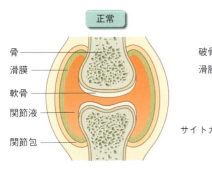
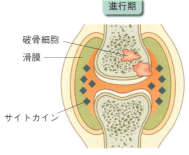

正常な関節では，骨と骨のあいだに軟骨があり，また，滑膜が分泌する関節液によって関節はスムーズに動く．

滑膜が炎症により活性化し増殖（関節の腫れ），増殖した滑膜からサイトカインが放出され，軟骨・骨を破壊する．

図4　正常な関節と関節リウマチの関節

22 サイトカインバランスって？

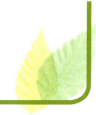

 Ⅰ型の免疫応答とⅡ型の免疫応答のおさらいをしてみよう

　これまでにⅠ型の免疫応答，Ⅱ型の免疫応答と頻繁に述べてきたので，それぞれの免疫応答がどのようなものなのか，だいたいイメージはつかめたのではないだろうか？

　Ⅰ型の免疫応答は細胞性免疫が誘導される免疫応答で，Ⅱ型の免疫応答は液性免疫が誘導される免疫応答である．これまでに細胞性免疫も液性免疫も言葉としては出てきたが，それぞれどのような免疫応答なのかについては，第17項でごく簡単に述べただけだった．そのため，ここで少しおさらいをしておこう．

　細胞性免疫とは，大まかにはT細胞とマクロファージなどの細胞が動く免疫応答のことである．他方，液性免疫とは，抗体を中心とする液性因子が動く免疫応答のことである．抗体はB細胞が最終的に分化・成熟した形質（プラズマ）細胞から産生されるため，「細胞性免疫じゃないの？」と思う読者も多いと思うが，今はそのように頭に入れておいていただきたい．

　T細胞やマクロファージが動く免疫応答は，たとえば結核菌に感染した場合などである．結核菌は，第7項でも述べたが細胞内寄生細菌である．結核菌に感染した場合，マクロファージが結核菌を退治するが，多くの結核菌はマクロファージの中でも生存することができる．そのため，T細胞がマクロファージを活性化し，最終的に結核菌は活性化マクロファージによって殺傷される．このように，T細胞とマクロファージの連携プレーによって行われる免疫応答が細胞性免疫なのである．

　他方，抗体が働く免疫応答は，たとえばアレルギー反応の場合などである．アレルギーの場合は以前にも述べたように，肥満（マスト）細胞から産生されるヒスタミンなどの液性因子によって惹起される．マスト細胞からヒスタミンが分泌されるためには，IgEが必須である．IgEは抗体の1種であり，液性免疫において重要な役割を演じている．

　結核菌に感染した場合に，抗体が産生されないのかと聞かれれば，ノーと答えざるを得ない．確かに結核菌に感染すれば結核菌に対する抗体が産生される．ただし，上述したように，結核菌はマクロファージなどの中に生息するため，抗体が多量に産生されても退治のしようがない．抗体は細胞の中に入ることができないからである．

　また，アレルギーのときにT細胞は一切動かないのかと聞かれれば，こちらもノーと答えざるを得ない．つまり，どちらのタイプの免疫応答もそれぞれの病態において動いているが，必ずどちらかが優勢に働くというわけである．

Ⅰ型の免疫応答を誘導するサイトカインとⅡ型の免疫応答を誘導するサイトカインは違うの？

以前にも述べたが，CD4$^+$T細胞にはTh1細胞とTh2細胞が存在する．これらの細胞は，もとからTh1細胞やTh2細胞であったわけではない．もともとは胸腺で分化・成熟した後，末梢の組織に移行した細胞であるが，最初から外来抗原と接触したことがあるわけではなく，いかなる抗原にも感作されていない状態で存在している．このように，外来抗原と接触したことのないT細胞をナイーブT細胞といい，Th0細胞とよんでいる（図1）．

Th0細胞はTh1細胞にもTh2細胞にもなることができる．すなわちTh0細胞には，Th1細胞を誘導するサイトカインに対するレセプターも，Th2細胞を誘導するサイトカインに対するレセプターも両方細胞表面に発現

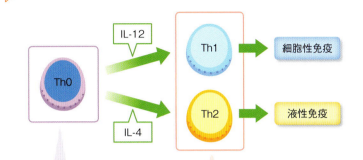

〈ナイーブT細胞〉
胸腺で分化・成熟し，末梢の組織に移行したT細胞のうち，抗原に接触していない細胞

〈ヘルパーT細胞〉
抗原刺激を受けることによりナイーブT細胞から分化した細胞．抗原刺激に対し迅速に反応し，多量のサイトカインを産生することができる．サイトカインの産生パターンからTh1とTh2に分類される

図1　ヘルパーT細胞のサブセット

している．そのため，Ⅰ型の免疫応答を誘導するサイトカインが産生されればTh1細胞になるし，Ⅱ型の免疫応答を誘導するサイトカインが産生されればTh2細胞になるのである（図1）．

マクロファージにTh0細胞からTh1細胞・Th2細胞に誘導する能力があるって本当？

第20項でも述べたように，マクロファージの重要な役割は，病原体を貪食・殺菌するとともに，抗原を提示するということである．ところが，マクロファージの役割はそれだけにとどまらない．

CD4$^+$T細胞が，機能的にTh1細胞とTh2細胞に分けることができるということがわかって以来，マクロファージにはTh0細胞をTh1細胞にもTh2細胞にも分化させることができるということが明らかになった（図2）．Th1細胞がⅠ型の免疫応答の誘導に関与し，Th2細胞はⅡ型の免疫応答の誘導に関与することは述べたが，これだけでは不十分である．すなわち，最初に異物を取りこむのはマクロファージであることから，マクロファージがその後の免疫応答の行く末を決定する．言い換えれば，マクロファージはⅠ型の免疫応答へも，Ⅱ型の免疫応答へも誘導する能力があるのである．

マクロファージからはさまざまなサイトカインが産生されるが，Th1細胞を誘導するIL-12とTh2細胞を誘導するIL-10を産生する．このように，マクロファージはTh1細胞とTh2細胞の誘導に必須なのである．

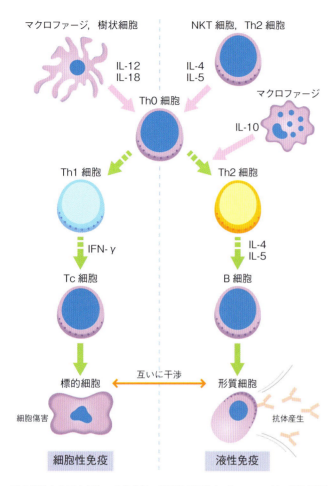

- Th0細胞からTh1細胞への分化は，抗原提示細胞（マクロファージ，樹状細胞）から産生されるIL-12やIL-18とNKT細胞やTh1細胞から産生されるIFN-γの影響を受ける
- Th0細胞からTh2細胞への分化は，NKT細胞やTh2細胞から産生されるIL-4によって影響を受ける
- IL-10はマクロファージから産生され，それがオートクラインで作用し，IL-12の産生やCD80（B7.1）の発現を減少させ，Ⅰ型の免疫応答を抑制する．そのため結果としてⅡ型の免疫応答が誘導される
- Th1細胞とTh2細胞から産生されるサイトカインは互いに干渉し合い，Th1/Th2バランスを形成している

図2　Th細胞の分化と作用

Column
免疫担当細胞の種類によって，産生するサイトカインが違う？

　私たちの体の中には，さまざまな免疫担当細胞が存在しているが，Ⅰ型の免疫応答を誘導するサイトカインとⅡ型の免疫応答を誘導するサイトカインは，多くの場合それぞれ異なった細胞から産生されている．

　たとえば，本文中にも述べたように，Th1細胞はⅠ型の免疫応答を誘導するのに必須のインターフェロン（IFN）-γを産生するし，Th2細胞はⅡ型の免疫応答を誘導するのに必須のインターロイキン（IL）-4を産生する．また，ナチュラルキラー（NK）細胞は主にⅠ型の免疫応答を誘導するのに必須のIFN-γを産生する（もっとも，最近はNK細胞の中にもⅡ型の免疫応答を誘導するサイトカインを産生する亜集団の存在が報告されているが……）．

　また，NKT細胞というリンパ球が存在するが，こちらの細胞はほかの細胞とは異なり，Ⅰ型の免疫応答を誘導するのに必須のIFN-γとⅡ型の免疫応答を誘導するのに必須のIL-4の両者を産生する．このことから，NKT細胞はⅠ型の免疫応答にもⅡ型の免疫応答にも関与しているということがいえる．

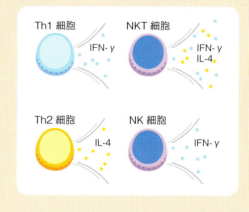

免疫応答の行く末は、Th1細胞とTh2細胞だけで決まるの？

Th1細胞とTh2細胞が発見されてからは、外来抗原が体内に侵入するとⅠ型の免疫応答とⅡ型の免疫応答のどちらかに傾くと考えられていた。しかし最近になって、Th17細胞、Th22細胞、Treg細胞など、さまざまなT細胞が発見され、これらの細胞も免疫応答の行く末を決定していることが明らかとなった。免疫学は日進月歩ということである。これらの細胞について解説すると少々難しくなってしまうのでここで詳しくは触れないが、そのような細胞が存在するということだけは頭に入れておいていただきたい。

Th1/Th2バランスって？

表1にTh1細胞とTh2細胞の主な特徴を挙げたので、ご覧いただきたい。この表からもわかるように、Ⅰ型の免疫応答は、Ⅱ型の免疫応答の誘導を抑制するし、Ⅱ型の免疫応答はⅠ型の免疫応答を抑制する。要するに、図3に示したようにⅠ型の免疫応答とⅡ型の免疫応答は相反する働きを持っており、通常は釣り合った状態になっている。

しかし、細胞性免疫が必要な疾患の場合には、Ⅰ型の免疫応答がⅡ型の免疫応答よりも優位にたち、Ⅱ型の免疫応答が必要な疾患の場合には、Ⅱ型の免疫応答がⅠ型の免疫応答よりも優位にたっている。

このように述べると、図3に記載した疾患を防ぐためにはⅠ型の免疫応答あるいはⅡ型の免疫応答がそれぞれ必要と思われるかもしれない。実際、結核菌などの感染の場合には、Ⅰ型の免疫応答が動いてくれなければ悪化の一途をたどることになるし、蠕虫感染の場合には、Ⅱ型の免疫応答が動いてくれなければ快方に向かうことはない。しかし、アレルギー反応を例にとってみると、Ⅱ型の免

表1　Th1細胞とTh2細胞の主な特徴

	Th1細胞	Th2細胞
免疫応答	細胞性免疫	液性免疫
産生サイトカイン	IFN-γ, TNF-β	IL-4, IL-5, IL-6, IL-10, IL-13
作用	マクロファージ殺菌能亢進 CD8⁺T細胞の増殖	B細胞の増殖 クラススイッチの誘導 抗体産生増強
誘導サイトカイン	IL-12, IFN-γ	IL-4, IL-10
そのほかの機能	Ⅱ型の免疫応答の抑制	Ⅰ型の免疫応答の抑制

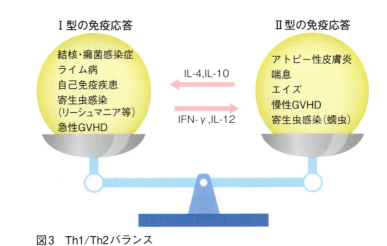

図3　Th1/Th2バランス

疫応答が動かなければアレルギー反応を起こすことはない．このことから，それぞれの免疫応答は各疾患に対して防御的に働いている場合もあるが，疾患を誘発する要因になっている場合もあることも頭に入れておいていただきたい．

サイトカインバランスを理解して，臨床現場に役に立つの？

　サイトカインバランスを勉強して臨床現場に役に立つの？と思う読者も多いかもしれないが，上述したように，多くの疾患ではTh1かTh2のどちらかが優位に働いている．また，自らの体を守るためだけでなく，自らの体を攻撃するのもサイトカインのバランスによって決定されている（サイトカインバランスの破たん）．これらのことを考えると，医療においていかにサイトカインバランスが重要であるかが，おわかりいただけるのではないだろうか？

　また，感染症やアレルギーなどについては，サイトカインバランスを考えることなく語ることはできない．今後医療の現場で出くわす疾患に，どのようなサイトカインが関与しているかを考えながら看護にあたっていただきたい．

　また，感染症やアレルギーだけでなく，難病とされる多くの疾患も，サイトカインバランスの破たんによって起こることが，これまでの研究によって明らかになっている．多くの難病患者さんに対して免疫抑制剤を使用するが，一言で免疫抑制剤といってもさまざまなものが存在する．Ⅰ型の免疫応答を抑制するものも存在すれば，Ⅱ型の免疫応答を抑制するものも存在する．もちろん，両者を抑制する免疫抑制剤も存在する．

　こう考えてみると，免疫と難病の発症には密接な関係があるということがご理解いただけるであろう．サイトカインバランスが臨床現場にいかに役立つかが，おわかりいただけたのではないだろうか？

Column
サイトカインストーム

　血液中の炎症性のサイトカインが急激に増加し，さまざまな炎症反応（好中球の活性化・血液凝固・血管拡張など）を引き起こし，全身性ショック（急激な血圧低下を含む）や播種性血管内凝固症候群（DIC），そして多臓器不全に進行することがある．

　この状態をサイトカインストーム（サイトカインの嵐）というので覚えておいていただきたい．

23 最近よく耳にするToll-like receptorって何？

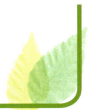

パターン認識レセプターって何？

　獲得免疫に関与しているT細胞やB細胞は，それぞれT細胞受容体（TCR）や免疫グロブリン（抗体）を細胞表面に発現しているため，これらの分子によって自己と非自己を1つずつ識別することができる．他方，自然免疫に関与しているマクロファージなどの細胞上にはこのような分子が発現していない．それにもかかわらず，病原体などが体の中に侵入した場合，マクロファージなどは，非自己として認識して病原体を排除してくれる．

　長年，自然免疫にかかわるマクロファージなどの貪食細胞が，どのようにして病原体を異物として認識しているのかがわからなかったが，近年その機構が明らかになってきた．つまり，自然免疫に関与する貪食細胞などは，病原体には存在するが，私たちの体には存在しないものをパターンとして認識していることが明らかとなった．

　そのパターンを認識する受容体を，パターン認識レセプターとよぶようになった．

エンドトキシンショックって？

　パターン認識レセプターを説明する前に，エンドトキシンショックについて少し説明しておくことにしよう．

　エンドトキシンショックとは，文字通りエンドトキシンによるショックのことである．エンドトキシンとは，第9項で述べたように，内毒素（LPS）のことである．LPSはグラム陰性菌の細胞壁には存在するが，グラム陽性菌の細胞壁には存在しない（図1）．

　LPSはグラム陰性菌の細胞壁を構成する糖脂質で，N-アセチルグルコサミンに脂肪酸が結合したリピドA（Lipid A）とよばれるものに糖鎖が付いたものである（図2）．

　LPSの活性中心はリピドAで，炎症性のサイトカインを大量に産生させる能力を有しており，エンドトキシンショックはこのLPSによって誘導される大量の炎症性サイトカインによって誘発される．たとえば，マウスにLPSを投与すると，3日以内にマウスは死亡する（図3）．これは前項のコラムで述べたように，大量の炎症性サイトカ

TCR：T cell receptor，T細胞受容体
LPS：lipopolysaccharide，リポ多糖，リポポリサッカライド

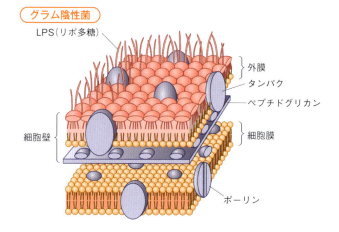

図1　グラム陽性菌とグラム陰性菌の細胞壁の違い
Microbiology, 6th ed. Figure 4-6a. John Wiley & Sons, 2005. を参考に作成

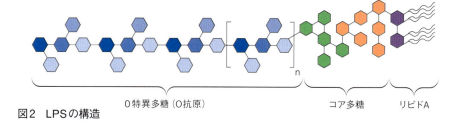

図2　LPSの構造

インが産生され（これをサイトカインストーム［サイトカインの嵐］という），急激な血圧低下と体温低下によりショックを起こすためである．

　これは，マウスに限った現象ではない．ヒトの場合も，手術中になんらかの原因で病原体に感染することがあるが，グラム陰性菌が体内に大量に侵入した場合には，同じようなショックを起こす．このエンドトキシンショックは非常に致死率が高く，治療がきわめて難しい病態の1つである．

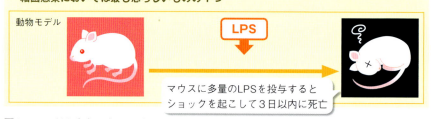

図3　エンドトキシンショック

パターン認識レセプターとLPSにはどんな関係があるの？

　LPSについてここで説明したのは，パターン認識レセプターとLPSが非常に密接な関係にあるからである．

　LPSは前述したようにグラム陰性菌の細胞壁を構成する成分であるが，これはヒトの体内には存在しない（もちろん，腸管には大量のグラム陰性菌が存在しているが，腸管はいわば外界であるため，通常腸管に存在するグラ

陰性菌が体内に侵入することはない）．すなわち，LPSは私たちの体にとっては紛れもなく異物なのである．

しかし，T細胞やB細胞は通常タンパク質が分解されたペプチドしか認識できないため，LPSを認識することはない．そのため，自然免疫系に関与するマクロファージがLPSを異物として認識する．

LPSはグラム陰性菌の細胞壁の構成成分であるが，私たちをとりまく環境には無数ともいえるグラム陰性菌が存在している．つまり，マクロファージは個々のグラム陰性菌を認識するのではなく，グラム陰性菌という1つの集団を認識する．

くどいようだが，この集団はLPSを有していることから，マクロファージはLPSをパターンとして認識しているということになる．このように，ある集団に共通に発現されているものを認識する受容体を，パターン認識レセプターとよぶ．

Toll-like receptorって？

では，どのようにしてパターン認識レセプターが見つかったのであろうか？ 昔からLPSに対して感受性を示す（LPSが致死性に働く）マウスと，抵抗性を示す（LPSを投与しても死なない）マウスが存在することは知られていたが，それがどのような遺伝子に規定されているのかがわからなかった．しかし，多くの研究者によって解析がなされ，その感受性の違いが一連の遺伝子によって規定されていることが明らかとなった．この遺伝子が，ハエのカビに対する抵抗性を規定する遺伝子（Toll）と相同性があることから，Toll-

エンドトキシンショックに対して抵抗性を示すマウスが存在する

LPS不応答性マウス
↓
多量のLPSを投与してもエンドトキシンショックを起こさない
↓
Toll-like receptor（TLR）を遺伝的に欠損しているため

Toll：ショウジョウバエで真菌感染に対する生体防御に必須の役割を果たす分子
- ハエの腹と背を決定する分子
- 抗菌ペプチド：カビへの抵抗性
- Charles Janewayによって発見

図4　Toll-like receptor（TLR）

ショウジョウバエのTollは，もともと個体発生の過程で背腹軸決定にかかわる分子として同定された．その後，Tollが真菌を察知するセンサーであり，Tollシグナルによって抗菌ペプチドを中心とした感染防御反応が誘導されることが明らかになった．ショウジョウバエの免疫機構は，簡単にいえばTollのような病原体センサーと抗菌ペプチドによる細菌の排除からなる．興味深いことに，この両方がヒトにまで保存されている．近年，TollのヒトおよびマウスのホモログTLRが発見され，TLRが病原体センサーであることがわかり，長い間謎であった自然免疫における病原体認識機構が解明されたのである．

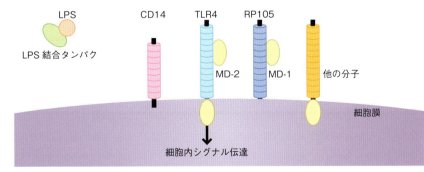

図5　LPS受容体の構造

細胞内にシグナルを伝達するTLR4に加えて，CD14やTLR4に会合するMD-2がLPSの受容体を構成している．B細胞ではTLR4に加えてTLRファミリーと細胞外領域の相同性の高いRP105と，それに会合するMD-1がLPSの応答性に深く関与している．このようにLPS受容体は大きな複合体を形成しており，細胞ごとのコンポーネントは異なっている．

like receptor（TLR）とよばれるようになった（図4）.

後述するが，TLRにはさまざまな分子が存在する．LPSに結合するレセプターはTLR4とよばれている．細胞内にシグナルを伝達するTLR4に加えて，CD14やTLR4に会合するMD-2がLPSの受容体を構成している．B細胞ではTLR4に加えて，TLRファミリーと細胞外領域の相同性が高いRP105と，それに会合するMD-1がLPSの応答に深く関与している（図5）．このように，LPS受容体は大きな複合体を形成しており，細胞ごとのコンポーネントは異なっている．

細菌と私たちの体の細胞を識別するTLRは存在するの？

TLRはLPSを認識するものだけではなく，ほかにもいくつか存在する．たとえば，細菌のDNAを認識するレセプターも存在する．

私たちの体の中には多数の細胞が存在し，その中にはDNAが存在している．これと同様に，細菌の中にもDNAは存在している．DNAは，4つの塩基〔アデニン（A），チミン（T），シトシン（C），グアニン（G）〕とリボ核酸，それにリン酸が結合したものであり，ヒトの場合も細菌の場合も化学組成は同じである．

しかし，ヒトのDNAと細菌のDNAでは1つだけ異なる点がある．それは，ヒトのDNAはメチル化されているのに対し，細菌のDNAはメチル化されていないということである（図6）．わずかな違いではあるが，その違いを宿主の細胞は識別する．メチル化されているか否かによって，DNAのパターンがヒトと細菌では異なっていることから，このパターンの違いをパターン認識レセプターで認識するのである．なお，この場合はLPSの場合と異なり，TLR9によって識別する．

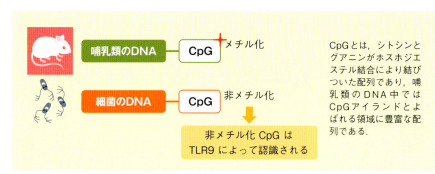

図6　哺乳類と細菌のDNAの違いと認識

TLRにはほかにどのようなものがあるの？

TLRにはほかに図7に示したものがある（代表的なものだけを記載）．たとえば，TLR1，TLR2それにTLR6は細菌の細胞壁に存在しているペプチドグリカンを認識する．

ペプチドグリカンという言葉が初めて出てきたため，少し説明しておくことにする．私たちの体を構成する細胞は細胞膜で覆われている．細菌も同様に細胞膜に覆われているが，その外側には細胞壁が存在している．細菌はグラム陽性菌であれ，グラム陰性菌であれ，いずれにも細胞壁がある（図1）．つまり，私たちの体を構成する細胞にはペプチドグリカンが存在しないのに対し，細菌にはペプチドグリカンが存在する．このように，ペプチドグリカンは細菌にのみ存在することから，私

144

たちの体にしてみれば，ペプチドグリカンは異物ということになる．そのため，マクロファージなどの貪食細胞はペプチドグリカンを含むものを異物であると認識する．すなわち，ペプチドグリカンを発見すれば，それをパターンとして認識し，攻撃するようになるのである．

また，TLR3はウイルス由来の2本鎖RNAを認識する．例外はあるものの，健常者の場合には細胞内にウイルスは存在していない．しかし，細胞がウイルスに感染すると，細胞質内で2本鎖RNAが合成される．このRNAは自己のものではなく，ウイルス由来のものであることから，私たちの体内に存在する細胞がそれをウイルスと認識し，攻撃するのである．

このようにTLRは私たちの体に存在しないもの（非自己）をひとまとめにして認識することから，パターンを認識するレセプターで，初期防御において非常に重要な分子であることはおわかりいただけたであろう．

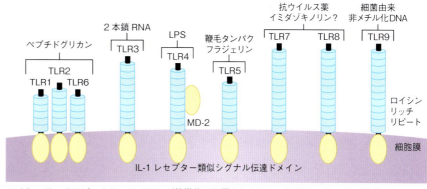

ロイシンリッチリピートは，ロイシンが特徴的に配置された24～28個のアミノ酸で構成されている．ロイシンリッチモチーフが繰り返した構造を指し，種を超えて広く保存されている．とくに，植物からヒトまで病原体認識分子として使われている．

図7　TLRによる病原体の認識

TLRの知識は，臨床に役立つの？

一見すると，看護師のみなさんにTLRの知識は必要ないように思われるかもしれない．しかし，ここで述べたように，エンドトキシンショックには必ずTLRが関与している．そしてエンドトキシンショックは，臨床現場でよく出くわすものである．エンドトキシンショックの患者に出会ったときには，医療従事者である以上，なぜこのような状態になっているのかをある程度理解しておく必要がある．

いずれにしても，体内に病原体が入れば大変なことになるということは，おわかりいただけたのではないだろうか？　たとえば，注射や採血をする際にも注意をする必要がある．ちょっとした不注意で，患者さんの体内に病原体を入れてしまう可能性は多分にある．健常人であれば大事にいたらないことでも，免疫能の低下した患者であれば，病原体が体内に入ることでエンドトキシンショックのようにとんでもないことになってしまうことがある（図8）．そのため，いつも初心に戻って，細心の注意を払いながら患者のケアにあたってほしい．

特に手術に立ち会う看護師のみなさんは要注意である．ちょっとした不注意で患者の体内に病原体を入れてしまうこともあるということ，そしてもし入れてしまった場合には，致死性の高いショックとなりうるということを理解しておいていただきたい．

ただし，TLRはエンドトキシンショックのように悪いことをするために存在しているものではなく，病原体を認識してくれること，そして私たちの体を病原体から守ってくれているということもしっかりと頭に入れておいていただきたい．もしTLRがなければサイトカインストームを起こす可能性はきわめて低くなるので，TLRは悪者であると錯覚しがちだが，実は病原体の攻撃から私たちの体をまっさきに守ってくれるものである（図8）．

TLRは，異物を異物として認識する分子であるということ，TLRは，私たちの体の生体防御機構において非常に重要な役割を演じていること，そして医療行為の失敗がTLRを介してとんでもないことになるという3つの点を，肝に銘じていただければ幸いである．

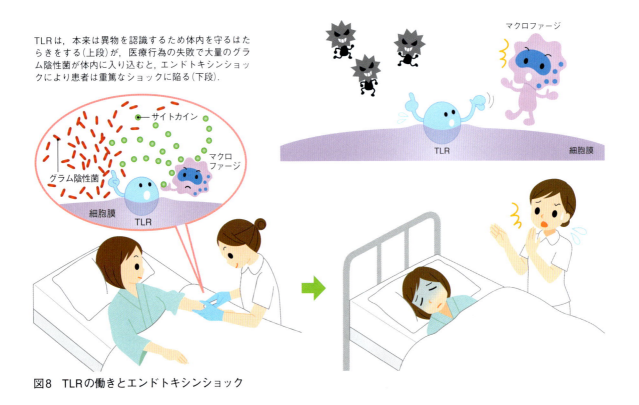

図8　TLRの働きとエンドトキシンショック

24 NK細胞はウイルスに感染した細胞や腫瘍細胞を破壊するっていうけど，どうやってそれらの細胞と正常細胞を識別し，破壊するの？

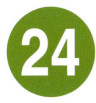
NK細胞ってどんな細胞だっけ？

　NK（natural killer）細胞は，大顆粒リンパ球とよばれているリンパ球の一種である．大顆粒リンパ球というくらいであるから，通常のリンパ球（T細胞やB細胞）と比べて大きく，細胞質に顆粒を有している（第4項の図7参照）．

　通常のリンパ球の表面にはたくさんの分子が発現していることはすでに述べたが，NK細胞上にもさまざまな分子が発現されている．T細胞やB細胞を特定するためには，T細胞受容体（TCR）や免疫グロブリン抗体（この場合はIgM）の発現を調べればよかったが，NK細胞にのみ発現している分子というものは，残念ながらこれまでに同定されていない．

　しかし，一般的な免疫担当細胞には発現していないが，NK細胞に発現している分子は存在しており，それらをNKマーカーとよんでいる（図1，表1，表2）．

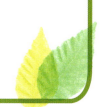

NK細胞は，ほかの細胞と同様に細胞膜上にさまざまな機能を持つ分子を発現している．そのうち，NKR-P1とLy-49は，NK細胞が標的細胞を破壊する際に重要な役割を担っている．

図1　NK細胞上に発現する特徴的な分子

NK細胞は体の中で何をしているの？

　NK細胞は活性化されるとインターフェロン（IFN）-γを産生するが，そのほかにも生体内において重要な役割がある．すなわち，NK細胞にはウイルスに感染した細胞を破壊する働きがある．

　ウイルスに感染した場合，T細胞が存在しなければウイルスを完全に排除することは困難であるが，NK細胞もウイルス感染に対する防御の一翼を

TCR：T cell receptor，T細胞受容体

表1　NK細胞の表面マーカー（ヒト）

マーカー	NK細胞	その他の細胞
CD16（FcγレセプターⅢ）	○	好中球，一部のマクロファージ，γδT細胞
CD56	○	ごく一部のT細胞
CD11b	○	好中球，単球，一部のT細胞，一部のB細胞
CD2	10〜80%	T細胞
CD7	○	T細胞
CD8	○	一部のT細胞
CD57	○	一部のT細胞
IL-2R（β鎖）	○	静止期T細胞，活性化T細胞
KIR	○	一部のT細胞
KAR	○	不明

NK細胞上に発現される分子のほとんどは，T細胞やマクロファージ・単球上にも発現されているため，ヒトのNK細胞の代表的なマーカーとその他の細胞との共有状況を示した．

通常のリンパ球からNK細胞を同定するためによく用いられているのは，CD16の発現である．もちろんこの分子は好中球や一部のマクロファージ，γδ型T細胞にも発現しているので，NK細胞に特異的なマーカーではない．

ほかに重要な分子としては，CD56が挙げられる．ヒトの場合は，CD16とCD56の両者を発現していれば，おおよそNK細胞であるといえる．ただしT細胞の中にもこれらの分子を発現する細胞が存在しているため，厳密な意味では両者を発現しているからといってNK細胞であると特定することはできない．

KIR：killer inhibitory receptor
KAR：killer activatory receptor

表2　NK細胞の表面マーカー（マウス）

マーカー	NK細胞	その他の細胞
NK1.1	○	一部のT細胞
アシアロGM1	○	一部のT細胞
Thy-1	一部	T細胞
Lyb-5（B220）	○	B細胞
2B4	○	活性化T細胞
CD16（FcγレセプターⅢ）	○	一部のT細胞，好中球，一部の単球
CR3（CD11b, CD18）	○	好中球，単球
Ly-49-a, Ly-49-c	○	T細胞

マウスの場合も，NK細胞にのみ特異的に発現しているという分子は今のところない．少し前まではNK1.1やアシアロGM1を発現していればNK細胞であると考えられていたが，いずれも一部のT細胞に発現されていることが明らかとなっており，両分子を発現しているからといってNK細胞であるとはいえない．

ただしT細胞がアシアロGM₁を発現するのはごくまれであるので，CD3を発現せずアシアロGM1とNK1.1が発現されていれば，たいていの場合はNK細胞であるといえる（アシアロGM1を発現しているからといってNK細胞であると断定することはできない）．

担っている．では，どのようにしてNK細胞はウイルスを排除するのであろうか？　それは，NK細胞がウイルスに感染した細胞を破壊することによる．

ウイルスに感染した細胞を破壊するということは，自分の細胞を破壊することにほかならないため，普通に考えれば私たちの体にとってよくないように思うかもしれない．しかし，ウイルスを体の中から排除するためには，どうしてもウイルスに感染した細胞を破壊しなければならない．

なぜなら，第7項で細胞内寄生細菌に対する防御には感染細胞を破壊しなければならないということを述べたが，

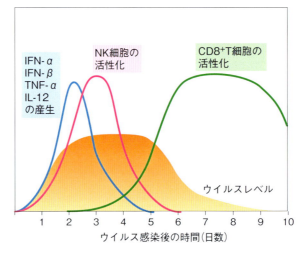

図2　NK細胞はウイルス感染初期に防御的に働く

マウスにウイルスを感染させると，最初にIFN-α，IFN-β，TNF-α，IL-12が産生され，次いでNK細胞の活性化がみられる．両者の作用によりウイルスの増殖が抑制されるが，ウイルスの最終的な排除にはCD8⁺T細胞が必要である．NK細胞が存在しない状態では，感染初期に体内のウイルスレベルは高値を示す．

24 NK細胞はウイルスに感染した細胞や腫瘍細胞を破壊するっていうけど，どうやってそれらの細胞と正常細胞を識別し，破壊するの？

同じことがウイルスに感染した場合にもいえるからである．細胞内寄生細菌と同様，ウイルス粒子は細胞の中に入っている．この状態ではいくらウイルス粒子に対して大量の抗体が産生されたとしても，抗体は細胞内に侵入できず，ウイルスを退治することができない．そのため，ウイルスに感染した細胞を破壊し，ウイルスが抗体に曝される確率を高くするのである．

また，NK細胞はがんなどの腫瘍細胞を破壊する働きもある．腫瘍細胞は体の中で毎日発生しているが，健常者では腫瘍は増殖しない．これは体の中にNK細胞が存在し，腫瘍細胞が発生するとすぐさま破壊するためである．このように，NK細胞は私たちの体を健康な状態に保つためになくてはならない細胞なのである．

特に重要なことは，NK細胞はT細胞やB細胞などの獲得免疫系が動き出す前に活性を示すということである（図2）．獲得免疫系の細胞が動き出すためには，それ相応の時間を要するので，動き出すまで待っていれば，ウイルスに感染した場合や腫瘍が発生した場合に手遅れになってしまう．そのため，NK細胞は獲得免疫系の細胞が動き出すまでの間，ウイルスや腫瘍細胞が増殖しないように生体防御の第一線で働いているのである．

NK細胞は，ウイルスに感染した細胞や腫瘍化した細胞と正常細胞をどのように識別しているの？

これまで，NK細胞がウイルスに感染した細胞や腫瘍化した細胞を破壊することは経験的に知られていたが，どのような機構で破壊するのかについては不明であった．

T細胞やB細胞は，異物を認識するための目である抗原受容体（T細胞の場合はTCR，B細胞の場合は免疫グロブリン〔この場合はIgM〕）を発現しているため，異物が体内に侵入した場合非自己と判断し，排除することができた．しかし，NK細胞上にはTCRや免疫グロブリンが発現されていないため，ウイルスに感染した細胞と感染していない細胞，それに腫瘍化した細胞と正常細胞をどのように識別しているのかについては不明であった．しかし近年，NK細胞の研究が進み，NK細胞がどのようにして細胞を識別するのかが明らかになった．

冒頭でNK細胞にはNKマーカーを

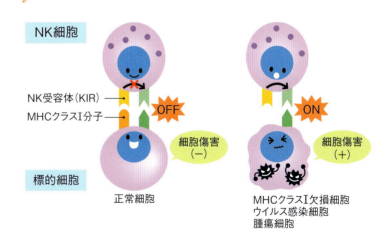

図3　NK細胞による認識（Missing Self Recognition）

発現していると述べたが，これらの分子の一部が，ウイルスに感染した細胞や腫瘍化した細胞を認識することが明らかとなった．私たちの体の中に存在する細胞のほとんどはMHCクラスI分子を発現していると述べたが，このMHCクラスI分子こそが，NK細胞が認識している分子だったのである．

つまり，正常な細胞上にはMHCクラスI分子が発現されているが，細胞がいったんウイルスに感染すると，細胞表面からMHCクラスI分子が消失する．同様のことが腫瘍化した細胞についても生じており，細胞が腫瘍化す

ると細胞表面からMHCクラスI分子が消失する（図3）．NK細胞によるウイルスに感染した細胞ならびに腫瘍化した細胞の認識は，MHCクラスI分子，すなわち自己の細胞に発現している分子の消失を認識することから，Missing Self Recognitionといわれている．

NK細胞はウイルスに感染した細胞や腫瘍化した細胞をどのように破壊するの？

NK細胞がウイルスに感染した細胞や腫瘍化した細胞を破壊する方法には2つある．1つはFas/FasLの相互作用によるもの，そしてもう1つはパーフォリン／グランザイムによるものである．

Fas抗原とはアポトーシスを起こすために重要な分子である．Fas抗原を介してアポトーシスを誘導するためには，Fas抗原にはまりこむ分子が必要であるが，それをFasL（Fasリガンド）とよぶ．ウイルスに感染した細胞や腫瘍化した細胞にはFas抗原が，またNK細胞上にはFasLが発現している．そのため，NK細胞上のFasLがウイルスに感染した細胞や腫瘍化した細胞上に発現するFas抗原に結合すると，これらの細胞はアポトーシスによって破壊されてしまう（図4）．

また，第4項の図7でNK細胞の細胞質には顆粒が多数存在していると述べたが，この顆粒もウイルスに感染した細胞や腫瘍化した細胞を破壊する働きの一翼を担っている．

顆粒の中にはグランザイムという細胞を破壊することのできる酵素が含まれている．ただし，この酵素だけでは細胞を破壊することはできない．そこで登場するのがパーフォリンである．パーフォリンは，いわばドリルのようなもので，ウイルスに感染した細胞や腫瘍化した細胞に穴を開ける（図4）．パーフォリンにより細胞に穴を開けることで，グランザイムを細胞の中に入れやすくなり，ウイルスに感染した細

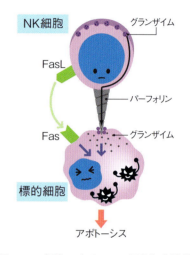

図4　NK細胞による2つの細胞傷害機構

胞や腫瘍化した細胞が破壊されるというしくみが存在している．

NK細胞は，ほかにどんな手段を用いて細胞を破壊することができるの？

NK細胞にだけ発現されているわけではないが，NK細胞上には，Fcγレセプターが発現されている（図1）．この分子については以前にも述べたが，IgGのFc部分と結合できる分子である（第8項の図5参照）．

異物が私たちの体の中に侵入してきた場合，第3項などで述べたように最初にIgM，次いでIgGが産生される．病原体にIgGが結合すれば，補体が活性化され病原体は破壊されるし，貪食細胞に貪食されやすくなるが，ウイルスに感染した細胞や腫瘍化した細胞にIgGが結合すれば，NK細胞によって破壊される（図5）．

この破壊は抗体が仲介していることから抗体依存性細胞傷害（ADCC）という．このように，NK細胞はさまざまな手段を用いて，私たちの体にとって不都合な細胞を破壊しているのである．

ADCC：antibody-dependent cell-mediated cytotoxicity，抗体依存性細胞傷害

24 NK細胞はウイルスに感染した細胞や腫瘍細胞を破壊するっていうけど,どうやってそれらの細胞と正常細胞を識別し,破壊するの?

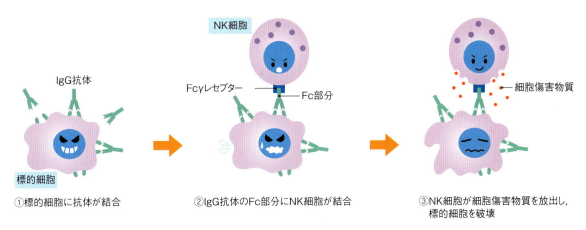

①標的細胞に抗体が結合　　②IgG抗体のFc部分にNK細胞が結合　　③NK細胞が細胞傷害物質を放出し,標的細胞を破壊

NK細胞のようなFcレセプターを高頻度に発現している細胞は,抗体依存性に標的細胞を破壊する.このように,NK細胞は直接細胞を傷害する能力を有しているとともに,抗体を介して細胞を障害する能力も有している.

図5　NK細胞はFcレセプターを用いて標的細胞を攻撃する

NK細胞の知識って看護師にも必要なの?

　この項では,第3のリンパ球であるNK細胞に焦点を当てて述べた.

　NK細胞は,ウイルスに感染した細胞や腫瘍を破壊する際に重要な役割を演じてくれている.ウイルスは私たちを取り巻く環境に山ほどいるし,腫瘍だって毎日私たちの体内で作られている.いつウイルスに感染してもおかしくないし,いつ腫瘍に体が蝕まれてもおかしくない.それにもかかわらず,私たちの体はそういった脅威から守られているのだから,NK細胞がすごい細胞であることはおわかりいただけたのではないかと思う.

　医療従事者である以上,どうしてウイルスに感染しないのか,そしてどうして毎日体内で作られる腫瘍細胞に蝕まれないのかといった知識は持っておく必要がある.

　患者からは常に素朴な質問が投げかけられるわけだが,このような質問がいつあるかわからない.「それは医師に聞いてください」と答えるよりも,その場で看護師のみなさんが答えられれば患者も安心するし,信頼関係も深まるはずである.

NK細胞療法って?

　最近では,NK細胞療法というものが脚光を浴びている.NK細胞療法とは,患者さんの血液から取り出したNK細胞を試験管内で増殖させ,それを患者さんの体内に戻す療法である(図6).

　NK細胞は他の免疫担当細胞と比べて体内にそれほど多くは存在していない.そのため,NK細胞を取り出して試験管内で増殖させ,患者さんの体内に戻せば,患者さんの体内にはNK細胞が多く存在することになる.

NK細胞などの防御細胞は，多いほうがより効率よくウイルス感染細胞や腫瘍細胞を殺傷することができる．少ないよりは多いほうがより効率がよいという原理である．NK細胞自体が体にとって憎悪的に働く場合も多々あるが，ことウイルス感染細胞や腫瘍の破壊には，多いに越したことはない．そのため，こういった疾患の患者さんには，NK細胞療法を施すのである．

　今はまだNK細胞療法はそれほど広まってはいないが，これからどんどん普及してくることが予想される．そのため，看護師の皆さんも，NK細胞の知識を持っておいていただきたい．

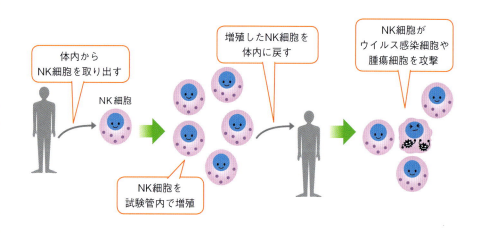

図6　NK細胞療法

NK細胞療法は，どうしてそんなにいいの？

　NK細胞療法の最大の特徴は，何といっても副作用がないということである．

　ワクチンにしても抗がん剤にしても必ず副作用というものがある．簡単にいえば，異物を体内に投与すると免疫反応が起こるが，それに加えて抗がん剤などの強力な薬剤を投与すると，薬剤に対してとてつもない副作用が起こる．

　ところが，NK細胞療法はまったくといっていいほど副作用がない．なぜなら，自分の体内にあったNK細胞を，そのまま体内に戻すだけだからである．そのため，体は異物とは認識せず，すんなりと自分のものとして受け入れるのである．

　このように，NK細胞療法は副作用がほとんどない治療法であることから，今後もっと普及していくに違いない．こういったことからも，看護師の皆さんには，NK細胞がどのような細胞であるのかを理解しておいてもらいたい．

25 一般的にいわれているアレルギーってどんな細胞や因子が関与しているの?

 ## アレルギーって？

　一般的なアレルギーとは，抗原と2回目に接触した際に起こる異常な生体反応である．これは以前にも述べたように，花粉症などが相当し，1度目に花粉に曝された場合には花粉症を発症しないが，2回目に花粉に曝された場合には花粉症を発症する．

　スズメバチに刺された場合にも同じことがいえる．1回目にスズメバチに刺された場合には，それは痛い思いをするが炎症は局所だけにとどまり，全身性の症状に発展することはほとんどない．しかし，もう1度スズメバチに刺された場合には，局所の痛みにとどまらず，全身性の症状を呈し，最悪の場合にはショックを起こして死亡してしまう．

　また，意外と知られていないのが，蚊に刺された場合である．蚊に刺された場合にも，皮膚は膨れ上がり，それは痒い思いをするが，これもれっきとしたアレルギー反応である．

　花粉症で悩んでいる人は数多く存在するが，今まで花粉症になったことがない人でも，いつ花粉症を発症するかはわからない．花粉症を発症する人としない人がいるのは，個人個人の免疫能が異なるためである．言い換えれば，免疫能が少しでも変化すれば，いきなり花粉症になることもありうるということである．

　また，1度花粉症になった人でも，花粉のない環境で長年生活すれば，当然のことながら花粉症はおさまる．面白いことに，その人が花粉のある環境で再び生活するようになると，初年度は花粉症を発症しないが，次年度以降に再び花粉症を発症する．

 ## アレルギーにはいくつかのタイプがあるって本当？

　上述したものが一般的に知られているアレルギーであるが，免疫学におけるアレルギーはもっと複雑である．すなわち，反応のしかたによってアレルギーは大きく分けて4つ（Ⅰ型からⅣ型まで）に分類される．

　表1に各アレルギーのタイプを簡単にまとめた．この表をみると，皆さんが一般的にアレルギーと思っているものは，Ⅰ型のアレルギーであることがおわかりいただけるであろう．

153

表1 アレルギー反応（過敏反応）

	I型	II型	III型	IV型
免疫反応	IgE抗体	IgG抗体	IgG抗体	T細胞
過剰反応の例	アレルギー性鼻炎, 喘息, 全身性アナフィラキシー反応	薬剤アレルギー, 不適合輸血によるショック	血清病, アルツス反応, 膠原病	接触性皮膚炎, ツベルクリン反応

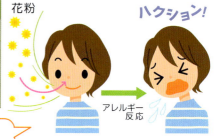

一般的にいうアレルギーは，I型のことを指します

 ## I型のアレルギー発症機構

一言でアレルギーといっても，いくつかのタイプに分かれ，それぞれ発症機構が異なる．そのため，ここではI型のアレルギー発症機構について解説する．

I型のアレルギーについて，図1に示した．この解説だけではわかりにくい読者も多いと思うので，別の図を用いて説明する（図2）．

私たちの体の中に侵入したアレルゲンは，B細胞の表面上に発現する免疫グロブリンによって認識される．抗原刺激を受けたB細胞はクラススイッチ（第8項を参照）を起こして，細胞表面上にIgEを発現するようになる．その後，B細胞は形質細胞へと分化し，IgEを産生するようになる．

マスト細胞上にはIgEのFc部分に結合することのできるFcεレセプターI（εはギリシャ文字で，英語のeに相当する．すなわち，FcεレセプターはIgEのFc部分に結合することのできるレセプター）が発現しているため，形質細胞から産生されたIgEは，マスト細胞上のFcεレセプターIに結合する．

ここにアレルゲンが結合すると，マスト細胞内にある顆粒が放出される（脱顆粒，図2，図3）．この顆粒の中にはアレルギー反応を惹起するヒスタミンなどが含まれているため，宿主はアナフィラキシー反応を起こす．

このようなプロセスを経て，I型のアレルギー反応は起こる．この反応はきわめて早く起こることから，即時型アレルギーといわれている．

図1 一般的なアレルギー

一般的にアレルギーと考えられているものは，I型のアレルギー反応である．アレルゲンとは，I型のアレルギー反応を誘導するさまざまな抗原を指す．

感受性のある個体がアレルゲンと遭遇すると，アレルゲンに特異的なIgEが生産される．IgEがマスト細胞上のFcレセプターと結合すると，そこにアレルゲンが結合し，マスト細胞中の炎症反応物質が細胞外に分泌され，アナフィラキシー反応とよばれる炎症反応が起きる．

この反応は，抗原に暴露されてから数分以内で発生するので，即時型とよばれている．

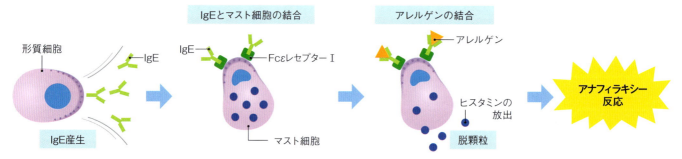

形質細胞から産生されたIgEが，マスト細胞のFcεレセプターIに結合する．その部分にアレルゲンが結合すると，脱顆粒によりヒスタミンなどの顆粒が放出され，アナフィラキシー反応を起こす．

図2 I型アレルギーの発症機構

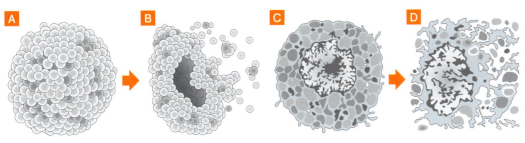

A, C: 脱顆粒前のマスト細胞.
B, D: 脱顆粒後のマスト細胞.
A, B: 走査型電子顕微鏡で観察したマスト細胞.
C, D: 透過型電子顕微鏡で観察したマスト細胞.

マスト細胞, IgE, およびアレルゲンを共培養すると, 30秒後には図のように脱顆粒を起こす.

図3 マスト細胞の電子顕微鏡写真

アレルギーは局所だけでなく，全身にも起こるの？

気道に障害（くしゃみや咳）が起こることをアレルギーというわけではない．花粉症の場合には気道に障害が認められるが，目が痒いといった症状も出る．また，ハチに刺された場合などは，局所に加えて全身性に症状が出る．そばアレルギーや卵アレルギーなどの食物アレルギーは，消化管などにも症状が出る（表2）．

このように一口にアレルギーといっても，局所的な反応もあれば，全身性に反応が出る場合もある．食物アレルギーの場合には嘔吐や下痢が起こるが，これだけにとどまることはなく，全身性に広がることも珍しくはない．

全身性に広がった場合には，先程述べたように死亡することもあるため，医療従事者は注意しなければならない．

表2 マスト細胞は組織によって役割が異なる

アレルゲンに暴露された組織	反応	
気道	・気道内径の縮小 ・粘液分泌増加	・気道のうっ滞，閉塞（喘鳴，咳，喀痰） ・鼻粘膜の腫脹 ・鼻汁分泌
消化管	・消化液分泌増加 ・血流増加	・消化管内容物の排出（下痢，嘔吐）
血管	・血管透過性亢進 ・血流増加	・組織間液の増加 ・リンパ液の増加 ・組織内細胞，タンパク質の増加 ・細胞内エフェクター反応の増加

マスト細胞以外にもアレルギー反応に関与している細胞がいるの？

上述したⅠ型のアレルギーのほとんどはマスト細胞によって行われているが，Fcεレセプター Ⅰ を発現している細胞はマスト細胞だけではない．実は，好塩基球の表面にも，同じようにFcεレセプター Ⅰ が発現されている（表3）．

そのため，形質細胞から産生されたIgEは，好塩基球細胞上のFcεレセプター Ⅰ にも結合する．ここにアレルゲンが結合すると，好塩基球内にある顆粒が放出される（図4）．もっとも，好塩基球はこのようにⅠ型のアレルギーにも関与しているが，そのほとんどは即時型アレルギーよりも遅れて出てくる遅発型アレルギーにより多く関与している．

このように，Ⅰ型のアレルギーと一言でいっても，生体内ではさまざまなことが起こっており，アレルギー＝花粉症というだけではない．

表3 顆粒球とマスト細胞の表面マーカー

	C5aR	CR1 (CD35)	CR3 (CD11b)	LFA-1 (CD11a)	VLA-4 (CD49d)	FcγRIII (CD32)	FcγRIII (CD16)	FcεRI	FcεRII (CD23)
好中球	+	+	+	+	+	+	+	−	−
好酸球	+	+	+	+	+	+	±	−	+
好塩基球	+	+	+	+	+	−	+	+	−
マスト細胞	+	+	+	+	不検出	−	+	+	−

顆粒球とマスト細胞は共通の分子を細胞表面に発現しているが，IgEのFc部分に対する受容体（FcεレセプターI）はマスト細胞と好塩基球にのみ発現されている．

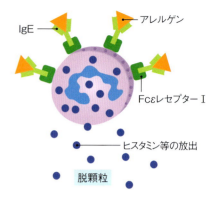

図4 好塩基球もアレルゲンに遭遇すると脱顆粒を起こす

好塩基球の表面にはIgEのFc部分に対する受容体（FcεレセプターI）が発現しており，血流中のIgEと結合する．そこにアレルゲンが結合すると，脱顆粒を起こし，細胞外にヒスタミンやセロトニンなど，アレルギー反応を惹起する物質を放出する．

蚊に刺されるとどうして痒くなるの？

　ここでは一般的なアレルギーについて述べた．花粉症はアレルギー反応の代名詞のようなものだが，蚊に刺された場合に起こる，あのかゆ〜い反応もアレルギー反応だということは，ご存じだろうか？

　蚊の唾液腺に含まれる抗原が皆さんの体内に侵入すると，あのかゆ〜い反応が起こるわけだが，あれもれっきとしたアレルギー反応なのである．蚊の唾液腺は皆さんにとっては異物だから，異物が体内に侵入した場合，何らかの免疫反応が起こってもおかしくはない．このことは，ここまで免疫学を勉強してきた皆さんには容易に想像できるだろう．蚊に刺されて即座に現れる腫脹と痒みを考えれば，即時型アレルギー，すなわちここで述べたI型のアレルギーであるということもおわかりいただけるのではないだろうか．

　要するに，蚊に刺された場合にも，ここで述べたようにマスト細胞とIgEが大活躍しているわけである．

アレルギーの知識って看護師に必要なの？

　上述のように，アレルギー反応はいつ何時襲ってくるかわからない．「私は花粉症でも食物アレルギーでもない」という方も多いと思うが，それも明日にはそうでなくなるかもしれない．それがアレルギーというものである．

　アレルギーで苦しんでいる患者は年々増加している．とくにアトピー性皮膚炎の患者は後を絶たないし，最近では思いもよらない食物に対してアレルギー反応を起こす人が増えている．

25 一般的にいわれているアレルギーってどんな細胞や因子が関与しているの？

たかがアレルギーと思っている人もいるかもしれないが，重篤な症状を呈する患者さんも多く存在しているし，そういった患者さんが日々病院を訪れてくるのである．

そのため，アレルギーの知識は看護師の皆さんにとっては必須のものである．とくに薬物アレルギーは，皆さんの仕事と今後直結するため，しっかりと勉強しておいていただきたい．

ここでは一般的なアレルギー反応についてのみ述べさせていただいたが，医学でいうアレルギーはこれだけではない．ほかにどんなアレルギーがあるのかについては次項で説明するので，まずは一般的なアレルギー反応について，患者さんに説明できるくらい知っておいていただきたい．

Column
キスをしたら体調が悪くなり，病院に救急搬送．その理由は？

日本国内で起こった話ではないが，Ⅰ型のアレルギー反応で起こった事件があるのでご紹介しよう．

恋人同士がいちゃついてキスをした．すると1人の体調が急に悪くなり，病院に緊急搬送されたが，すぐに死亡してしまった．さて，一体何が起こったのであろうか？

警察が捜査に乗り出したが，最初は何が起こったのか誰もわからなかった．ところが病院で検査をしたところ，死亡の原因がアナフィラキシーショックであることがわかった．相手に対してアレルギー反応が起こったの？　と思うかもしれないが，そうではなかったのである．

どうやら死亡した人はピーナッツに対して酷いアレルギーがあったというのだ．

読者の皆さんはこの話を聞いて，どうして死んでしまったのか予想がついたであろうか？　そう，キスをした相手がキスをする前に，なんとピーナッツを食べていたのである．歯を磨かずにキスをしたものだから，相手の口の中にピーナッツの破片が入ってしまったのだ．

な〜んだ，そんなことか……と思うかもしれないが，ほんのちょっとしたことでアナフィラキシーショックになってしまうのだから，たかがアレルギーと笑っていられないことがおわかりいただけたのではないだろうか．

26 ほかのアレルギーにはどんなものがあるの？

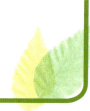

アレルギーはI型からIV型まであるの？

アレルギーにはI型からIV型まである．I型については前項で述べたので，ここではII型以降のアレルギーについて述べる．

ただし，II型以降は病態によって分類されているだけで，皆さんが一般的だと思っている即時型アレルギーとは大きく異なるので，注意していただきたい．

II型のアレルギー

II型のアレルギーは，抗体媒介型のアレルギーともいわれている（図1）．I型のアレルギーは免疫グロブリンのうち，IgEが関与していたが，II型のアレルギーはIgGが関与している．I型のアレルギーもIgEが関与しているので，抗体が媒介していることに違いはないが，II型のアレルギーに関与する抗体はIgGであるので，間違えないようにしていただきたい．

標的細胞にIgGが結合すると，Fc部分に補体が結合し，補体経路が活性化されたのち，標的細胞は破壊される（図2A）．また，標的細胞にIgGが結合するとIgGのFc部分に結合することのできるレセプター（Fcγ受容体）を発現したキラー細胞が結合し，抗体依存性細胞傷害（ADCC）により標的細胞を破壊する（図2B）．

このように，抗体の中でもIgGが中心となって標的細胞を破壊する病態を，II型のアレルギーとよんでいる．

図1　II型（抗体媒介型）のアレルギー

II型のアレルギー反応は，細胞表面の抗原や細胞外基質成分と反応する抗体によって惹起される．抗原に結合した抗体は，補体を活性化したり，キラー細胞によるADCCを誘発することによって細胞を傷害する．

例
- 輸血反応や新生児溶血性疾患における赤血球の破壊
- 重症筋無力症やGoodpasture症候群のような自己免疫疾患における組織傷害

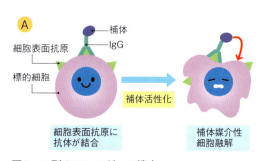
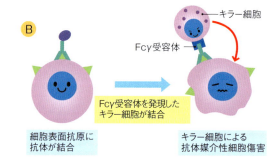

図2　II型のアレルギーの機序

ADCC：antibody-dependent cell-mediated cytotoxicity，抗体依存性細胞傷害

たとえばどんな疾病にⅡ型のアレルギーが関与しているの？

　Ⅱ型のアレルギーが関与している疾病にはいくつかあるが，代表的なのは新生児溶血性疾患である．新生児溶血性疾患については第11項をご覧いただきたい．

　そのほかには，不適合輸血がⅡ型のアレルギーである．不適合輸血とは，ドナーとレシピエントの間で血液型が異なった場合のことをいう．

　たとえば，第11項で述べたようにA型のヒトの血清中には抗B抗体が存在している．そのためA型のヒトにB型の血液を輸血すると，血液型が合致していないため，不適合輸血（溶血性貧血）になる．すなわち，A型のヒトの赤血球にB型のヒトの血清中に存在する抗A抗体が結合し，補体の活性化を伴ってドナー由来の赤血球が破壊されたり，貪食細胞に取り込まれたりする（図3）．

　この場合，関与する抗体は自然抗体とよばれるもので，クラスはIgMである．冒頭でⅡ型のアレルギーには主にIgGが関与していると述べたが，IgMも関与することがあるということを覚えておいていただきたい．

　また，このほかに，薬物による溶血もⅡ型のアレルギーである（図4）．

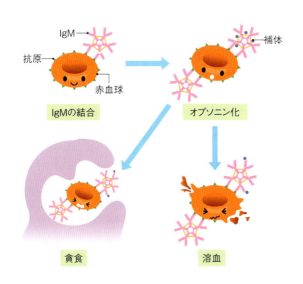

図3　不適合輸血（溶血性貧血）

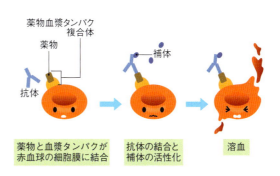

図4　薬物による溶血

Ⅴ型のアレルギー

　これまで，アレルギーはⅠ型からⅣ型の4つに分類されると述べてきたが，実はアレルギーにはⅤ型というものが存在する（図5）．このⅤ型はⅡ型と同じように抗体媒介型のアレルギーであることから，通常はⅡ型のアレルギーに含まれている．しかし，作用機序が特殊であることから，Ⅴ型としても分類されている．

さて，このV型のアレルギーであるが，関与するIgGの働きによって2つに分けることができる．

1つはアセチルコリンレセプターに対する自己抗体が産生された場合である(図5)．この抗体がアセチルコリンレセプターに結合すると，アセチルコリンがアセチルコリンレセプターにはまり込めなくなる．そのため，体の中でアセチルコリンが産生されているにもかかわらず，レセプターが塞がれているため，正常にアセチルコリンが働かなくなってしまう．このような現象によって引き起こされた病気には，重症筋無力症などがある．

他方，生体内ではまったく逆の現象が起こることがあり，グレーブス病(バセドウ病)などがこれに当たる(図5)．この場合は，甲状腺刺激ホルモンに対する自己抗体が産生されるが，この抗体は甲状腺刺激ホルモンのレセプターに，さも甲状腺刺激ホルモンがはまったかのようにはまり込む．すると，レセプターは甲状腺刺激ホルモンが結合したと錯覚し，細胞内にどんどんシグナルを送ってしまう．

このように，特別なレセプターに対する自己抗体が産生され，レセプターからの刺激を阻害したり刺激したりすることによって病態を誘導する．これらの場合は，通常のⅡ型のアレルギーと同じように抗体が関与しているが，まったく別の機構によって生体調節のバランスを崩すため，V型として位置づけられている．

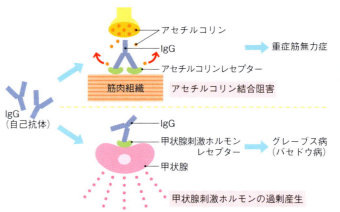

図5　V型のアレルギー反応について

V型のアレルギーは，Ⅱ型のアレルギーの特殊型として分類される．ホルモンなどに対するレセプターが抗原となり，抗レセプター抗体(自己抗体)がレセプターと結合することで，レセプターをブロックして細胞の働きを抑制したり(上図)，逆に細胞を刺激して活性化させたりする(下図)．

Ⅲ型のアレルギー

Ⅲ型のアレルギーは組織や血管へ抗原抗体複合体(抗原と抗体が結合したもの，免疫複合体)が沈着することにより生じる．そのため，免疫複合体媒介型のアレルギーともいわれている(図6)．

免疫複合体が形成されると組織に沈着すると同時に，多形核白血球が集積

図6　Ⅲ型(免疫複合体媒介型)のアレルギー

組織や血管へ抗原抗体複合体(抗原と抗体が結合したもの，免疫複合体)が沈着することで生じる．これは，糸球体のような濾過機能をもった組織でとくに起こりやすい．

複合体は補体を活性化し，多形核白血球などをその部位に呼び寄せる働きをもつ．呼び寄せられた多形核白血球などは，顆粒を放出し，活性酸素中間代謝産物(ROI)を遊離して組織傷害をもたらす．

抗原は持続病原性微生物感染(マラリアなど)，吸入抗原(外因性アレルギー性肺胞炎など)，自己免疫疾患における宿主自身の組織などに由来する．これらの病態はすべて抗原過剰の特徴を有し，抗体応答が弱いか無効であることと関連している可能性がある．

ROI：reactive oxygen intermediate，活性酸素中間代謝産物

し，細胞質に存在する顆粒を放出する（図7）．この顆粒の中には細胞傷害性のものが含まれていることから，組織が破壊される．また，補体系が活性化され，組織傷害が起こる（図7）．

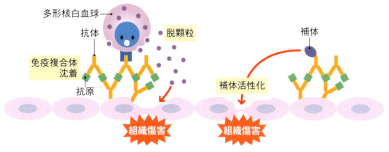

図7　Ⅲ型のアレルギーの機序

Ⅳ型のアレルギー

Ⅳ型のアレルギーは，これまでのものとはまったく異なるアレルギーである．Ⅰ型からⅢ型（Ⅴ型を含む）のアレルギーにはすべて抗体が関与していたが，Ⅳ型のアレルギーには抗体は関与していない．

Ⅳ型のアレルギーは反応がきわめて遅いことから，遅延型のアレルギーともよばれており，マクロファージなどの抗原提示細胞とT細胞の相互作用によって起こる（図8）．

たとえば，皆さんが結核菌に感染していたとしよう．結核菌に感染しているか否かはツベルクリン反応によって検査をする．以前に結核菌に感染していた場合には，体の中に結核菌に感染していたことを覚えているT細胞が存在する．そこにツベルクリン注射を行うと，抗原が抗原提示細胞に取り込まれ，T細胞にその抗原を提示する（図9）．

抗原を提示されたT細胞はさまざまなサイトカインを放出することによってマクロファージを活性化する．すると，ツベルクリン注射を行った局部が24～48時間後には発赤・腫脹する．

Ⅰ型からⅢ型のアレルギー反応は，抗体がすでに存在し，そこに抗原が結合するとすぐに反応を起こした．他方，Ⅳ型のアレルギーでは，抗原提示細胞の抗原の取り込み，T細胞への抗原提示，T細胞の活性化，そしてマクロファージの活性化と，さまざまなステップを経る必要があることから，かなりの時間を要する．このように，Ⅳ型の

図8　Ⅳ型（遅延型）のアレルギー

抗原との遭遇後24時間以上経過してから反応を示すことから，「遅延型反応」とよばれている．この反応は，抗原感作CD4⁺T細胞によってもたらされる．このT細胞はサイトカインを放出してマクロファージをその部位に集め，それらを活性化する．マクロファージは，抗原が存続すると慢性肉芽腫反応を発生させる可能性のある組織傷害を起こす．この型の過敏反応は，接触性皮膚炎やらい菌，結核菌，吸虫などの一部の慢性病原体に対する反応でみられる．

ツベルクリン反応

Ⅳ型反応では，結核菌感染の有無を確認する「ツベルクリン反応」がよく知られている．結核菌に感染した場合，ツベルクリンを皮下接種してから48時間後に反応が最大となり，接種部位に発熱と発赤腫脹が認められる．

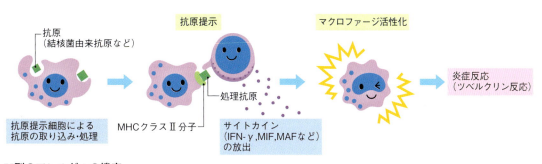

図9　Ⅳ型のアレルギーの機序

MIF：macrophage migration inhibitory factor，マクロファージ遊走阻止因子
MAF：macrophage activating factor，マクロファージ活性化因子

アレルギーはさまざまなプロセスを経て反応が起こることから，ほかのアレルギーとは性状がまったく異なっているのである．

Ⅳ型のアレルギーで特に注目すべきことは，T細胞が関与しているということである（図10）．第17項でT細胞は，機能的にTh1とTh2の少なくとも2つの細胞に分けることができると述べたが，Ⅳ型のアレルギーに関与しているのはTh2細胞ではなく，細胞性免疫に関与しているTh1細胞である．そのため，Ⅳ型アレルギーは細胞性免疫そのものであると考えていただければわかりやすいであろう．

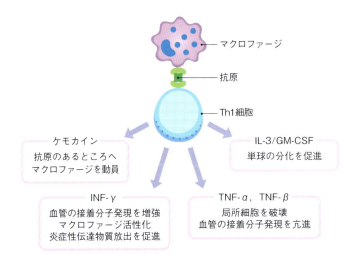

局所の抗原は抗原提示細胞に処理されて，MHCクラスⅡ分子によって提示される．抗原特異的Th1細胞は，抗原が注射された局所で抗原を認識しサイトカインやケモカインを放出し，局所にマクロファージを呼び寄せる．新たに動員されたマクロファージによって抗原が提示され，反応が一層増幅される．また，T細胞はTNF-αやTNF-βを放出して血管に影響を及ぼし，IL-3やGM-CSFの放出によりマクロファージの産生を増強する．最後に，Th1細胞はIFN-γやTNF-αの産生によりマクロファージを活性化する．

図10 遅延型過敏反応のエフェクター細胞はTh1細胞である

Ⅰ型からⅣ型のアレルギーのまとめ

Ⅰ型からⅣ型のアレルギーに関与する細胞，抗体，物質，疾患について，表1にまとめた．この表を見れば，各アレルギー反応の理解の一助になると思う．アレルギー反応の種類について，ぜひ理解していただきたい．

表1 アレルギー反応（過敏反応）の種類

型	即時型 （アナフィラキシー型） Ⅰ型	細胞傷害型 （細胞融解型） Ⅱ型	アルサス型 （免疫複合体型） Ⅲ型	遅延型 （ツベルクリン型） Ⅳ型
細胞	Th2細胞 肥満細胞	キラー細胞	（ー）	T細胞 マクロファージ
抗体	IgE	IgG IgM	IgG IgM （IgA）	（ー）
その他	ヒスタミン セロトニン プロスタグランジン ロイコトリエンなど	補体	補体 リソソーム	サイトカイン （IFN-γ，MIF，MAFなど）
疾患	アレルギー性鼻炎 結膜炎 喘息 全身性アナフィラキシー 蕁麻疹	特発性血小板減少性紫斑病 不適合輸血によるショック 重症筋無力症 Goodpasture症候群 自己免疫性溶血性貧血	血清病 自己免疫疾患 （膠原病・リウマチ） 糸球体腎炎	接触性皮膚炎 ツベルクリン反応 肉芽種 癩，結核，吸虫感染 移植拒絶反応

Column 遅発型アレルギー

アレルギー反応にはここで述べたように，抗原が侵入するとすぐに反応が起こる即時型アレルギーと，抗原が侵入してからかなり遅れて反応が起こる遅延型アレルギーがあるが，それ以外に遅発型アレルギーというものも存在する．遅発型アレルギーも抗原と接触して，かなり時間が経過してから発症するため，遅延型アレルギーと思われがちである．しかし，発症機構が遅延型アレルギーとはまったく別の機構によって起こるため，遅延型アレルギーとは別のものと考えていただきたい．

発症機構については不明な点が多く残されていることから，ここでは詳細については割愛するが，好塩基球が遅発型アレルギーに関与しているらしい．好塩基球にもIgEのFc部分に対するレセプター（Fc ε 受容体）が発現されているが，これが関係しているとのことである．

また，遅発型アレルギーは食物アレルギーと深く関係している．

アレルギーを理解することは看護師にとって必要？

この項で述べたアレルギーは，一般的に知られているアレルギーとは異なるため，戸惑った方も多いと思う．看護師の皆さんがすべてのアレルギー反応を理解しなければならないわけではないが，**表1**に示したように，それぞれのアレルギー反応には異なる疾病が関与している．そのため，ある程度は知っておく必要がある．

どうしてもわかりにくい場合は，ツベルクリン反応がどのような機構によって起こるのか，またどうしてアレルギー反応なのにこれだけ遅れて反応が起こるのかは，知っておいていただきたい．

27 最近よく耳にするNKT細胞って何?

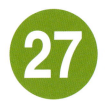

NKT細胞ってどんな細胞なの?

リンパ球には，T細胞やB細胞，それにNK（natural killer）細胞が存在すると第4項で述べたが，実はこれらの細胞以外にも，リンパ球のカテゴリーに属する細胞が存在する．NKT細胞とよばれる細胞がそれである．この細胞は，NK細胞とT細胞の両方の性状を有していることから，NKT細胞と名付けられている．

T細胞というくらいだから，細胞表面にT細胞受容体（TCR）やCD3を発現しており，またNK細胞というくらいだから，NKマーカーも発現している．要するに，T細胞とNK細胞を合体させたような細胞，それがNKT細胞なのである．

NKT細胞はどうやって発見されたの?

ここからは少々難しい話になるので，以前に述べたことを整理しながら読んでいただきたい．

これまでの教科書的概念では，MHCクラスⅠ分子に拘束性のあるものはCD8⁺T細胞，そしてMHCクラスⅡ分子に拘束性のあるものはCD4⁺T細胞であった（図1）．拘束性とは，その分子がなければ分化・成熟（大人になることが）できないということである．言い換えれば，MHCクラスⅠ分子がなければCD8⁺T細胞が，そし

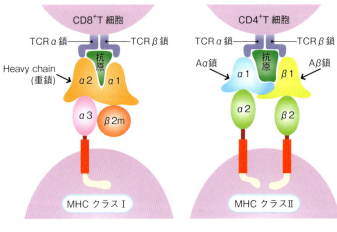

図1　通常のCD8⁺T細胞とCD4⁺T細胞はそれぞれMHCクラスⅠとMHCクラスⅡに依存性である

MHCクラスⅠ分子は，α1，α2，α3の3つのドメインからなるHeavy chain（重鎖）と，β2mから構成されている．他方，MHCクラスⅡ分子はα1，α2，の2つのドメインからなるAα鎖と，β1，β2の2つのドメインからなるAβ鎖から構成されている．

TCR：T-cell receptor，T細胞受容体

てMHCクラスⅡ分子がなければCD4⁺T細胞が分化・成熟できないということである.

そのため，MHCクラスⅠ分子の一部であるβ2ミクログロブリン（β2m）の遺伝子を欠損したマウスでは，CD8⁺T細胞が分化・成熟できないため，体の中にCD8⁺T細胞が存在しない(図2).逆に，MHCクラスⅡ分子の一部であるAβ鎖の遺伝子を欠損したマウスでは，CD4⁺T細胞が分化・成熟できないため，体の中にCD4⁺T細胞は存在しない(図2).

もう少しわかりやすく説明してみよう．以前にも述べたようにMHC分子をお皿と考えるとわかりやすいであろう．

T細胞は，MHCとよばれるお皿の上にのった抗原を認識して，初めて大人になることができる．そのため，もしお皿であるMHCが割れていれば，それぞれのT細胞は分化・成熟することができない．したがって，β2mの遺伝子がない個体では，MHCクラスⅠというお皿が割れており，お皿がないために，CD8⁺T細胞が体の中に存在できない．また，Aβ鎖の遺伝子がない個体ではMHCクラスⅡというお皿が割れており，お皿がないために，CD4⁺T細胞が体の中に存在できない（図2).

ところが，よくよく調べてみると，β2mの遺伝子を欠損したマウスでCD4⁺T細胞の数が激減すること，ならびにAβ鎖の遺伝子を欠損したマウスにもCD4⁺T細胞の存在していることが明らかとなった（図3）.

この教科書的概念に反する細胞を

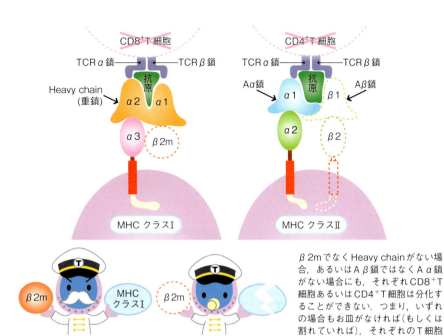

図2 通常のCD8⁺T細胞とCD4⁺T細胞はそれぞれβ2mとAβ鎖がないと分化できない

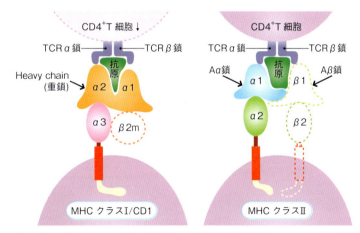

β2mでなくHeavy chainがない場合でも，CD4⁺T細胞が減少する．また，Aβ鎖がない場合でも，CD4⁺T細胞が検出される．図1，図2と異なり，ここにはMHCクラスⅠだけでなく，MHCクラスⅠ/CD1と書かれてある．これはCD1の構造がMHCクラスⅠの構造と非常によく似ているためこのように書いたので，間違わないでいただきたい．

図3 CD4⁺T細胞のなかにもMHCクラスⅡ非依存性でβ2m依存性のものが存在する

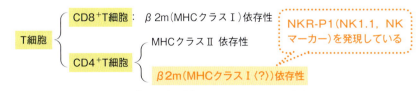

ここではβ2mと書いたが，現在ではMHCクラスⅠではなくCD1dという分子（お皿）に依存性であるということがわかっている．

図4 NKマーカーを発現するCD4⁺T細胞はMHCクラスⅡ非依存性でβ2m依存性である

表1 マウスのNKT細胞の組織分布

組織	NKT細胞の比率(%)
胸腺	1〜2
肝臓	25〜35
脾臓	1〜2
リンパ節	0.5
腸管上皮細胞間リンパ球	—

表2 マウスの肝臓に存在する通常のT細胞とNKT細胞の比較

発現(もしくは拘束)分子	通常のT細胞	NKT細胞
CD4	+	+(>75%)
CD8	+	—
DN	—	+(<25%)
TCR α/β	Bright	Intermediate
NKR-P1(NK1)	—	+
TCRVα	All	14
TCRVβ	All	8, 7, 2
MHC	クラスI(CD8⁺T細胞) クラスII(CD4⁺T細胞)	CD1d

DN：ダブルネガティブのことで，CD4⁻CD8⁻のことである．
Bright：高頻度に細胞表面に発現されている．
Intermediate：中等度に細胞表面に発現されている．
All：1つのT細胞がすべてのVα鎖とVβ鎖を発現しているという意味ではなく，個々のT細胞によって使用されているVα鎖とVβ鎖が異なるという意味である．

さらに詳細に解析したところ，T細胞であるにもかかわらず，これまでNK細胞に特異的に発現していると考えられていたNKマーカーも発現していることが明らかとなった(図4)．この細胞は通常のT細胞とは異なり，肝臓に高頻度に存在している(表1)．

また，この細胞はそれ以外にも非常にユニークな特徴を持っている．たとえば，通常のT細胞は細胞表面にTCRが高頻度に発現しているのに対し，この細胞は中等度しか発現していない(表2)．すなわち，細胞表面に発現しているTCRの数が少ない．

また，通常のT細胞はさまざまなVα鎖とVβ鎖を使用しているのに対し，NKT細胞のTCRはごく限られたVα鎖とVβ鎖しか発現していない(表2)．

ここで，さまざまなVα鎖とVβ鎖と述べたが，1つのT細胞が複数のVα鎖とVβ鎖を発現しているという意味ではない．つまり，あるT細胞はVαの1番とVβの7番を発現しているのに対し，別のT細胞はVαの13番とVβの5番を発現しているということである．このことは，通常のT細胞はありとあらゆる抗原を認識することができるのに対し，NKT細胞はごく限られた抗原しか認識できないことを意味している．

NKT細胞は何を認識するの？

通常のT細胞は，抗原提示細胞上にのった抗原ペプチド(タンパク質が分解されたもの)を，MHCのクラスIあるいはクラスII分子によって提示してもらうのに対して，NKT細胞は，CD1d分子とよばれるお皿の上に提示された糖脂質を認識する(図5)．

これまで，T細胞はペプチドを認識するものと考えられており，糖や脂質を認識するT細胞が存在するのか否かについては不明であった．そのため，

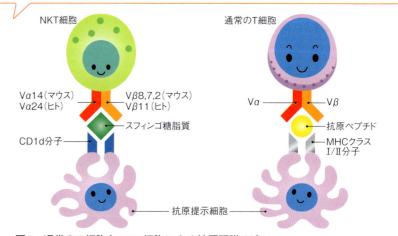

図5 通常のT細胞とNKT細胞による抗原認識の違い

NKT細胞の発見は免疫学上非常に画期的な発見となった．

現在のところ，スフィンゴ糖脂質のなかでもごく一部の構造があるものだけが，NKT細胞によって認識されると考えられている．このようなスフィンゴ糖脂質を認識すると，きわめて強い免疫反応を誘発する．

なお，このスフィンゴ糖脂質であるが，通常樹状細胞には多数のCD1d分子が発現されていることから，NKT細胞に抗原を提示する主な細胞は樹状細胞であると考えられている．

CD1d分子とは，CD1の種類の1つである．CD1というお皿にはいくつかの種類が存在する(CD1a, CD1b, CD1c, CD1d, CD1eなどがある)が，このなかのCD1dというお皿がNKT細胞の抗原提示分子である．

NKT細胞の機能は？

これまでインターフェロン(IFN)-γを産生する細胞は特定されていたものの，インターロイキン(IL)-4を産生する細胞がどのような細胞であるのかは不明であった．すなわち，I型の免疫応答(細胞性免疫)を誘導する細胞はある程度明らかになっていたが，II型の免疫応答(液性免疫)を誘導する細胞がどのような細胞であるのかは不明であった．

しかしその後の研究により，NKT細胞は刺激によりIFN-γだけでなく，大量のIL-4を産生することが明らかとなった(図6)．すなわち，通常のT細胞はIFN-γかIL-4のいずれか一方しか産生できないのに対し，NKT細胞は両方のサイトカインを産生する．このことは，NKT細胞がI型の免疫応答だけでなく，II型の免疫応答の誘導にも関与していることを示唆している．

また，NKT細胞はNK細胞よりは少ないものの，細胞質内に顆粒を有していることから，細胞傷害性にも働く(図7)．NKT細胞が活性化されるためには，TCRへの抗原の結合が必要であるが，IL-12によってもNKT細胞は非常に強く活性化される．NKT細胞はT細胞などの通常のリンパ球よりも素早く活性化されることから，獲得免疫というよりは自然免疫に関与している細胞であるといえる．

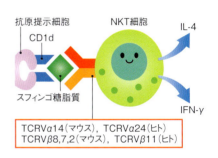

図6 NKT細胞はIFN-γとIL-4の両者を産生する

樹状細胞がNKT細胞のリガンド(この場合，α-ガラクトシルセラミド：α-GalCer)を取り込むと，エンドソームに運ばれる．その後CD1d分子と結合し，細胞表面に出現する．

それを非常に限られたレパトア(抗原認識の多様性)で構成されたTCRで認識するとともに，CD40/CD40LあるいはCD28/B7などの補助分子からのシグナルを経て，最終的にNKT細胞が活性化される．活性化NKT細胞はI型ならびにII型サイトカインを産生して免疫制御を行うとともに，Fas/FasLを介して標的細胞の破壊を行う．

正常細胞上のMHCクラスI分子と抑制受容体が結合すると，抑制受容体から負のシグナルがNKT細胞に伝わり，細胞傷害活性をストップする．ウイルスに感染した細胞や腫瘍化した細胞はMHCクラスI分子を消失しているため，抑制シグナルが伝わらず，パーフォリン/グランザイム依存性の細胞傷害活性を示す．

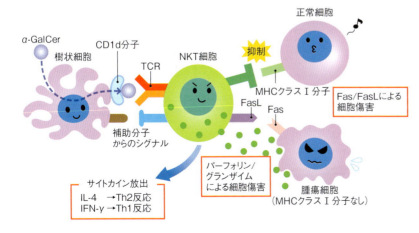

図7 NKT細胞の腫瘍細胞傷害活性

IFN：interferon，インターフェロン
IL：interleukin，インターロイキン

NKT細胞には抗腫瘍活性があるって本当？

　NKT細胞のTCRに特異抗原が結合すると，腫瘍細胞を破壊することができる．たとえばよく知られているのが，B16という，メラノーマ細胞の肺への転移抑制活性である．

　マウスにB16メラノーマ細胞を移植し，その後NKT細胞のリガンド（NKT細胞に認識される抗原：NKT細胞のTCRにはまり込む抗原）を投与する．すると，投与していない群は，腫瘍細胞が肺へ転移することによって肺が真っ黒になるのに対して，NKT細胞のリガンドを投与した群は，肺への転移が完全に抑えられる（図8）．

　これまで，腫瘍細胞を破壊するのはNK細胞と細胞傷害性T細胞（Tc細胞）と考えられていたが，NKT細胞も非常に強い抗腫瘍活性を示す．なお，この場合にもNK細胞と同様，パーフォリン/グランザイム系とFas/FasL系を用いて標的細胞を破壊する（図7）．

リガンド投与群　　　　リガンド非投与群

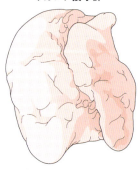
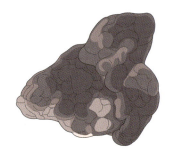

腫瘍の転移が認められない　　腫瘍の転移により肺が真っ黒になる

図8　メラノーマ細胞移植後の肺

マウスにメラノーマ細胞を移植し，その後NKT細胞のリガンドを投与する．すると，投与していない群では肺が真っ黒になるのに対し，リガンドを投与した群では肺は真っ白なまま（肺への転移がまったく認められない）である．

NKT細胞は1種類だけなの？

　NKT細胞は，T細胞が発現する分子とNK細胞が発現する分子の両方を発現している細胞であるが，1つの細胞集団ではなく，NKT細胞のなかにもいくつかの亜集団が存在する．

　すべてのNKT細胞について述べると細かくなってしまうので，ここでは一般的にNKT細胞とよばれる細胞について述べた．

NKT細胞療法って？

　最近では，がん患者に対してNKT細胞療法が用いられるようになってきた．

　本文中にも出たが，α-GalCerとよばれるスフィンゴ糖脂質が存在する．これは元々，海綿*から抽出・精製されたもので，非常に強い抗腫瘍活性を示すことから，新しい抗がん剤として期待されていた．しかし，肝障害などの副作用が見つかり，医薬品としての

＊海綿：マリンスポンジ．現在では当たり前に使われているスポンジ（市販されているもののほとんどは化学的に作られたもの）だが，元々海の中に生息している生物．
Tc：cytotoxic T cell，細胞傷害性T細胞

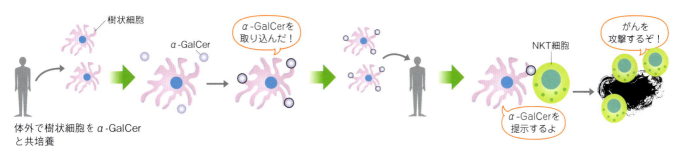

図9 NKT細胞療法

規定に見合わないことから，厚生労働省から医薬品として認可されなかった（あまりにも効果が強すぎた）．つまり，がん患者にα-GalCerを投与することができなくなってしまった．

そこで考え出されたのがNKT細胞療法である．NKT細胞療法は樹状細胞療法と同じ原理である．樹状細胞療法の抗原は合成ペプチドで，それを認識するのは細胞傷害性T（Tc）細胞であったが，NKT細胞療法の抗原はα-GalCerである．

がん患者の血液から樹状細胞を取り出した後，試験管内でα-GalCerと共培養する．すると，この樹状細胞は，細胞表面に発現したCD1d分子上にα-GalCerを提示するようになる．樹状細胞をがん患者の体内に戻すと，NKT細胞を活性化し，がん細胞を破壊するというわけだ（図9）．この方法だと，α-GalCerを直接投与するわけではないので，副作用も少なく，安全性が高いということで，現在多くのがん患者に試みられている．

このことからもおわかりいただける通り，NKT細胞は私たちの体になくてはならない細胞なのである．

NKT細胞って暴れん坊将軍なの？

前述のように，NKT細胞のリガンドであるα-GalCerを体内に投与すると，さまざまな副作用が誘発される．これは，抗原刺激を受けたNKT細胞からさまざまなサイトカイン（液性の免疫調節因子）が産生されるためである（図10）．第22項のコラムで述べた，サイトカインストーム（サイトカインの嵐）という言葉を覚えているだろうか？ NKT細胞に刺激が加わると，まさにサイトカインストームが体内で起こるのである．

免疫系は適度に働けばよいが，強すぎても弱すぎてもよくない．NKT細胞のお尻を叩くと，いきなり怒りだしてとてつもない反応を示すことが少なくなく，あまり怒らせないほうがよいということである．そういった理由から，筆者はたとえ話として，NKT細胞を「暴れん坊将軍」と言っている．

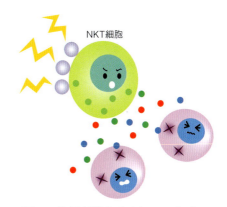

図10 抗原刺激を受けたNKT細胞からさまざまなサイトカインが産生される

この項はかなり難しかったと思うが……

　この項は，これまでと比べてかなり内容が難しかったかもしれないが，いかがであろうか？ 難しいと感じた理由はそれぞれあると思うが，第18項，第19項で述べた抗原提示を理解すると，わかりやすいかもしれない．

　抗原提示は，T細胞が自己か非自己（異物）かを識別するための必須プロセスである．以前に，疾病のほとんどは免疫系の異常により，多くの難病はT細胞の異常によって引き起こされるということも述べた．そう考えると，免疫系がどのように自己と非自己（異物）を識別しているのかを理解することは重要であることがおわかりいただけるのではないだろうか．また免疫系においてはT細胞が中心的役割を演じていることから，T細胞がどのように非自己（異物）を認識しているのかを理解することも重要であることがおわかりいただけるのではないかと思う．

　今までは通常のT細胞について述べてきたし，簡単な書籍には通常のT細胞のことしか書かれていない．しかし，医療は日進月歩であり，これからの医療従事者は何十年も前の知識だけでなく，専門外であってもある程度の知識は持っていなければならない．

　看護師の皆さんが抗原提示機構をすべて理解する必要はないが，抗原提示分子（お皿）にはどのようなものがあるのか，そしてそれぞれの抗原提示分子に提示されたもの（異物）がどのようなT細胞によって認識されるのかは知っておいていただきたい．

NKT細胞の知識は看護師に必要？

　一見すると，NKT細胞なんて教科書にも載っていないし，そんな細胞なんて知らなくてもいいんじゃないか，そんな細胞が何をしているのかを知っておく必要などないと思うこともあるかもしれない．しかし，NKT細胞はマスコミにも大きく取り上げられている細胞であり，医療従事者にはぜひ覚えておいていただきたい．前述のように，がん治療の1つにNKT細胞療法が用いられてきており，今後必ずやがん治療の現場でNKT細胞という名前を目にすることであろう．

　最後のほうで述べたが，NKT細胞は非常に強い抗腫瘍活性を持っている．日本人の死因の多くを占めるがんにおいて，がん細胞を破壊できる細胞の名前は覚えておいていただきたいし，通常のT細胞の性状とは大きく異なった細胞であるということも頭に入れておいていただきたい．

28 スーパー抗原って何？

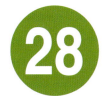
通常の抗原はどのようにしてT細胞に提示されるんだっけ？
普通の抗原とスーパー抗原はどう違うの？

通常のT細胞に認識される抗原はペプチド（タンパク質が分解されたもの）だが，抗原単独ではT細胞に認識されない．前項でも述べたように，MHCという抗原提示分子によって提示された抗原でなければ，T細胞には認識されない．つまり抗原ペプチドは，MHC分子の抗原ポケットに完全にはまり込んだ状態でなければT細胞に認識してもらえないのである（図1）．

これはヘルパーT細胞（Th細胞：$CD4^+$T細胞）であっても，細胞傷害性T細胞（Tc細胞：$CD8^+$T細胞）であっても同じである．以前にも述べたように，MHCクラスI分子の抗原ポケットにはまり込んだペプチドは細胞傷害性T細胞に，MHCクラスII分子の抗原ポケットにはまり込んだペプチドはヘルパーT細胞によっ

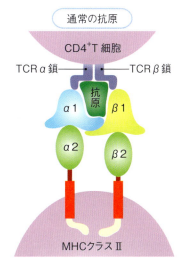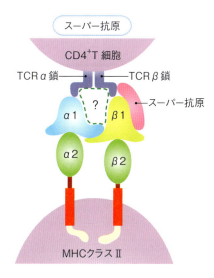

図1　スーパー抗原の認識モデル

て認識される．

しかし，通常の抗原と違って，MHC分子の抗原ポケットにはまり込

まないでT細胞に認識される抗原が存在する．それがスーパー抗原である．

スーパー抗原は
どのようにしてT細胞に認識されるの？

通常の抗原とは異なり，スーパー抗原はMHC分子の抗原ポケットにはまり込む必要はない．通常のT細胞は

MHC分子の抗原ポケットに抗原がはまり込まなければ，非自己（異物）と自己を識別できないが，スーパー抗原だ

けはこの規則から逸脱している．すなわち，図1のように，スーパー抗原はMHC分子の抗原ポケットにはまり込

MHC：major histocompatibility complex，主要組織適合複合体
TCR：T cell receptor，T細胞受容体

まずにT細胞に認識される．つまり，スーパー抗原はMHC分子の外側とT細胞受容体(TCR)のうち，Vβ鎖の外側に結合するのである．このように，スーパー抗原は通常の抗原とは異なり，MHC分子の抗原ポケットにもTCRのポケットにもはまり込まない．

ここで注意していただきたいのは，スーパー抗原はMHCクラスⅡ分子に結合するということである．つまりスーパー抗原はヘルパーT細胞(Th細胞：CD4⁺T細胞)によってのみ認識されるのである．さらに注意すべき点は，スーパー抗原は必ずTCRのVβ鎖に結合するということである．つまりスーパー抗原がT細胞に認識されるためには，Vα鎖は必要ない．

スーパー抗原にはどのようなものがあるの？
スーパー抗原が体内に侵入するとどうなるの？

スーパー抗原になりうるものはたくさんある．細菌由来のスーパー抗原もあれば，ウイルス由来のスーパー抗原もある．細菌由来のスーパー抗原の代表的なものには，黄色ブドウ球菌から産生される外毒素(腸管毒)，ウイルス由来のスーパー抗原の代表的なものには，Mtv (Mammalian tumor virus：哺乳類に存在する腫瘍ウイルス)があ

表1 細菌性スーパー抗原

		黄色ブドウ球菌(外毒素)							exfoliative toxins	溶血性連鎖球菌(発熱性毒素)			溶血性連鎖球菌(細胞膜タンパク)	マイコプラズマ	エルシニア菌		クロストリジウム	
スーパー抗原		TSST-1	SEA	SEB	SEC1	SEC2	SEC3	SED	SEE	ETA	SPE-A	SPE-B	SPE-C	CAP	MAM	YPM	細胞成分	CPE	細胞成分
TCR Vβ	ヒト	2	1.1, 5.6, 7.3, 7.4, 9.1	3, 12, 14, 15, 17, 20	3, 6.4, 6.9, 12, 15	12, 13.2, 14, 15, 17, 20	3, 5, 12, 13.2	5, 12	5.1, 6.1, 6.2, 6.3, 8, 18	7, 9, 14, 18, 2	8, 12, 14, 15	2, 8	1, 2, 5.1, 10	8	3, 17	3, 9, 13.1, 13.2	—	6, 18, 21, 24	5, 6.9, 22
	マウス	3, 15, 17a	1, 3, 10, 11, 12, 17a	7, 8.1, 8.2, 8.3, 11	8.2	8.2, 8.3, 11	8.2, 10	3, 7, 8.2	3, 8.2, 8.3, 11, 17a	11, 15, 17a	10, 11, 15	8.2	—	—	—	5.1, 6, 8.1, 8.2, 8.3	7, 8.1, 8.2, 8.3	3, 6, 7, 8.1, 9, 11	—	—
臨床症状		毒素性ショック症候群	食中毒, ショック症状							表皮剥奪性皮膚炎	猩紅熱, 毒素性ショック症候群			—	関節炎	発熱, 下痢		腸炎	

※薄い色の数字は不確定な部分

表2 ウイルス性スーパー抗原

スーパー抗原	Mtv-1	Mtv-3	Mtv-6	Mtv-13	Mtv-27	Mtv-MAI	Mtv-2	MMTV (C3H)	MMTV (GR)	MMTV (Ⅱ-TES14)	MMTV (D2,GD)	
マウスTCRVβ	3, 5, 17a2	3, 5, 17a1	3, 5, 17a2	3, 5	3, 5	3, 17a2	14	14, 15	14	14	14	
スーパー抗原	Mtv-7	Mtv-43	Mtv-44	Mtv-50	MMTV (SW)	MMTV (SMN)	MMTV (FM)	Mtv-XI	Mtv-23	Mtv-M12	Mtv-8	Mtv-9
マウスTCRVβ	6, 7, 8.1, 9	6, 7, 8.1, 9	3, 6, 8.1, 9	6, 8.1	6, 7, 8.1, 9	7, 8.1, 8.2, 8.3	6, 8.1, 8.2, 14	8.2	7	7	5, 11, 12, 17a1	5, 11, 12, 17a1
スーパー抗原	Mtv-11	Mtv-48 (MMTV-Ⅱ-IES2)	Mtv-51	Mtv-DDO	MMTV (BLAB/cV)	MMTV (C3H-K)	MMTV (CS)	Mtv-RCS	Mtv-X2	Rabies virus	MuLV	
マウスTCRVβ	5, 11, 12	2	2	2	2	2	2	16	4	2, 6, 7, 8.3, 14	5	

TSST-1 : toxic shock syndrome toxin-1
SE : staphylococcal enterotoxin
ET : exfoliative toxin
SPE : streptococcal pyrogenic exotoxin
CAP : cytoplasmic membrane-associated protein
MAM : *Mycoplasma arthritidis* mitogen
YPM : *Yersinia pseudotuberculosis*-derived mitogen
TSS : toxic shock syndrome
CPE : *Clostridium perfringens* enterotoxin
MuLV : murine leukemia virus

る（表1，2）．どちらも同じような機構でT細胞に認識されるが，両者は抗原提示分子側が少し異なっているので注意していただきたい（図2）．

スーパー抗原が体内に侵入すると，そのスーパー抗原に結合したT細胞は活性化される．また活性化されるだけでなく，スーパー抗原に反応したT細胞の多くは体内から消失してしまう．

一般に抗原ペプチドはMHC分子に結合した状態でTCRのα鎖のV領域とβ鎖のV領域にある相補性決定部位（CDR）で認識される．しかし，スーパー抗原はMHCクラスⅡ分子に直接結合し，TCRのVα鎖およびDβとJβ領域に関係なく，特定のVβ鎖によって認識され，T細胞が活性化される．

以前より食中毒の原因であるブドウ球菌由来の腸管毒（エンテロトキシン）や，猩紅熱の原因となる連鎖球菌由来の発熱性毒素が強力にT細胞を活性化することが知られていた．またマウス

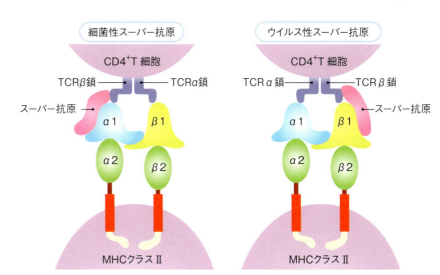

図2　細菌性スーパー抗原とウイルス性スーパー抗原

では，MHC分子と同様に，強力にT細胞を活性化するMls（Minor lymphocyte stimulating）抗原（マウス・レトロウイルスの遺伝子産物）が存在することが知られていた．これらの抗原は通常の抗原とは異なり，特定のTCRVβ鎖を発現しているT細胞を選択的に活性化させる能力のあることから，特殊な抗原ということで，スーパー抗原と名付けられた．

その後，Mls抗原がマウスのDNAに組み込まれたMMTV（Mouse Mammalian Tumor Virus）の遺伝子産物であることが明らかになるとともに，外来性のMMTVにもスーパー抗原活性のあることが明らかになった．

 ## なぜスーパー抗原を知っておく必要があるの？

スーパー抗原そのものについて知っておく必要は，看護師の皆さんもしくは看護師を志す皆さんにははっきり言ってない．ただし，スーパー抗原は免疫学の根本を理解するうえで非常によい例なので，ぜひとも理解しておいていただきたい．

それでは，スーパー抗原がどうして免疫学を理解するうえでよい例なのだろうか？　ポイントは，スーパー抗原に結合したT細胞が消失するところにある．では，それはどういうことなのであろうか？

以前にも述べたように，通常免疫系は自己に対して攻撃をしない．ただし，免疫学的寛容（トレランス）が破綻した場合には，免疫系は自己に対して攻撃するようになる．

たとえば，自己免疫疾患の患者の場合，免疫系は自己の細胞を非自己と勘違いして攻撃をかける．通常はこのようなことが起こらないように，胸腺で自己を攻撃するT細胞（禁止クローン）はネガティブセレクションによって抹殺される．しかし，自己免疫疾患の患者の体内には，ネガティブセレクションを逃れた禁止クローンが存在し，自己に対して攻撃をする．

禁止クローンをネガティブセレクションにより抹殺するという，免疫学

CDR：complementarity determining region，相補性決定部位

において最も重要とされるイベントが，スーパー抗原を用いて理解することができるのである．スーパー抗原にはたくさんの種類があることはご理解いただけたと思うが，それぞれを覚えておく必要はない．ただし，スーパー抗原が体内に侵入した場合にどのようになるのかは知っておいていただきたい．表1，2には代表的なスーパー抗原を列挙したので，まずはご覧いただきたい．

マウスの雑系と純系って？

表を説明する前に，理解しておくべきことがある．

スーパー抗原を用いて禁止クローンが抹殺されるしくみを理解するために，マウス（ハツカネズミ）のことを知っておく必要がある．そのため，先にそちらを説明しておこう．

マウスには雑系（遺伝子が個々のマウスによってまったく異なるマウス）と純系（遺伝子が個々のマウスによってまったく同じマウス）の2種類が存在する（図3）．

他人どうし（遺伝子がまったく異なる）が結婚し子どもが生まれた場合，この赤ちゃんは父親と母親から双方の遺伝子を受け継ぐことになる．この赤ちゃんが大人になり，また他人と結婚し子どもを生んだ場合，新たに生まれた赤ちゃんは先ほどと同じように父親と母親から双方の遺伝子を受け継ぐ（さらに遺伝子が異なることになる）．このように，人間は個人個人によってまったく違った遺伝子を持っていることから，これを雑系

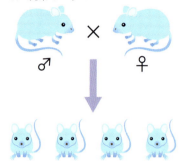
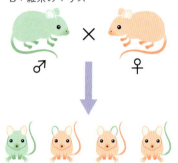

A：純系のマウス　　　　　　　　　B：雑系のマウス

個々のマウスの遺伝子はすべて同じ　　　個々のマウスの遺伝子はすべて異なる
　　　　　　　　　　　　　　　　　　（人間の場合はこちら）

図3　純系のマウスと雑系のマウス

という．他人の皮膚や臓器を移植してもうまく定着しないのは，個人個人によって遺伝子が異なるためである．

兄弟どうしが結婚することは理論的には可能だが，法的には認められていない．これは，遺伝子が類似した者どうしが結婚し，出産することにより，遺伝病の発症を規定する遺伝子が大幅に増幅される可能性が高まるためである．それに対して，マウスの場合には，父親と母親から生まれた子どもを自由に交配することができる．

何度も何度もバッククロス（戻し交配：生まれた子どもを親のうちの片方と再び交配すること）すると，生まれてきた子どもはすべて同じ遺伝子になる．このように，個々のマウスがまったく同じ遺伝子を持っている場合のことを純系という．

話が逸れたように思うかもしれないが，雑系と純系の違いを理解しないとこの後の話が理解しづらくなるので，しっかりと頭に入れておいていただきたい．

純系のマウスとMtvの関係は？

さて，話を元に戻そう．再度**表2**を見ていただきたい．

先にも述べたが，Mtvとは腫瘍ウイルスである．純系のマウスの種類はたくさんあるが，系統によって性状はまったく異なっている．毛の色はもとより，性格も違うし，なにより，系統によって感染しているMtvが異なっている．

表2のMtv-13の下を見ると，マウスTCRVβが3と5になっている．これは，Mtv-13というウイルスは，T細胞の中でも，Vβの3番もしくは5番を発現しているものによって認識されることを示している．すべての系統のマウスではないが，多くの純系のマウスにはMtvが感染している．

ここからがややこしいのだが，"A"という系統のマウスはMtvに感染していないが，"B"という系統のマウスはMtv-13に感染しているとする（**図4**）．どのMtvにも感染していないマウス（Aの系統）の体内にはすべてのVβ鎖を発現するT細胞が存在している．

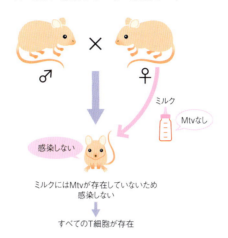
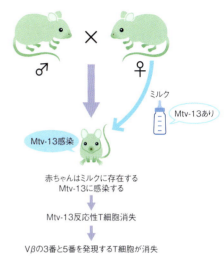

図4　スーパー抗原に反応するT細胞は消失する

ここで，すべてのVβ鎖と述べたが，1つのT細胞がすべてのVβ鎖を発現しているというわけでなく，"1"というT細胞はVβ鎖の2番を，"2"というT細胞はVβ鎖の5番を，"3"というT細胞はVβ鎖の8番を発現している，というように考えていただきたい．

表2を見ると，Mtv-13はVβ鎖の3番とVβ鎖の5番に反応するとある．つまり，Mtv-13に感染しているマウスの系統は，TCRのVβ鎖の3番もしくはVβ鎖の5番が欠失している．これは先に述べたように，スーパー抗原にT細胞（この場合，Vβ鎖の3番と5番を発現しているT細胞）が結合すると，そのT細胞が消失するためである．

生まれたばかりの赤ちゃんは，どうやってMtvに感染するの？

実は，このMtvは母親のミルクの中に混入している．赤ちゃんは生まれ落ちるとすぐに母親からミルクを飲むため，すぐさまMtvに感染してしまう（**図4**）．赤ちゃんの免疫系は非常に未熟ではあるが，生まれてすぐに出会った抗原は自己の抗原だと認識する．Mtvは腫瘍ウイルスであるから，感染すれば排除するに越したことはな

いが，自己と認識してしまったため，排除することはできなくなる．

成熟したマウスがMtvに感染すると，そのMtvを異物として認識し，感染したMtvに対して攻撃をかけ抹殺する．しかし免疫系が未熟なうちに感染した場合には，異物としてではなく，自己のものと判断してしまう．そのため，ミルクを飲んで感染したマウスの中に，Mtvと反応するT細胞は存在してはならない．なぜなら，このMtvは自己と認識されてしまったからである．Mtv-13はVβ鎖の3番あるいは5番を発現するT細胞と反応するため，Mtv-13に反応性を示すVβ鎖の3番あるいは5番を発現するT細胞は体内から抹殺される（図4）．

このように，生まれた後であってもきわめて早い時期に遭遇した抗原については，たとえそれが病原体であったとしても免疫系は自己として認識する．自己として認識された以上，そのウイルスに攻撃をかける可能性のあるT細胞は体内で抹殺されなければならない．そのため，生まれてすぐにMtv-13に感染した場合には，体内からVβ鎖の3番あるいは5番を発現するT細胞は抹殺されるのである．

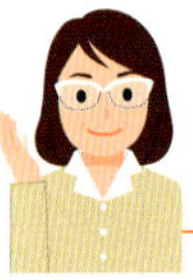

Mtvに感染していないマウスの赤ちゃんを，Mtvに感染しているマウスに育てさせると？

では，今度は"A"の系統（Mtvに感染していない）のマウスの父親と母親から生まれた赤ちゃんを，"B"の系統（Mtv-13に感染している）の母親に育てさせてみよう．生まれた赤ちゃんはすぐに"B"の系統の母親からミルクをもらうことになる．

"A"の系統の父親と母親から生まれた赤ちゃんは，両親ともMtvに感染していないので，元々はMtvに感染していない．しかし，"B"の系統の母親からミルクをもらうため，Mtv-13に感染することになる．

前述したように，Mtv-13はVβ鎖の3番あるいは5番を発現するT細胞と反応するため，反応するT細胞が体内に存在していると非常に都合が悪い．そのため，Mtv-13に反応性を示すT細胞は体内から抹殺される（図5）．

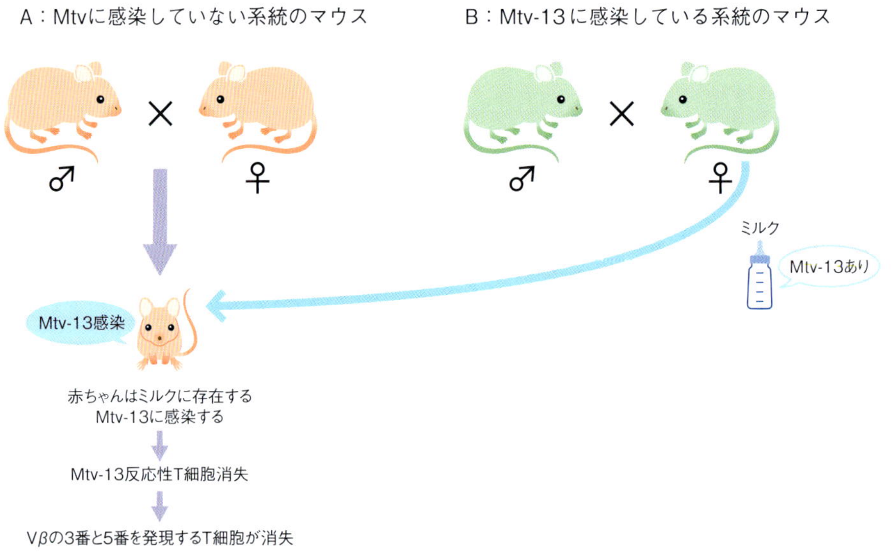

ここではマウスを例にしてスーパー抗原について述べたが，スーパー抗原はマウスに限ったものではなく，人間にだって存在する．要するに，遺伝的に元からあるVβ鎖を発現しているT細胞が消失しているのではなく，後天的に消失することがあるということである．

図5　生まれた直後に遭遇したスーパー抗原に反応するT細胞は消失する

スーパー抗原を理解することは看護師にとって必要？

　非常に難しい話になって恐縮だが，ここで述べたように，免疫系は完璧（自己と非自己を完全に識別できるわけ）ではなく，病原体を自己と勘違いする場合があるということは，ご理解いただけたかと思う．

　ここではさまざまなスーパー抗原を列挙したが，前述のように，すべてのスーパー抗原を記憶する必要はまったくない．ただし，スーパー抗原が私たちの体内に侵入するとショック症状や食中毒を誘発するので，そのような抗原が存在するということは記憶しておいていただきたい．

　ウイルスに関しては，ほとんどの場合マウスに関するものであったためそれほど重要ではないが，細菌由来のスーパー抗原（主に毒素）は私たち人間に対して病原性を示す．そのため，細菌には，感染して病原性を示すだけでなく，スーパー抗原というものによって病原性を示す場合があるということは，覚えておいていただきたい．

　この項の内容はきわめて難しかったかと思うが，前述のように，免疫系は生まれてすぐに遭遇した抗原は，たとえ病原体でも自己として認識することがある．また，そのような病原体に対して攻撃をかける可能性のあるT細胞は，体内から抹殺されるということは記憶しておいていただきたい（図6）．

　このように，スーパー抗原は免疫系がどういうものであるかを理解するうえで非常に優れた例となるため，難しいと感じる読者も多いと思うが，ぜひ理解していただきたい．

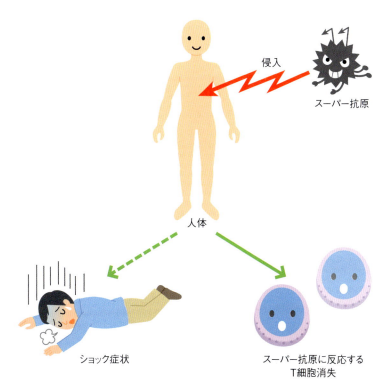

図6　攻撃をかける可能性のあるT細胞は体内から抹殺される

29 輸血と移植ってどう違うの？

血液型って赤血球の表面に発現している抗原の違いによって決まっているんだよね？

血液型については第11項などで述べたが，看護師を志す方だけでなく，臨床の看護師でも赤血球の表面に発現している抗原（A抗原，B抗原，D抗原等）の違いにより血液型が決まることをあまり知らなかった人がいたかもしれない．普段当たり前だと思っていることでも，案外知らずに生活していることはよくあるものである．ただしこれからは，血液型が赤血球の表面抗原（血液型物質）の違いによって決まっていることは常識として覚えておこう．

輸血を行う際には赤血球の表面抗原（血液型物質）が合致していなければならないけれど，どうして輸血は血液型だけを調べればいいの？

以前にも述べたように，輸血の目的は主に赤血球を補給することである．もちろん，成分輸血（血小板だけの補給等）もあるので，一概に赤血球だけを補給するわけではない．

出血量が多いと体内の酸素分圧が低下するため，酸素を運ぶ赤血球を補給しなければならない．これは，細胞は絶えず酸素を必要としており，酸素の供給が滞ると臓器を構成する細胞が死滅してしまうためである．

血液中では，白血球と比べて赤血球の数のほうが圧倒的に多いことを鑑みると，出血が多い場合には赤血球をまず補給するのが妥当であろう．このような理由から，輸血を行う際には，何はともあれ赤血球の表面抗原である血液型を調べるのである．

血液の中には白血球も存在しているけど，白血球の表面抗原は輸血に影響しないの？

上述したように，輸血は主に赤血球を補給する行為であることから，赤血球よりも数がはるかに少ない白血球を考える必要はない．

とはいっても，血液中にはさまざまな種類の白血球が存在し，個々の白血球には無数ともいえる抗原が発現している．おまけに，個人個人で白血球上に発現している抗原が異なって

いる．このような抗原は受血者の体内では異物として認識されるし，逆に供血者の白血球によって受血者の体内に存在する細胞が異物として認識される（図1）．そのため，輸血を行う際には白血球を完全に取り除いておかなければならない．

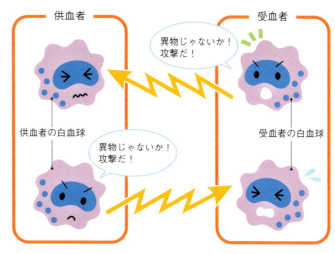

図1　輸血の際に白血球が混入していると拒絶反応が引き起こされる可能性が高まる

臓器移植って？

　臓器移植は皆さんもご存じのとおり，ほとんど機能しない臓器を有した患者に対して，正常に機能する臓器を移植することである．昔と比べて，臓器移植は頻繁に行われるようになった．

　表1に移植臓器と適応疾患の一例を示したのでご覧いただきたい．ここに示したとおり，現在ではさまざまな臓器が移植されている．

表1　臓器移植の例

移植する臓器	適応疾患の例
心臓	拡張型心筋症，虚血性心筋疾患
肺	肺高血圧症，嚢胞性線維症，肺気腫
肝臓	劇症肝炎，肝硬変，肝細胞がん
腎臓	末期腎不全
小腸	短腸症候群，がん
眼球（角膜）	水疱性角膜症，角膜炎，外傷
膵臓	腎不全の糖尿病

さまざまな疾病を治療するために，臓器や組織の移植が行われている．

移植では血液型は合致していなくてもいいの？

　移植には，皮膚移植，腎臓移植，心臓移植，肝臓移植，骨髄移植など，さまざまなものが存在するが，いずれの場合もドナー（臓器提供者）とレシピエント（臓器受容者）間で血液型が合致していなければならない．これは，いくら臓器から赤血球を除いたとしても，完全に取り除くことは不可能だからである．

　ただし，輸血可能な血液型間の移植（たとえば，O型のヒトの臓器をA型のヒトに移植する場合など）であれば行っても問題ない．

　最近では血液型が合致していない者どうしの臓器移植が行われているが，これは決して好ましいことではない．

移植の成否を決定するものって？

　頻繁に移植が行われるようになったと述べたが，移植はそうたやすいものではない．もちろん，移植を行ううえで必要なのは移植技術であるが，それ以前に大きな障壁が存在する．つまり，ドナーとレシピエントの遺伝的背景が，拒絶反応を起こすか否かを決定する．自家移植片と同系移植片は通常生着するが，同種移植片と異種移植片は拒絶される（図2）．この遺伝的背景のうちもっとも重要なものが，主要組織適合複合体（MHC）を支配する遺伝子群である．

　ここでの「重要」とは，抗原性が強い（異物として認識されやすい）ために，ドナーの臓器を移植した際にレシピエントによって強く拒絶される抗原のことである．MHCは赤血球を除く組織・細胞に発現しており（赤血球以外にもMHCを発現していないものはある），個人個人によってまったく異なっている．唯一完全に一致しているのは，ヒトでは一卵性双生児しかない．そのため，兄弟や姉妹間，それに親子間でも移植が生着することはほとんどない．

　さて，このMHC．以前に何度も出てきた言葉だが，読者の皆さんは覚えているであろうか？

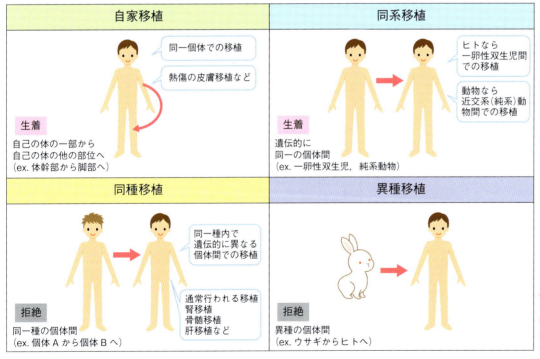

図2　移植の遺伝的障壁

ドナーとレシピエントの遺伝的背景が拒絶反応を起こすか否かを決定する．自家移植片と同系移植片は通常生着するが，同種移植片と異種移植片は拒絶される．

MHC：major histocompatibility complex，主要組織適合複合体
HLA：human leukocyte antigen，ヒト白血球抗原

29 輸血と移植ってどう違うの？

MHCはヒトでいうところのHLAだったよね？

第18項で述べたようにMHCはほとんどの脊椎動物がもつ遺伝子領域であり，ヒトでいうところのHLAである．HLAはテレビドラマなどでもよく耳にするので知っているかもしれないが，これはヒト白血球抗原のことで，白血球の表面に発現されている抗原のうち，抗原性が強く（異物として認識され，排除されやすく）多型性に富んだものである．

ちなみに，マウスのMHCはH-2（Histocompatibility-2），ニワトリではB遺伝子座B *locus* とよばれている．

MHCは抗原提示分子だけど，どうして抗原提示分子が移植の生着に重要なの？

これまでに何度も述べたように，MHCは抗原を提示するための分子で，クラスⅠとクラスⅡがある．確かにこのMHCは抗原提示に関与している分子であるが，白血球をはじめとする細胞に発現しているほかの分子と比べると，はるかに抗原性が強く多型性に富んでいる．なお，ここでの「抗原性」とは，他人の中では免疫原性が強い（異物として認識され，排除されやすい）こと，そして「多型性に富んでいる」とは，個人個人によってまったく異なっているということである．

臓器は細胞から構成されていることから考えると，移植された臓器（細胞）には異物として認識される抗原が数知れず存在していることがわかる．

MHCには，主要組織適合遺伝子複合体抗原（主要組織適合抗原，MHC抗原，MHC分子ともよばれる）とよばれる糖タンパクがコードされている．MHCは抗原提示を行うことで細菌やウイルスなどの病原体の排除や，がん細胞の拒絶・排除，臓器移植の際の拒絶反応などに関与し，免疫にとって非常に重要な働きをしている．また，ペプチドの輸送に関与するTAP（transporter associated with antigen processing）やプロテアソームに関与するLMP（low-molecular-weight protein）といった，免疫に関するさまざまなタンパク群もこのMHCにコードされている．

MHC遺伝子の多型性はどこから生まれるの？

前項でマウスには雑系と純系があるということを述べたが，覚えているだろうか？雑系とは私たち人間と同じで，個人個人によって遺伝子がまったく異なるということである．

この多型性は，遺伝的背景がまったく異なる男女が結婚し出産した場合，生まれてきた赤ちゃんが両親からそれ

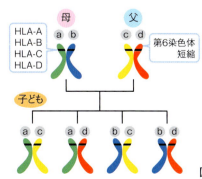

ヒトのMHC（HLA）は第6染色体の短腕に乗っている．両親はそれぞれ一対のハプロタイプからなるMHC遺伝子を持っている．MHCクラスⅠ（HLA-A，HLA-B，HLA-C）とMHCクラスⅡ（HLA-D）の抗原群の1セット（ハプロタイプ）は両親の片方ずつから，メンデルの法則に従ってひと塊になって遺伝する．その結果，子どもには4つの異なるハプロタイプの組み合わせが出現し，それぞれの遺伝子がコードするMHC抗原が発現する．

図3　MHC抗原遺伝子は両親から遺伝する

ぞれの遺伝子を受け継いだ結果，生まれる．このように，子どもは父親と母親の両者からそれぞれの遺伝子を受け継ぐことになるが，MHCも例外ではない．

すなわち，MHCの遺伝はメンデルの法則に従い，両親からそれぞれの遺伝子を間違いなく受け継ぐ（図3）．したがって，MHCがまったく同じ人は一卵性双生児を除いてこの世には存在しないことになる．

このように，MHCには凄まじい数の多型性があり，臓器移植の妨げとなっている．

MHCをコードする遺伝子座にはどのようなものがあるの？

MHCはヒト，マウスともに膨大な遺伝子複合体として互いに近接して存在している．ヒトではクラスⅠとしてHLA-A，HLA-B，そしてHLA-C抗原が，またクラスⅡとしてDP，DQ，そしてDR抗原が存在する（図4）．

他方，マウスでは，H-2D，H-2KそしてH-2L抗原がクラスⅠとして，I-AとI-E抗原がクラスⅡとして存在する．MHCはクラスⅠ，クラスⅡにかかわらず，多型性に富んでいる（表2）．

Column
オスの皮膚をメスに移植すると拒絶反応が起こる？

MHC以外に移植の際に重要となるものは，マウスではマイナー移植抗原（minor histocompatibility antigen）がある．オスのマウスの皮膚などをMHCが一致している同系のメスのマウスに移植すると，拒絶されることがある．それは，雄性抗原（male antigen）というマイナー移植抗原の1つが問題となっている．この抗原はH-Y抗原ともよばれ，Y染色体にあるSMCY遺伝子によってコードされている．

マイナー移植抗原は，MHCクラスⅠ分子やクラスⅡ分子により，通常の抗原と同様に提示される．マイナー移植抗原の研究はヒトでも進んでおり，HLAが一致しているときの拒絶反応は，マイナー移植抗原の違いが原因だと予想されている．

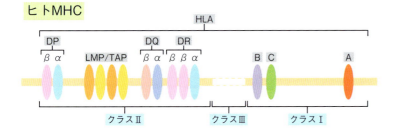

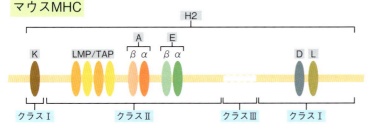

図4 ヒトとマウスのMHC遺伝子座

MHCはヒト，マウスともに巨大な遺伝子複合体として1つの遺伝子座に近接して存在している．なかでも，MHCクラスⅠとMHCクラスⅡは移植抗原（拒絶反応を起こす抗原）として重要である．ヒトでは，MHCクラスⅠはHLA-A，HLA-B，HLA-C抗原，そしてMHCクラスⅡはDP，DQ，DR抗原が移植抗原として重要である．他方，マウスではMHCクラスⅠはH-2D，H-2K，H-2L抗原，そしてMHCクラスⅡはI-AとI-E抗原が移植抗原として重要である．

表2 MHCクラスⅠとMHCクラスⅡは多型性に富む

クラス	MHCクラスⅠ			MHCクラスⅡ					
遺伝子座	A	B	C	DP		DQ		DR	
鎖				α	β	α	β	α	β
種類	41	71	27	7	51	10	20	1	72

免疫グロブリンやT細胞受容体（TCR）と同じように，MHCも多型性に富んでいる．MHCクラスⅠはHeavy chain（H鎖）とβ_2ミクログロブリンから構成されているが，多型性に富んでいる部分はH鎖である．他方，MHCクラスⅡはα鎖とβ鎖から構成されており，それぞれ多型性に富んでいる．α鎖とβ鎖の組み合わせによって，さらに多型性に富んだ構造となる．

MHCが完全に一致していれば拒絶反応は起こらないの？

　今まで述べたことをトータルで考えると，MHCが完全に一致していれば拒絶反応が起こらないように思うかもしれないが，必ずしもそうとは限らない．

　たとえばマウスでは，オスの皮膚をメスの皮膚に移植するとMHCが一致していても，不一致の場合よりは緩やかであるが移植片は拒絶される（図5）．これは，MHC以外にマイナー抗原とよばれる抗原が存在するためで，それが拒絶の理由となっている．

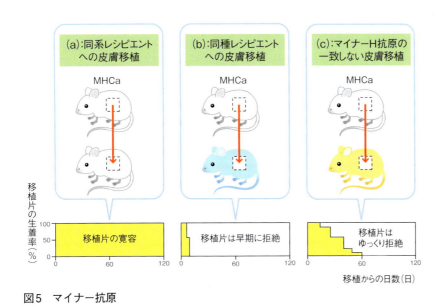

図5　マイナー抗原

同系間移植では拒絶反応は起こらないが（a），MHCが完全に一致していても他の遺伝子（たとえばマイナーH抗原）が異なったドナーからの移植片は拒絶される（c）．ただし，この反応はMHCがまったく異なるドナーからの移植片（b）に比べて緩やかである．このように，MHCが完全に一致していたとしても移植片が永久に生着するとは限らない．

またMHC？って思っている方が，ほとんどなのでは？

　この項では「輸血と移植の違いは？」「輸血と移植とはどういうものなのか？」そして「移植を考えるうえで必要な知識とは何なのか？」ということについて述べた．おそらく皆さんが苦手とされるMHCという言葉がたびたび出てきたため，拒絶反応を示した方も多いのではないだろうか？

　今まで何度もMHCは抗原提示分子だと述べてきたにもかかわらず，ここでは抗原提示分子としてではなく，移植を考えるうえで最も重要な抗原（拒絶抗原）と述べた．ただでさえ，MHCが何なのかがわからず，やっと抗原を提示する分子なんだということがおぼろげながらわかってきたところに，いや実はMHCは拒絶抗原だといきなり言われたのだから，混乱しても

無理はないだろう．追い打ちをかけてしまったことは申し訳ないが，こればかりは事実をありのままに述べているので，ご了承いただきたい．

　混乱している方がいると思うので，もう一度整理しておこう．

　MHCは，T細胞に抗原を提示する分子である．しかし，MHCの役割はこれだけではなく，移植を考えるうえ

で最も重要な抗原（拒絶抗原）でもある（図6）.

思い出していただきたい．以前に，たとえ話としてMHCは抗原を提示するためのお皿だと述べた．このお皿にはマイセンやロイヤルコペンハーゲン等，さまざまなブランドがあり，マイセンだけでも膨大な種類のお皿がある．ハンドメイドともなれば，同じ物はこの世にただ1つしか存在しない．

これは，どの部分をとっても，似てはいるもののよく見れば少し違うということを意味する．この世に同じものはほとんど存在しないことを，本文中では多型性とよんだのである．

違うものが自分の体の中に入ってくれば，それは非自己（異物）であるから，拒絶反応が起こる．非常にややこしいとは思うが，まだ混乱している方は前項を読み返していただきたい．

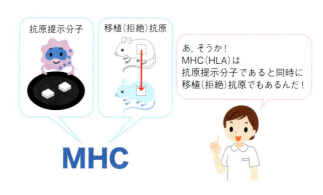

図6　MHCは抗原提示分子であると同時に移植（拒絶）抗原でもある

輸血と移植を知っておくことは，看護師に必要？

移植手術の現場に立ち会う方は多くないかもしれないが，輸血の場面に遭遇する方は非常に多いと思う．輸血だけでなく，今後移植手術の実施が増加することを鑑みると，読者の皆さんがその場に立ち会う可能性は非常に高くなると予想される．

しかし，「輸血」や「移植」という言葉だけを知っていてもどうしようもない．たとえば，移植手術をしなければ助からない患者の家族から，自分の臓器を移植してほしいと頼まれたとき，どうしてそれが簡単にはいかないのかを，患者の家族に理論的に説明できなければならない．「できないものはできないんです」では，患者の家族は納得するはずもない．

今後，そういった場面に遭遇する可能性が非常に高いことから，どうして輸血をしなければならないのか，どうして自分の臓器を提供できないのかということを，しっかりと説明できるようになっていただきたい．納得のいく説明ができれば，患者，ならびに患者の家族に理解してもらえるし，信頼感を持っていただけることは間違いない．

30 移植の際の拒絶反応にはどんなものがあるの？

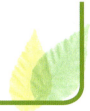

移植の際の拒絶反応は，拒絶される速度によっていくつかに分類されるの？

移植の際に惹起される拒絶反応は，超急性，促進性，急性，慢性など，反応の速度の違いによっていくつかに分類することができる（図1）．

移植の際の拒絶反応の速さはレシピエントの状態によって大きく左右される．つまり，レシピエントの体内にドナーの抗原に対する抗体がすでに存在している場合には，きわめて早期に拒絶反応が起こる（超急性）．この反応が起こった場合には，血栓が形成され，臓器虚血の状態になるため，すみやかに移植した臓器を摘出しなければならない．また，レシピエントのT細胞が以前にドナーの抗原と出会ったことがある場合，すなわちドナーの抗原に感作されている場合には，感作されていない場合に比べてよりすみやかに拒絶反応が起こる（促進性）．

通常，移植はドナーとレシピエントのMHC（HLA）が合致している場合に行われる．しかし，ドナーとレシピエントのMHC（HLA）が完全に一致していることは万に1つもなく，ほとんどはドナーとレシピエントのMHC（HLA）が完全には一致していない状態で移植を行うことになる．その場合，ほぼ必ずドナーの抗原に対してレシピエントのT細胞が拒絶反応を起こす（逆にレシピエントの抗原に対してドナーのT細胞が拒絶反応を起こす場合もある）．この拒絶反応は，すでにドナー由来の抗原に対する抗体あるいはドナー由来の抗原に感作されたT細胞が存在しているときよりは緩やかではある（急性）．

MHC（HLA）が完全に一致していれば，理論上拒絶反応は起こらないはずだが，この場合にもしばしば拒絶反応が認められる．ただし，この場合は移植後何か月もしてから拒絶反応が起こる（慢性）．この原因はいまだに不明だが，後述するマイナー抗原などが関与しているのではないかと考えられている．

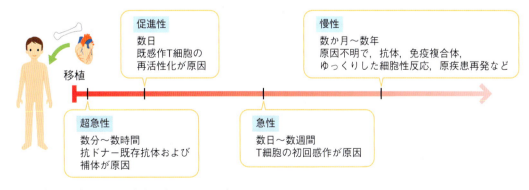

図1　拒絶反応の起こる速度の違いによる分類

MHC：major histocompatibility complex，主要組織適合複合体
HLA：human leukocyte antigen，ヒト白血球抗原

移植の際の拒絶反応に関与する細胞や液性成分には，どんなものがあるの？

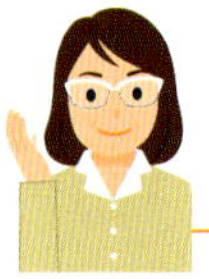

臓器移植の際の拒絶反応には，さまざまな細胞や液性因子が関与している(図2).

細胞では，T細胞が拒絶反応の中心的役割を演じているが，なかでもとくに細胞傷害性T細胞(Tc細胞：CD8$^+$T細胞)が拒絶反応において重要である．もちろん，Tc細胞が威力を発揮するためには，ヘルパーT細胞(Th細胞：CD4$^+$T細胞)のヘルプが必要であることから，Th細胞も当然拒絶反応に関与している．

T細胞は移植片を直接認識することができない．そのため，T細胞が拒絶反応を起こすためには，抗原提示細胞の協力も必要である．

また，T細胞だけでなく，抗体や補体などの液性因子も細胞傷害性に働く．これらの細胞や液性因子の動きは，種々のサイトカインによって調節されている．そのため，移植における拒絶反応は，これまでに述べてきたほとんどの免疫機構が関与していると考えてほしい．

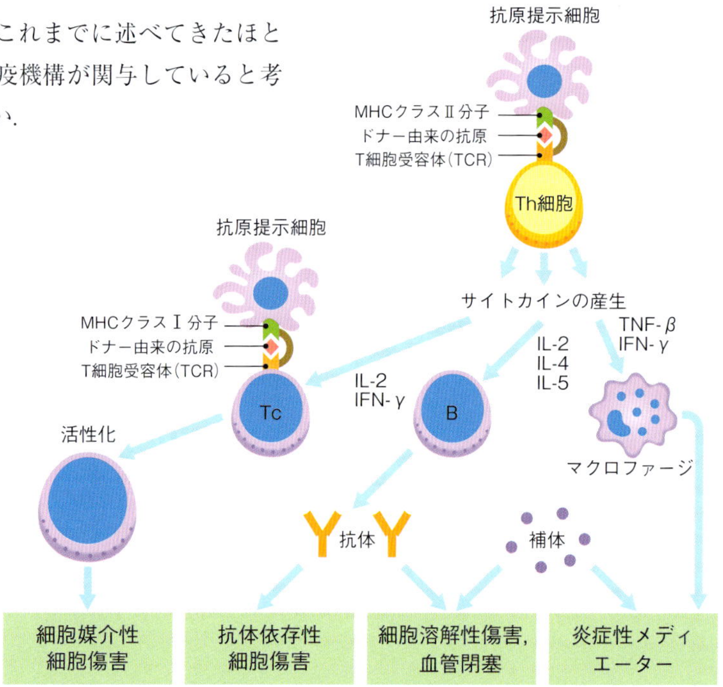

移植の際に認められる拒絶反応には，さまざまな免疫担当細胞が関与している．なかでも中心的役割を演じているのはT細胞である．T細胞には大きく分けて，ヘルパーT細胞(Th細胞)と細胞傷害性T細胞(Tc細胞)の2つが存在しているが，両細胞とも移植片の拒絶に深く関与している．また，移植片の拒絶反応には抗体も関与している．このことは，B細胞も拒絶反応に関与していることを意味している．このように，移植における拒絶反応には，細胞性免疫と液性免疫の両者が関与している．

図2 拒絶反応に関与する細胞と液性因子

拒絶反応には2つあるって本当？

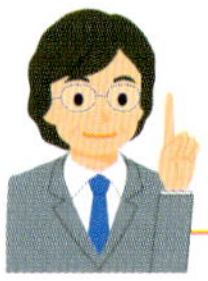

拒絶反応は，大きく分けて2つ存在する(図3)．1つは，おそらくは皆さんが移植の際における拒絶反応と考えているものである．すなわち，ドナーから移植された臓器に対して，レシピエントの免疫系が攻撃をかける場合である．これは宿主対移植片(HVG)反応とよばれている(図3)．それに対して，ドナーの免疫系がレシピエントに対して攻撃をかける場合もあり，こちらは移植片対宿主(GVH)反応とよばれている．

GVH反応は，移植する臓器の中に白血球，特にT細胞が混入していた場合に起こる反応である．GVH反応は特に骨髄移植において重要である．

骨髄は血液中に存在するすべての細胞を生産する生産工場である．そのため，ありとあらゆる免疫担当細胞が骨髄の中に存在している．骨髄には生まれたてホヤホヤの白血球だけでな

HVG：host versus graft，宿主対移植片
GVH：graft versus host，移植片対宿主

く，成熟した白血球も存在している．通常，T細胞は骨髄で生産されるものの，成熟するためには胸腺に移行しなければならない．そのため，骨髄中には成熟したT細胞が存在していないと思われがちだが，実は骨髄の中にも成熟したT細胞が多数存在している．通常，T細胞は胸腺で教育を受けた後，大人になり全身の(リンパ)臓器へ移行するが，一部は骨髄にリクルートするためである．

このように，骨髄中には成熟したT細胞が多数存在することから，骨髄細胞を移植する場合，その中にT細胞が混入している可能性がきわめて高い．混入したドナー由来のT細胞がレシピエントに移植されると，レシピエント

拒絶反応の中心的な役割を担うのはT細胞で，MHC(HLA)のタイプが異なる臓器や細胞に対して傷害を引き起こす．

HVG(宿主対移植片)反応
主に臓器移植時に起きる拒絶反応．ドナー由来の臓器(移植片)を異物として認識したレシピエントのT細胞が，移植片に対して攻撃をかける．

GVH(移植片対宿主)反応
主に骨髄移植時に起きる拒絶反応．ドナー由来の骨髄細胞の中に存在するT細胞が，レシピエントの臓器や細胞を異物として認識し，攻撃をかける．

図3　拒絶反応の種類

H：host＝宿主　V：versus＝対　G：graft＝移植片

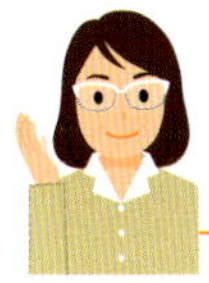

の体内に存在するもの(臓器等)を異物として認識し，攻撃をかけるのである．

これを考えると，骨髄移植を行う際には，骨髄細胞からT細胞を完全に除去しておかなければならないということは容易に想像していただけるであろう．もっとも，MHCが完全に一致している場合，すなわち一卵性双生児間

や純系動物間の移植においては，T細胞を除去する必要がないことはいうまでもない．

どんなときにHVG反応が起こり，どんなときに起こらないの？

遺伝学的に同一である一卵性双生児あるいは純系動物間の移植片は生着するが，遺伝学的に同一でない他人あるいは雑系動物間の移植片は，その遺伝学的差異の大きさに応じた速度で移植片は拒絶される．すなわち，MHCの遺伝子座が同一である一卵性双生児あるいは同系の動物間での移植片は互いに受け入れられる(図4-a)．それに対し，MHCの遺伝子座が異なる他人あるいは異系の動物間では互いに拒絶される(図4-b)．

Column　骨髄移植って何のために行うの？

白血病の患者に対して骨髄移植を行うシーンをテレビドラマなどでよく見かけるが，これは骨髄中に存在する造血幹細胞とよばれる細胞をレシピエントに移植することを目的としている．造血幹細胞はマルチタレントで，どんな細胞にもなれる細胞である．

白血病の患者の血液中には，正常人に比べて何百倍，何千倍もの白血球が存在しているが，残念ながらすべて未熟な(赤ちゃんの)細胞である．

病原体などが侵入してきた場合には，白血球が病原体を排除するように働く．しかし白血病患者の血液中には，数は多いが用をなさない未熟な白血球ばかりが存在しているため，病原体を退治することができない(白血病患者を無菌室に隔離するのはそのためである)．したがって，白血病患者に正常人から採取した骨髄細胞を移植するのである．

骨髄細胞の中には，数は非常に少ないが造血幹細胞が存在している．造血幹細胞を移植すると，レシピエントの中ですべての血液細胞に分化・成熟することができる．そのため，白血病患者の体内に大人の白血球が蘇る．

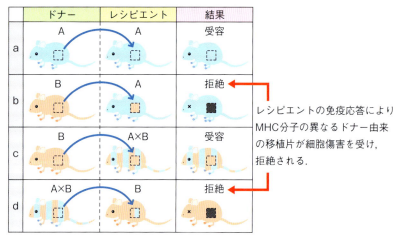

図4　HVG反応

＊A×B：A（父親）とB（母親）を交配してできた子ども

A（父親）とB（母親）を交配してできた子どもには，A（父親）からの遺伝子とB（母親）からの遺伝子の両方が存在するため，B（母親）からの臓器を移植しても拒絶反応は起こらない．

それに対して，A（父親）とB（母親）を交配してできた子どもの臓器をB（母親）に移植すると，B（母親）にはA（父親）由来の遺伝子が存在しないため，A（父親）由来の遺伝子産物に対する反応により拒絶される．

また，同様にA（父親）とB（母親）を交配してできた子どもの臓器をA（父親）に移植しても，A（父親）にはB（母親）由来の遺伝子が存在しないため，B（母親）由来の遺伝子産物に対する反応により拒絶される．

他方，親とF1（父親と母親を交配して生まれた子ども）間での移植は，ドナーとレシピエントによって，拒絶される場合と拒絶されない場合がある（図4-c, d）．すなわち，ドナーが親でレシピエントが子どもの場合には拒絶反応は起こらないが，ドナーが子どもでレシピエントが親の場合には移植片は拒絶される．

 どんなときにGVH反応が起こり，どんなときに起こらないの？

GVH反応は，骨髄移植のときに骨髄細胞の中にT細胞が混入していた場合に起こるが，ドナーとレシピエント間でMHCの遺伝子が同一，もしくはきわめて類似している場合には起こらない（図5左）．

他方，MHCが遺伝的に異なる場合には，ほぼ必ずGVH反応が起こる（図5右）．

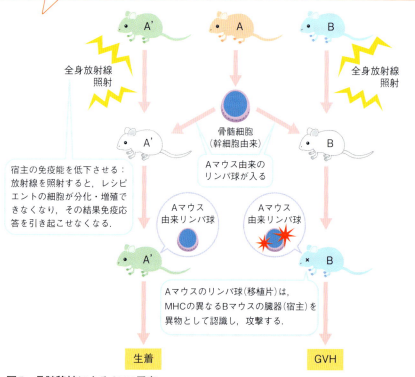

図5　骨髄移植によるGVH反応

MHCが完全に一致していない場合には，移植は絶対にできないの？

前述したように，本来，移植を成功させるためにはMHCが完全に一致している必要がある．しかし，現実にMHCが完全に一致しているのは一卵性双生児以外に存在しえないので，移植は不可能ということになる．しかし，そうなると移植すれば助かる命などはどこにも存在しないことになる．そのため，実際はMHCが完全に一致していなくとも移植が行われている．

ただし，MHCが完全に一致していない場合には，必ずといってよいほど拒絶反応が起こるので，なんらかの処置を施さなければならない．移植の際に起こる拒絶反応はお互いの免疫系が攻撃を開始することから始まる．そのため，免疫系を抑制することによって移植を成功させることが可能となる．

移植の際に起こる拒絶反応では，T細胞が中心的役割を演じているので，T細胞の機能を抑制できれば拒絶反応をより少なくすることができる．そのために，免疫抑制剤，それもとくにT細胞の機能を抑制するような免疫抑制剤が頻用されている．

一概に免疫抑制剤といっても，作用機序は大きく異なるため，ケースバイケースで選択しなければならない．ただし，一時的に免疫を抑制しても，移植された臓器を一生生着させ続けなければならないので，多くの場合免疫抑制剤は一生投与され続けなければならない．

免疫抑制剤にはどんなものがあるの？

免疫抑制剤にはさまざまなものが存在するが，移植の拒絶反応の中心的役割を演じているのがT細胞であることを考えると，T細胞の量的ならびに質的低下を促すものがよいと考えられる．

T細胞を調節する薬剤にはいくつかあるが，移植の際に用いられる代表的な免疫抑制剤は，シクロスポリンとタクロリムスである．この2つの薬の作用機序はほとんど同じであり，両者ともインターロイキン（IL）-2の産生を阻害する（図6）．

IL-2は最初T細胞増殖因子として発見されたサイトカインである．IL-2の産生を阻害するとT細胞が増殖できなくなる．たとえ細胞傷害性T細胞（Tc細胞）が活性化されたとしても，その数が十分でなければ重篤な拒絶反応は起こらないのである．

シクロスポリンやタクロリムスは細胞内に侵入すると，タンパク質と複合体を形成し，カルシニューリンという酵素の活性を阻害する．カルシニューリンが阻害されると，IL-2遺伝子の転写因子がリン酸化されなくなり，核内に移行できなくなる．すなわち，IL-2の転写が阻害される．

シクロスポリンとタクロリムスの違いは，複合体を形成するタンパク質が違うだけである．シクロスポリンはシクロフィリン（CyP）と複合体を形成し，タクロリムスはFKBPと複合体を形成する．なお，タクロリムスのほうが作用が強いため，現在ではシクロスポリンよりも移植の際によく用いられている．

しかし，シクロスポリンやタクロリムスのようなカルシニューリン阻害剤は腎機能を低下させる．長期にわたってこれらの薬剤により免疫を抑制された患者の多くは，腎機能が低下し，しばしば慢性腎不全を発症する．そのため，腎機能が低下した患者に対しては，ラパマイシンを用いることが多い．なお，ラパマイシンはIL-2の産生を阻害するのではなく，IL-2がIL-2の受容体に結合しても，そのシグナルが細胞

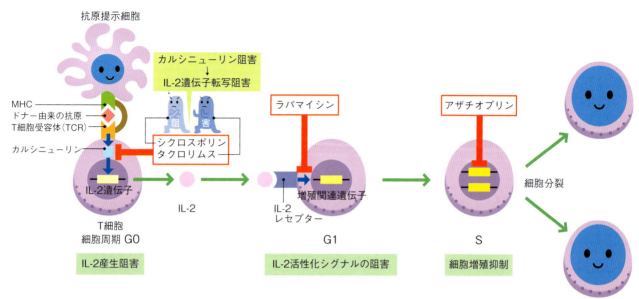

図6 免疫抑制剤の作用機序

内に入らないように作用している（図6）．いずれにせよ，IL-2がT細胞内にシグナルとして入らないのだから，ラパマイシンもT細胞の増殖を抑制していると考えてよい．

また，移植の際の拒絶反応を抑制するために，アザチオプリンとよばれる薬剤も用いられることがある．アザチオプリンは，グルタチオンなどと反応してメルカプトプリンを生成する．メルカプトプリンはプリンヌクレオチドの合成を阻害するため，結果としてDNA合成を阻害し，拒絶反応を抑制する（図6）．

 移植の際の拒絶反応のメカニズムはわかった？

　この項でもまた，MHC（HLA）という言葉がたくさん登場した．これまでにMHC（HLA）についてはきちんと解説してきたので，しっかりと勉強してきたなら，今回は簡単に読めたのではないだろうか？　他方，いまいち理解できていなければ「またMHC（HLA）か……」と思ったかもしれない．

　これほどまでにMHC（HLA）が頻繁に登場することからも，いかにMHC（HLA）が重要かということは，おわかりいただけたのではないかと思う．

　繰り返すが，MHC（HLA）は抗原提示分子であるだけでなく，移植抗原であるということを，しっかり頭に入れておいていただきたい．

拒絶反応の知識は医療現場に役立つの？

　移植は今後医療の現場で遭遇する重要な医療行為である．そのため，看護師の皆さんは「なぜ移植が必要なのか？」ということだけでなく，「どうして移植が難しいのか？」ということも理解しておかなければならない．

　移植が医療現場で増加していることは以前にも述べたが，それだけに，患者やその家族から説明を求められることが多くなることは間違いない．その際，どうして移植ができないのか，また移植が可能な場合でも，いつ何時拒絶反応が起こるかわからないということ，そしてどうして移植後に免疫抑制剤を投与し（続け）なければならないのか，などについて患者や患者の家族にしっかりと説明できれば，患者やその家族から十分な信頼が得られることは間違いない．そういった意味からも，しっかりと移植の際の拒絶反応について理解していただきたい．

31 自己免疫疾患にはどんなものがあるの？どうして自己に対して攻撃をかけるの？

自己免疫疾患って？

私たちの体の中にある免疫系は，通常自己に対しては攻撃をかけない．これは第12項や第15項で述べたように，自己に攻撃をかける細胞は，発生の段階で抹殺されるからである（図1）．

しかし，時に免疫系は自己に対して攻撃をかけることがある（図2）．それが自己免疫疾患である．

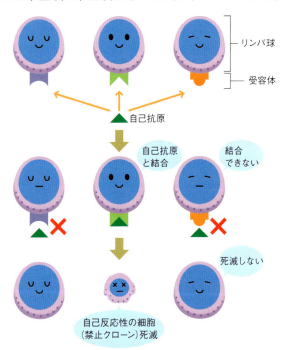

図1　自己反応性のリンパ球（禁止クローン）は抹殺される

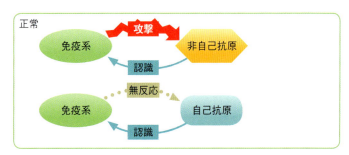

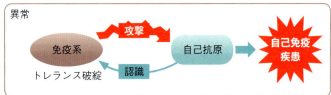

通常，ネガティブセレクションにより自己に対して反応性を示す細胞（禁止クローン）は抹殺される．そのため免疫系は自己に対して攻撃をかけないようになっている（免疫学的寛容：トレランス）．しかし，トレランスが破綻すると自己に対して攻撃をかけるようになり，その結果自己免疫疾患を発症する．

図2　通常，免疫系は自己に対して攻撃をかけないが……

自己免疫疾患の多くは国指定の難病なの？

難病とはその名のとおり，不治の病，すなわち治療方法のない疾患のことである．難病はがんのように切除すれば治癒するということはなく，一生その病気と付き合わなければならない．そのため，難病は特定疾患として国に指

192

定されており，医療費が大きく免除されている．昔は全額免除されていたが，昨今の国の経済情勢の悪化により，患者は治療費の一部を負担することを余儀なくされている．

難病の中には筋肉や神経の疾患が多く含まれるが，自己免疫疾患の多くも難病に指定されている．ただし，いくら治療法のない疾患に罹患しているとしても，患者の数が多ければ，国は難病に指定してくれない．自己免疫疾患の患者数は年々増加していることから，特定疾患（難病指定）から外されてしまう日が来るかもしれない．

自己免疫疾患にはどんなタイプがあるの？

自己免疫疾患は，全身に影響が及ぶ全身性（臓器非特異的）自己免疫疾患と，特定の臓器だけが影響を受ける臓器特異的自己免疫疾患の2種類に大別することができる．

図3に代表的な全身性（臓器非特異的）自己免疫疾患と，代表的な臓器特異的自己免疫疾患を列挙した．関節リウマチや全身性エリテマトーデス（SLE）に代表される膠原病は，全身性自己免疫疾患である．

自己免疫疾患の誘発素因は？

医学研究の発展に伴って，これまで原因不明であった疾患も，実は自己免疫疾患であったということがわかってきている．このことから，自己免疫疾患の数は徐々にではあるが確実に増加している．

いずれの自己免疫疾患も，自己抗体が原因である（図3）．自己抗体とは，自己の細胞，自己の細胞成分，自己の体液成分など，自分の体に存在するさまざまなものを異物（非自己）と認識して攻撃をかける抗体のことである．自己抗体が産生されると，アレルギーのところ（第26項）でも述べたように，臓器，組織，細胞，細胞成分，体液成分などが破壊される．

自己免疫疾患はどうして起こるの？

世界各国の研究者が寝る間も惜しんで研究しているにもかかわらず，自己免疫疾患がなぜ発症するのかはいまだに不明である．発症の原因が不明だからこそ，難病に指定されているのである．

通常，免疫系は自己に対しては攻撃をかけないようにプログラムされている（図4）．B細胞は骨髄で，またT細胞は胸腺で，自己に対して攻撃をかけるリンパ球が抹殺されるため，自己に対して免疫系は攻撃をかけないようになっている（図5，図6）．それにもかかわらず，自己に対して攻撃をかけてしまう場合がある．骨髄や胸腺では非常に厳しいセレクション（ネガティブセレクション）が行われており，自己に対して攻撃をかけないようになっているが，世の中には法の目を潜り抜けて悪徳な商売をしている人がいるように，B細胞やT細胞もこの厳

SLE：systemic lupus erythematosus，全身性エリテマトーデス

臓器特異的

眼

疾患	標的臓器・組織	自己抗体
原田病	ブドウ膜・皮膚・神経	病変部のリンパ球浸潤
自己免疫性視神経症	視神経	抗核抗体 抗カルジオライピン抗体 等

内分泌・代謝

疾患	標的臓器・組織	自己抗体
バセドウ病	甲状腺ホルモン受容体	抗甲状腺ホルモン受容体抗体
橋本病	甲状腺ミクロソーム	抗甲状腺ミクロソーム抗体
	サイログロブリン	抗サイログロブリン抗体
原発性甲状腺機能低下症	甲状腺	抗ペルオキシダーゼ抗体 抗甲状腺刺激抗体
特発性アジソン病	副腎	抗副腎抗体
インスリン依存性糖尿病	ランゲルハンス島	抗ランゲルハンス島抗体

神経・筋

疾患	標的臓器・組織	自己抗体
ギラン・バレー症候群	ガングリオシド	抗ガングリオシド抗体
重症筋無力症	アセチルコリン受容体	抗アセチルコリン受容体抗体

循環器

疾患	標的臓器・組織	自己抗体
大動脈脈炎症候群	大動脈	抗大動脈抗体

肺

疾患	標的臓器・組織	自己抗体
グッドパスチャー症候群	肺胞・腎	抗基底膜抗体

消化器

疾患	標的臓器・組織	自己抗体
慢性胃炎	胃壁細胞	抗壁細胞抗体
慢性萎縮性胃炎		
自己免疫性肝炎	肝実質細胞	抗核抗体 抗平滑筋抗体 抗肝腎ミクロソーム抗体 等
原発性胆汁性肝硬変	肝小葉間胆管	抗ミトコンドリア抗体
原発性硬化性胆管炎	胆管	
自己免疫性膵炎	膵実質	

腎臓

疾患	標的臓器・組織	自己抗体
急速進行性糸球体腎炎	腎糸球体	抗基底膜抗体 抗MPO-ANCA抗体 抗DNA抗体 抗P-ANCA抗体 等

男性生殖器

疾患	標的臓器・組織	自己抗体
特発性無精子症	精巣	抗精子抗体

血液

疾患	標的臓器・組織	自己抗体
巨赤芽球性貧血	赤芽球系	抗内因子抗体
自己免疫性溶血性貧血	赤血球	抗赤血球抗体
自己免疫性好中球減少症	好中球	抗好中球抗体
特発性血小板減少性紫斑病	血小板	抗血小板抗体

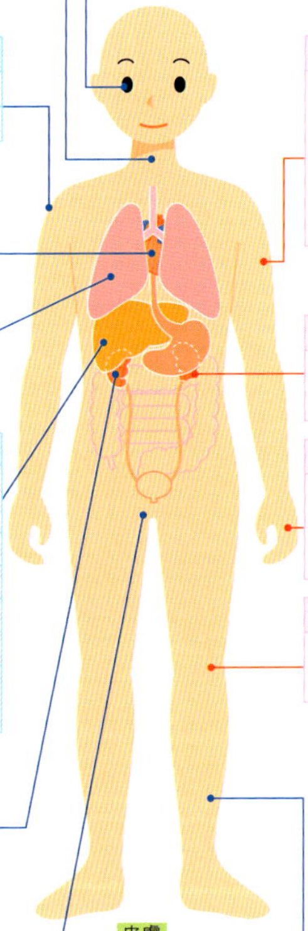

臓器非特異的

疾患	標的臓器・組織	自己抗体
シェーグレン症候群	涙腺・唾液腺・多臓器	抗Ro/SS-A抗体 等

疾患	標的臓器・組織	自己抗体
IgG4関連疾患	多臓器	―

疾患	標的臓器・組織	自己抗体
血管炎症候群	血管	抗好中球細胞質抗体（ANCA関連血管炎）

疾患	標的臓器・組織	自己抗体
混合性結合組織病	多臓器	抗U1-RNP抗体

疾患	標的臓器・組織	自己抗体
抗リン脂質抗体症候群	動脈・静脈・子宮 等	抗リン脂質抗体

疾患	標的臓器・組織	自己抗体
多発性筋炎 皮膚筋炎	皮膚・筋・肺 等	抗アミノアシルtRNA合成酵素（ARS）抗体 抗Jo-1抗体 抗Mi-2抗体 抗155/140抗体 抗CADM-140抗体

疾患	標的臓器・組織	自己抗体
全身性エリテマトーデス（SLE）	多臓器	抗2本鎖DNA抗体 抗核抗体 等

疾患	標的臓器・組織	自己抗体
強皮症	皮膚・肺・腎臓 等	抗トポイソメラーゼⅠ抗体 抗RNAポリメラーゼⅢ抗体 抗セントロメア抗体 等

疾患	標的臓器（組織）	自己抗体
関節リウマチ	滑膜（関節）	リウマトイド因子（RF） 抗CCP抗体

皮膚

疾患	標的臓器・組織	自己抗体
慢性円板状エリテマトーデス		抗核抗体
限局性強皮症		抗1本鎖DNA抗体
天疱瘡	表皮	IgG抗表皮細胞抗体
類天疱瘡	表皮基底膜	IgG抗表皮基底膜部抗体
妊娠性疱疹		
線状IgA水疱性皮膚症		IgA抗表皮基底膜部抗体
後天性表皮水疱症		IgG抗表皮基底膜部抗体
円形脱毛症	毛母細胞	毛包周囲へのCD4陽性リンパ球浸潤
尋常性白斑	メラノサイト	抗メラノサイト抗体
サットン後天性遠心性白斑		

臓器非特異的自己免疫疾患ではさまざまな臓器に病変が現れるため，全身性の疾患といえる．ただし，この図にあるように特定の臓器に病変が現れることも少なくない．

全身性の自己免疫疾患はその名の通り，障害は全身性に及ぶが，とくに障害が大きい部位があることを忘れてはならない．またこれらの自己免疫疾患にはほぼ必ず自己抗体が関与しており，それぞれの疾患において標的となる自己抗原は異なる．

臓器特異的自己免疫疾患はその名の通り，特定の部位に障害が起こる．全身性の自己免疫疾患と同様，これらの自己免疫疾患にもほぼ必ず自己抗体が関与しており，それぞれの疾患において標的となる自己抗原は異なる．

図3　自己免疫疾患の分類

しいセレクション（ネガティブセレクション）の目をすり抜けて末梢に辿り着くものがいるのである．

これまでT細胞が分化・成熟するためには胸腺がなければならないと述べてきたが，実のところは胸腺のない動物（ヒト）にもT細胞が存在する．実際，腸管は体の中で最もT細胞の多い臓器であるが，胸腺の欠損した動物の腸管には多くのT細胞が存在している．腸管に胸腺のようなネガティブセレクションのシステムがあるという報告は今までにないこと，ならびに腸管内には禁止クローン（自己抗原と結合し，自己に対して攻撃をかけるリンパ球）が多数検出されることから，腸管にはネガティブセレクションを受けずに末梢に流れ込むT細胞が存在していることは事実である．

しかし，これはどんな人でも同じであることから，腸管から末梢に流れ込んできた禁止クローンが自己免疫疾患の発症原因であると特定はできない．このように，自己免疫疾患は，いまだにその発症原因がわからない，非常に厄介な病気なのである．

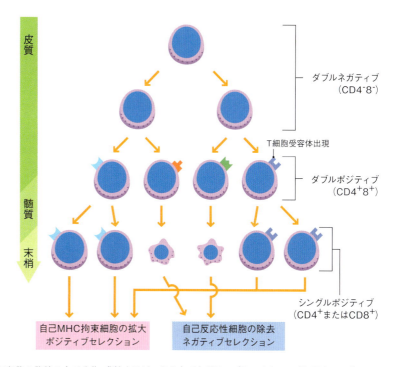

T細胞は胸腺の中で分化・成熟するが，その中でネガティブセレクション（とポジティブセレクション）が行われ，自己の抗原に反応するT細胞は抹殺される．末梢のT細胞は細胞表面にCD4あるいはCD8を発現しているが，生まれたてのT細胞の表面にはCD4もCD8も発現されていない（ダブルネガティブ細胞：この段階ではまだT細胞受容体（TCR）も発現していない）．T細胞が成熟するに従って，T細胞の表面に両分子が発現されるようになる（ダブルポジティブ細胞）．このダブルポジティブ細胞の段階で，ネガティブセレクションとポジティブセレクションが行われる（ネガティブセレクションとポジティブセレクションが行われるまでにTCRが発現される）．最終的にネガティブセレクションとポジティブセレクションという厳しい試験を通過したものは，表面からCD4あるいはCD8のいずれか1つを脱落し，成熟T細胞として末梢に流れ出ていく．

図4　自分の体に対して攻撃をかけないしくみ

隔絶抗原って何？ 自己免疫疾患の発生原因なの？

ただし，自己免疫疾患の発症原因には，前述したもの以外にも諸説あるので，少しだけ説明しておこう．たとえば，隔絶抗原に曝された場合である．

隔絶抗原って何？ と思われた方がほとんどだと思うので，隔絶抗原とは何かをまず説明する．

脳や精巣（睾丸）は非常に重要な場所であるため，必要なものは侵入できるが，不要なものは侵入できないようになっており，これを血液脳関門（BBB）あるいは血液精巣関門（BTB）とよんでいる．要するに，脳や精巣（睾丸）には免疫担当細胞が不用意に侵入できないように，大きな壁が存在しているということである．言い換えれば，脳や精巣（睾丸）に存在する抗原は免疫系から隔離されており，免疫系がこれまで

BBB：blood brain barrier，血液脳関門
BTB：blood testis barrier，血液精巣関門

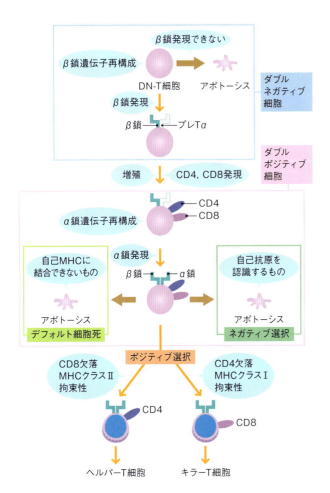
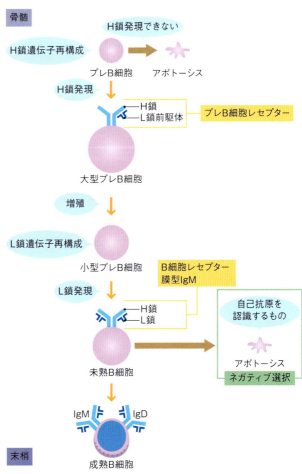

生まれたばかりのT細胞の表面には，まだT細胞受容体（TCR）もCD4/CD8も発現していない（ダブルネガティブ細胞）．TCRは，α鎖とβ鎖の2つから構成されているが，最初に遺伝子が再構成されるのはβ鎖である．β鎖が細胞表面に発現されるようになると，プレTα（α鎖の前駆体）とよばれる鎖が発現されるようになる．その後細胞表面にCD4とCD8が発現されるようになるが，そこではじめてα鎖の遺伝子の再構成が行われる（ダブルポジティブ細胞）．この段階で自己抗原を強く認識するTCRを発現しているクローンは，ネガティブセレクションによって抹殺される．T細胞が抗原を認識するためには，抗原提示分子であるMHCが必要である．そのため，自己のMHCに結合することができないクローンもこの段階で抹殺される（ポジティブセレクション）．最終的に自己抗原に反応せず，自己のMHCをほどよく認識する細胞，すなわち末梢で自己に対して攻撃せず，外来抗原をしっかりと認識することができる細胞だけが末梢へ送り出される．

図5 胸腺において自己反応性T細胞は除去される

成熟したB細胞の表面には免疫グロブリン（IgMとIgD）が発現されているが，生まれたばかりのB細胞の表面には免疫グロブリンは発現していない．免疫グロブリンはHeavy chain（重鎖，H鎖）とLight chain（軽鎖，L鎖）から構成されている．最初，H鎖の遺伝子の再構成が起こる．このとき，遺伝子の再構成に失敗した細胞はそのまま抹殺される．その後，細胞表面にH鎖が発現されるが，それと同時にプレB細胞レセプター（H鎖と代替L鎖〔L鎖の前駆体〕）が細胞表面に発現されるようになる．その後，L鎖の遺伝子の再構成が行われ，最終的に膜結合型IgMが細胞表面に発現される．この段階で，自己の抗原を認識する細胞はネガティブセレクションによって抹殺される．その後骨髄から末梢に送り出されるが，この時期には膜表面にIgDも発現されるようになる．

図6 骨髄において自己反応性B細胞は除去される

に出会ったことのない抗原が多数存在しているということである．

このように，脳や精巣（睾丸）に存在する抗原は免疫系から隔離されているため，隔絶抗原とよばれている．脳や精巣（睾丸）に損傷を負った場合，これらの中に存在する抗原が免疫系と遭遇し，免疫系はこれらを異物と認識して攻撃をかけることになる．そのため，隔絶抗原が免疫系に曝されることが引き金となって，自己免疫疾患が発症するようになる（図7）．

31 自己免疫疾患にはどんなものがあるの？どうして自己に対して攻撃をかけるの？

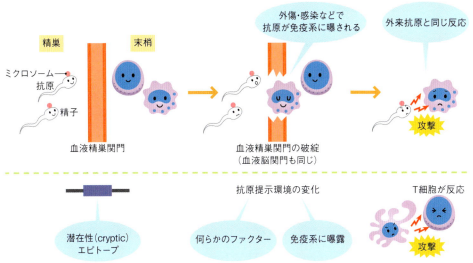

免疫系が非自己と認識するためには，ある一定以上の抗原量が必要である．脳や睾丸に存在する自己抗原のように，免疫系にまったく曝されていない抗原（隔絶抗原）もあれば，免疫系に認識されるだけの抗原量が十分でない抗原も存在する．このような場合には，免疫学的トレランスは起こらない．たとえば，精子のミクロソーム抗原などはよい例である．もしこういった自己抗原が存在する組織が破壊された場合には，これらの抗原は免疫系とはじめて遭遇することになる．そのため，免疫系は非自己と認識し，攻撃をかけるようになる．また，隔絶抗原ではないが，自己抗原上にある抗原決定基（エピトープ）の中には，適正に抗原提示されていないものが存在している．こういった抗原は免疫系による認識そのものがなされておらず，トレランスにもなっていない．このようなエピトープを潜在性（cryptic）エピトープとよぶ．潜在性エピトープが抗原提示の際に何らかのファクターにより免疫系に曝露された場合，非自己と認識され攻撃を受けることになる．

図7　隔絶抗原の免疫系への抗原提示

 ## イディオタイプって何？自己免疫疾患の発生原因なの？

ほかには，抗イディオタイプ抗体も自己免疫疾患の発症原因になりうる．まずはイディオタイプとは何かを簡単に説明する．

免疫グロブリン（抗体）には，可変（V）領域と不変（C）領域のあることは以前に述べたが，V領域は生まれながらに存在しているものではなく，非自己（異物）が体内に侵入してきた際に，遺伝子の再構成が行われて作られた産物である．ということは，V領域は免疫系にとっては今までに出くわしたことのない抗原ということになる．

このように，抗体（免疫グロブリン）はそれぞれ固有の抗原性を示すが，これをイディオタイプという．今までに遭遇したことのない抗原に対しては，免疫系は当然攻撃をかける．自己の体内で新たに産生されたV領域は，抗原

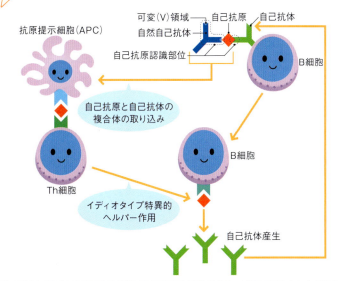

免疫グロブリン（抗体）には可変（V）領域と不変（C）領域がある．V領域は生まれながらに存在しているものではなく，非自己（異物）が体内に侵入してきた際に，遺伝子の再構成を行って作られた産物である．つまり，V領域は免疫系にとっては今までに遭遇したことのない抗原ということになる．今までに遭遇したことのない抗原に対しては，免疫系は当然のことながら攻撃をかける．このように，自己の体内で新たに産生されたV領域は，抗原性を有し，かつ非自己として認識される可能性が高い．そのためV領域に対して抗体を作っても当然であり，これらの抗体は自己の抗体に対する抗体であることから，自己抗体となる．抗原提示細胞（APC）は，自己抗原と自己抗体との複合体を取り込み，抗体のイディオタイプ部分が消化されたペプチドをヘルパーT細胞（Th細胞）に提示する．自己抗体を発現したB細胞は，抗体を介して複合体を取り込み，イディオタイプを提示し，Th細胞のヘルプを受けながら抗イディオタイプ抗体を産生する．

図8　分子相同性―イディオタイプに対する反応―

性を有し，かつ非自己と認識される可能性が高いので，V領域に対して抗体を作る可能性は十分にある(図8)．

これらの抗体は自己の抗体に対する抗体であることから，自己抗体(抗イディオタイプ抗体)ということになる．

また，外来抗原(微生物)の中には，まったく同一ではないが自己抗原と類似したものが存在する．この場合，自己抗原と類似した抗原性を有する外来抗原に対して，免疫系は攻撃をかけるが，抗原性が類似していることから，外来抗原だけでなく，類似した自己抗原に対しても免疫系が攻撃をかける(図9)．

このように，自己免疫疾患の発症する原因にはいろいろあるが，あくまでも理論上の話であり，前述したことが実際の自己免疫疾患の発症と直接関係があるか否かについては，まだまだ研究が必要である．

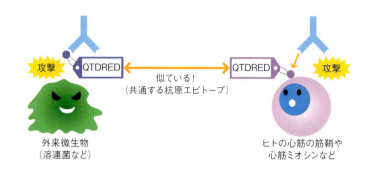

外来抗原の中には，自己抗原にある抗原決定基(抗原エピトープ)と同じもしくは非常に類似しているものが存在する．たとえばA群β溶血連鎖球菌(溶連菌)に感染すると，リウマチ熱を発症することがある．これはこの溶連菌の細胞壁あるいは細胞質に存在する抗原が，ヒトの心筋の筋鞘や筋鞘下筋形質，心筋弁膜，心筋ミオシンに存在する抗原ときわめて類似(共通する抗原エピトープが存在)していることに起因すると考えられている．

図9　相同性分子との交差反応による免疫応答

自己免疫疾患の治療は？

昔であれば，自己免疫疾患に罹患すると，5年生存率がきわめて低かった．しかし，ステロイドの発見により，すべての自己免疫疾患ではないが，5年生存率が大幅に向上した．

自己免疫疾患は免疫能が異常に亢進しているため，攻撃をかけなくてもよい自己に対して攻撃をかけてしま う．そのため，ステロイドや免疫抑制剤などが治療によく用いられている．

ただし，ステロイドを長期間投与すると，骨頭壊死をはじめとする副作用があることから，投与量を増やせばよいというものではない．また免疫抑制剤，とくにシクロスポリンやタクロリムスは，往々にして腎機能を低下させることから，こちらもずっと投与していればよいというものでもない．

自己免疫疾患では，自己抗体によって自己の細胞などが破壊され，それによって炎症が起こる．そのため，対症療法にすぎないが，抗炎症薬も治療に用いられている．

自己免疫疾患は遺伝するの？

自己免疫疾患の親から生まれた子どもが，必ず自己免疫疾患に罹患するわけではない．しかし自己免疫疾患の 親から生まれた子どもが，自己免疫疾患に罹患する確率は自己免疫疾患でない親から生まれた子どもと比べてはる かに高くなる．

実際，さまざまな自己免疫疾患の患者のMHC(HLA)を調べると，特定

31 自己免疫疾患にはどんなものがあるの？どうして自己に対して攻撃をかけるの？

のMHC（HLA）の人は自己免疫疾患に罹患する確率が高くなっている（図10）．ただし，これはあくまでも統計学的な問題であり，特定のMHC（HLA）の人が必ずその自己免疫疾患に罹患するわけではない．しかし，特定の自己免疫疾患とMHC（HLA）の相関が統計学的に有意な差をもっていることから，体質的（遺伝的）に自己免疫疾患に罹患しやすいことは間違いなさそうである．

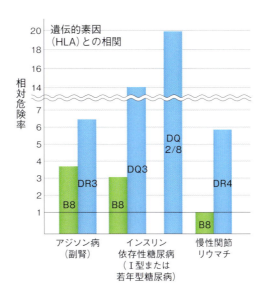

ほとんどすべての自己免疫疾患は，特定のMHC（HLA）を有する個体に頻発することが知られている．たとえば，アジソン病はHLAの中でもDR3を発現している人に，I型糖尿病はDQ2とDQ8を発現している人に，関節リウマチはDR4を発現する人に頻発している．このことから，すべてではないが，自己免疫疾患の発症はMHC（HLA）との相関性が非常に高い．

図10　自己免疫疾患の発症と遺伝的素因

 免疫系は病原体を抹殺することだけに働いているのではないということがご理解いただけましたか？

本書を読む前までは，免疫系は病原体を抹殺するためだけに存在していると思っていた読者がほとんどではないだろうか？　本書の冒頭でも述べたが，免疫系はよい方向に働く場合もあれば悪い方向に働く場合もあること，そして悪い方向に働いた場合にはとんでもない病気（難病）になってしまうということも，この項を読んでおわかりいただけたのではないだろうか．

昨今，テレビコマーシャルやネット等で，「この商品は免疫系を高める！」というキャッチフレーズで視聴者を魅了しているが，免疫系を強くすることがすべてよいわけではないとおわかりいただけたと思う．このような宣伝はあくまでも病原体に対する抵抗力の上昇を謳っているだけで，免疫力を上げすぎるととんでもないことが起こることを知らない人には，さもよいもののように思われるであろう．しかし，少なくとも医療従事者である看護師の皆さんは，免疫能を上げればそれで健康状態を維持できるなどの言葉に惑わされないでいただきたい（図11）．

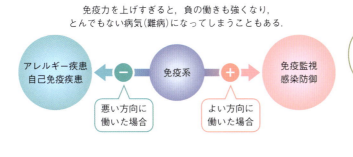

図11　免疫力を上げすぎると……

自己免疫疾患にはたくさんの病気があってわかりにくい？

　自己免疫疾患には非常にたくさんの病気がある．最初はこれらをすべて覚える必要はない．臨床の現場で，今後自己免疫疾患の患者に遭遇するときに，この項を読み返してもらえばと思う．

　ただし，全身性エリテマトーデスや関節リウマチなど，自己免疫疾患の代表となる病気や，ほぼすべての自己免疫疾患は自己抗体が悪さをしていること（**図12**），そして自己免疫疾患には臓器特異性のあるものとそうでないものがあることは覚えておいていただきたい．

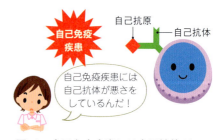
図12　自己免疫疾患には自己抗体がかかわっている

自己抗体といってもたくさんの種類がある？

　自己免疫疾患には自己抗体が関与しているが，その種類は膨大である．ここでは名前を図に列挙しただけなので，難しいと思うだろうが，今は「自己抗体にはとてもたくさんの種類がある」と頭に入れておけばよいであろう．ちなみに，たとえば抗DNA抗体とは，自分のDNAに対する抗体のことである．DNAはほぼすべての細胞が持っているし，明らかに自分のものなので，これに対して攻撃をかける抗体が存在すれば，それこそとんでもないことになるとご想像いただけるであろう．

　いずれにせよ，自己抗体は私たちの体内のありとあらゆるものに対して産生される可能性があるため，非常に恐ろしいものであることを理解していただきたい．また，この自己抗体は，いつ何時自分の体を攻撃し始めるかがわからないということも，あわせて頭に入れておいていただきたい．

この項も難しかったかも……

　できるだけわかりやすく解説しているつもりではあるが，この項もかなり難しかったかもしれない．ここで述べた内容は非常に重要であるが，すべてを完璧に理解しておく必要はないので，ご安心いただきたい．

　T細胞の分化のところで，ネガティブセレクションという言葉が出てきた．自己免疫疾患を理解するうえで避けては通れないものであり，詳しく説明させていただいた．自己を攻撃する細胞がそこここにいたら，私たちの体はボロボロになってしまう．そうならないように，自己を攻撃する細胞（禁止クローン：この場合はT細胞）は胸腺で抹殺する必要があり，それがネガティブセレクションである（**図13**）．同じように，骨髄内でも

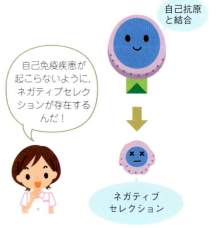
図13　自己免疫疾患とネガティブセレクション

自己を攻撃する細胞（禁止クローン：この場合はB細胞）は抹殺される必要がある．これらは自己免疫疾患を考えるうえで必要な話であるため，少し難しい話をしたことをご了承いただきたい．

自己免疫疾患を理解することは看護師に必要？

　自己免疫疾患の患者数は年々増加している．そのため，臨床の現場で自己免疫疾患の患者に出会う機会は多くなるので，この知識は看護師の皆さんにとって必須である．何度も繰り返すが，免疫能が高ければよいわけではなく，免疫能の向上が私たちにとって非常に恐ろしいものでもあることをしっかりと理解しておいていただきたい．

32 免疫不全症って何？

免疫不全症って？
免疫不全症になるとどうなるの？

　自己免疫疾患は，免疫能の異常な亢進により起こる疾患であったが，それとは正反対に免疫能が著しく低下する疾患が，免疫不全症である．

　ここまで本書を読み続けてくださった読者の皆さんなら，免疫不全になるとどうなるか想像できるだろう．免疫系はそもそも「異物が体内に侵入した場合，その異物を排除し，体を本来の正常な状態に保とうとする体の働き」のことである．そのため，免疫不全症の患者は異物を異物として認識できない，あるいは異物を異物として認識できたとしても，それを排除できないということになる．

　免疫学は元々，微生物学から発展してきたということからもわかるように，免疫不全に陥ると，感染症に罹患しやすくなる（図1）．また，腫瘍に対して攻撃をかけることができなくなることから，悪性腫瘍をはじめとするがんの発生率が高まる．

　感染症に罹患しやすくなると述べた

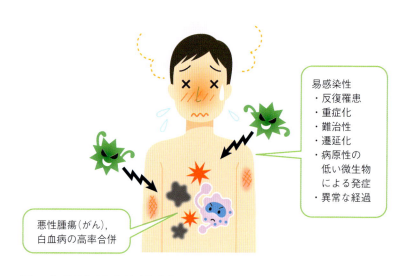

図1　免疫不全症における臨床像

が，通常の病原体に感染しやすくなるという意味だけではない．第2項で述べたように，私たちをとりまく環境には無数の微生物が生息している．正常な免疫能を有している人であれば，病原性のない微生物に感染し発症することはないが，免疫不全症の患者は病原性のほとんどない微生物に対しても感染・発症してしまう（日和見感染）．そう，免疫不全症の患者は，易感染性宿主なのである．

免疫不全症には，大きく分けるとどんなものがあるの？

　免疫不全症には先天的なもの（先天性免疫不全症）と後天的なもの（後天性免疫不全症）の2つが存在する．

　先天性免疫不全症はその名のとおり，生まれたときから遺伝的に免疫不全の場合である．後天性免疫不全症は，遺伝的な素因とは別に，なんらかの要因により免疫不全に陥るものである．

　免疫系がうまく機能するか否かは，遺伝子の型によって規定されている場合が多い．そのため，先天性免疫不全症は遺伝病と考えられている．他方，後天性免疫不全症は遺伝子の異常ではなく，生活しているうちになんらかの要因により引き起こされるものである．

　後天性免疫不全症には，加齢による免疫不全や，慢性疾患あるいは薬物（ステロイドや免疫抑制剤など）の使用により発症するものが含まれる（**表1**）．

表1　免疫不全症の分類

先天性免疫不全症	遺伝子の異常によって免疫担当細胞などが正常に分化・成熟・機能できず，免疫系が障害されて易感染性の状態になる．
後天性免疫不全症	ある種のウイルスや細菌に感染して正常な免疫機構が破綻することで，易感染性になる．
加齢に伴う免疫不全症	加齢に伴って免疫能が低下し，易感染性の状態になる．近年は，高齢者における結核などの再興感染症が増加し，社会的問題になっている．
慢性疾患，薬物療法に伴う免疫不全症	糖尿病や腎不全などでは，リンパ球・食細胞系ともに機能低下を示し，軽度または中等度の感染症を繰り返し起こす．がんや白血病の化学療法では，骨髄機能が障害を受け，全体に免疫担当細胞が減少し，敗血症を起こしやすくなる．臓器移植における免疫抑制剤の投与は，IL-2の産生を抑えるため，細胞性免疫の成立が阻害される．

先天性免疫不全症にはどんなものがあるの？

　一言で先天性免疫不全症といっても，さまざまなものが存在する．臨床上重要な先天性免疫不全症は主に5種類に分けられる（**表2**）．非常に難しくややこしいが，さまざまな免疫不全症があるということがおわかりいただけるであろう．

　あまり聞いたことのない病因や遺伝形式もあるが，これらすべてを記憶しておく必要はない．覚えておきたいのは，免疫不全症といっても，遺伝的異常によりT細胞やB細胞が正常に分化・成熟できなかったり，サイトカイ

　重症複合免疫不全症（SCID）は，T細胞とB細胞の両者が正常に分化・成熟できないため，本症の患者の体内にはT細胞もB細胞も存在しない．T細胞とB細胞はそれぞれ細胞性免疫と液性免疫において中心的役割を演じているので，両細胞が欠損している本症の患者は，両免疫応答を惹起することができない．

　一方，DiGeorge症候群では，胸腺の発育不全が認められる．胸腺はT細胞の分化・成熟の場であることから，本症の患者ではT細胞数が顕著に減少している．T細胞は細胞性免疫において中心的役割を演じているので，本症の患者では細胞性免疫が著しく低下しているといえる．

　また，伴性無γグロブリン血症の患者では，B細胞の発育不全が認められる．B細胞は液性免疫，すなわち免疫グロブリン（抗体）の産生に関与していることから，本症の患者は抗体産生能力が著しく低下しており，液性免疫の著しい低下が認められる．

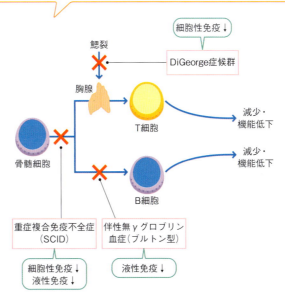

図2　リンパ系の発生障害による免疫不全症

SCID：severe combined immunodeficiency disease，重症複合免疫不全症

病名	血清Ig	血中B細胞	血中T細胞	病因	遺伝形式（遺伝子座）	
重症複合免疫不全症			AR：常染色体劣性，X：X連鎖			
①T細胞⁻，B細胞⁺						
1）γc鎖欠損症	減少	正常	減少	γc鎖遺伝子変異	X（Xq13）	
2）JAK3欠損症	減少	正常	減少	JAK3遺伝子変異	AR（19p13）	
②T細胞⁻，B細胞⁻						
1）RAG1/2欠損症	減少	減少	減少	RAG1/2遺伝子変異	AR（11p12-1）	
2）アデノシンデアミナーゼ欠損症	減少	減少	減少	ADA遺伝子変異	AR（20q13）	
3）細網異形成症	減少	減少	減少	リンパ球・骨髄球系発生障害	AR	
4）その他	減少	減少	減少	VDJ再編成障害	AR	
③T細胞⁻，B細胞⁻						
1）Omenn症候群	減少，IgE減少	正常または減少	一部のクローン	RAG1/2遺伝子変異	AR（11p12-13）	
2）IL-2受容体α鎖欠損症	正常	正常	減少	IL-2Rα遺伝子変異	AR	
X連鎖高IgM症候群	IgM以外減少	IgM⁺細胞以外減少	正常	CD154遺伝子変異	X（Xq26-27）	
purine nucleoside phosphorylase欠損症	正常または減少	正常	減少	PNP遺伝子変異	AR（14q13）	
MHCクラスⅡ欠損症	正常または減少	正常	CD4⁺細胞減少	転写因子（CIITA, RFX5, RFXAP, RFXANK）遺伝子変異	AR（16p13, 1q21, 13q23, 19p12）	
CD3（γまたはε）欠損症	正常	正常	正常	CD3（γまたはε）遺伝子転写異常	AR（19q23）	
ZAP-70欠損症	正常	正常	CD8⁺細胞減少	ZAP-70遺伝子変異	AR（2q12）	
TAP-2欠損症	正常	正常	CD8⁺細胞減少	TAP-2遺伝子変異	AR（6p21）	
抗体の欠損を主体とする免疫不全症						
X連鎖無γグロブリン血症	減少	減少		btk遺伝子変異	X（Xq21-22）	
常染色体劣性無γグロブリン血症	減少	減少		μ，λ5の遺伝子変異など	AR	
IgH鎖遺伝子欠失	IgG1またはIgG2，IgG4減少または一部でIgE，IgA1またはIgA2減少	正常または減少		染色体14q32の欠失	AR（14q32）	
κ鎖欠損症	Ig（κ）減少	正常，κ⁺細胞減少		染色体2p11の遺伝子変異など	AR（2p11）	
選択的Ig欠損症・IgGサブクラス欠損症	IgGサブクラスの一部減少	正常		アイソタイプの分化障害		
選択的Ig欠損症・IgA欠損症	IgA1またはIgA2減少	正常またはIgA⁺細胞減少		IgA⁺B細胞の最終分化障害		
Ig正常ないし増加をみる抗体欠乏症	正常	正常または減少		不明		
分類不能の免疫不全症（CVID）	IgG，IgA減少，IgM減少	正常または減少		多様	多様	
非X連鎖高IgM症候群	IgM，IgD以外減少	IgM⁺細胞，IgD⁺細胞以外減少		一部AID遺伝子の変異	AR	
乳児期一過性低γグロブリン血症	IgG，IgA減少	正常		B細胞分化補助機能の発達遅延		
臨床上重要な免疫不全症						合併異常
Wiskott-Aldrich症候群	IgM減少，一部IgA，IgE増加	正常	進行性で減少	WASP遺伝子変異	X（Xp11）	血小板減少症，湿疹
血管拡張性運動失調症	一部IgA，IgE，IgG2，IgG4減少	正常	減少	ATM遺伝子変異	AR（11q23）	運動失調症，毛細血管拡張，X線障害感受性
Nijmegen DNA断裂症候群	一部IgA，IgE，IgG2，IgG4減少	正常	減少	Nbs₁遺伝子変異	AR	小脳症，X線障害感受性
DiGeorge症候群	正常	正常	正常または減少	胸腺の発生障害，一部で染色体22q，11.2の欠失	散発性またはAD（22q11）	副甲状腺欠損，顔面異常，心奇形
白子症を伴う免疫不全症・Chédiak-Higashi症候群	正常	正常	正常	Lyst遺伝子変異	AR（1q4）	白子症，白血球巨大顆粒
白子症を伴う免疫不全症・Griscelli症候群	正常	正常	正常	ミオシン5a，遺伝子変異	AR	白子症
X連鎖リンパ増殖症候群	正常まれに減少	正常または減少	正常	SAP遺伝子変異	X（Xq26）	EBウイルスの感染症状
貪食細胞の数や機能異常による免疫不全症		障害のある細胞	機能異常			
先天性好中球減少症		好中球			AR	
周期性好中球減少症		主に好中球			AR	
白血球粘着不全症-1		好中球，マクロファージ，NK細胞	遊走，粘着，貪食		AR（21q22）	
白血球粘着不全症-2		主に好中球，マクロファージ	遊走，ローリング		AR	
慢性肉芽腫症		好中球，マクロファージ	殺菌		X（Xp21） AR（16q24, 7q11, 1q25）	
グルコース-6-リン酸脱水素酵素（G6PD）欠損症		好中球，マクロファージ	殺菌		X	
ミエロペルオキシダーゼ欠損症		好中球	殺菌		AR	
特殊顆粒欠損症		好中球	遊走		AR	
Shwachman症候群（膵不全，貧血，血小板減少，軟骨異形成，低γグロブリン血症）		好中球	遊走		AR	
白血球マイコバクテリア殺菌障害（IFNγ受容体欠損，IL-12欠損，IL-12受容体欠損）		好中球，マクロファージ	殺菌		AR（6q16-21）	
補体の欠損を主体とする免疫不全症						合併症状
C1q					AR（1p）	SLE様症状，関節リウマチ，感染
C1r					AR（12p）	SLE様症状，関節リウマチ，感染
C4					AR（6p）	SLE様症状，関節リウマチ，感染
C2					AR（6p）	SLE様症状，血管炎，多発筋炎，化膿菌感染
C3					AR（19p）	化膿菌感染反復
C5					AR（9q）	ナイセリア感染，SLE
C6					AR（5p）	ナイセリア感染，SLE
C7					AR（5p）	ナイセリア感染，SLE，血管炎
C8α					AR（1p）	ナイセリア感染，SLE
C8β					AR（1p）	ナイセリア感染，SLE
C9					AR（5p）	ナイセリア感染
C1阻止因子					AD（11q）	遺伝性血管性浮腫
I因子					AR（4q）	化膿菌感染反復
H因子					AR（1q）	化膿菌感染反復
D因子					AR（1q）	ナイセリア感染
プロパジン					X	ナイセリア感染

表2　先天性免疫不全症

ンを規定する遺伝子に異常があってサイトカインが産生されなかったり，サイトカインの受容体を規定する遺伝子に異常があってうまくサイトカインの情報を伝達できなかったり，抗体の遺伝子に異常があって抗体が産生されなかったり，遺伝的異常により貪食細胞が数的あるいは機能的に減少したりと，原因はさまざまだということである．図2に代表的な免疫不全症をわかりやすく示したのでご覧いただきたい．この図からT細胞やB細胞が欠損すると非常に重篤な免疫不全に陥るということがおわかりいただけるであろう．

免疫不全症になるとどんな微生物に感染しやすくなるの？

　一概に免疫不全症といっても，さまざまな原因があることはご理解いただけたと思う．

　免疫不全症の患者では，T細胞，B細胞，貪食細胞，そして補体などが欠損しているために免疫不全に陥るが，それぞれによって感染しやすくなる微生物が異なる（図3）．それぞれの微生物感染に対して重要な免疫担当細胞は，第6項，第7項で述べたので，もう一度見直していただきたい．

　とくに重要なことは，微生物感染に対する初期防御には，自然免疫系の細胞（貪食細胞：好中球やマクロファージなど）が，そして感染後期における防御には，獲得免疫系の細胞（リンパ球：T細胞やB細胞など）が必須であるということである（図4）．この点は看護を行ううえで絶対に知っておかなければならないことなので，しっかりと頭に入れておいていただきたい．

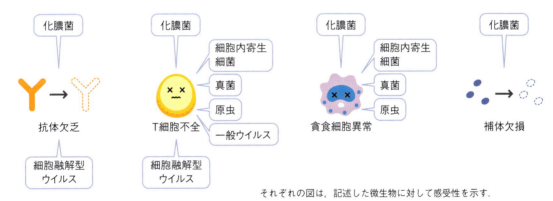

図3　各種免疫不全症と感染症発症原因微生物

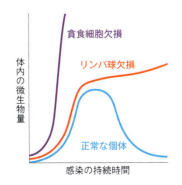

紫は好中球やマクロファージなどの貪食細胞が欠損している状態で，微生物に感染した場合，感染初期より体内での微生物数の急激な増加が認められる．

赤はT細胞やB細胞などのリンパ球が欠損している状態で，微生物に感染した場合，感染の初期には感染した微生物を制御（排除）できるが，その後の防御反応が機能していないため，体内における微生物数が増加する．

水色は正常な個体の状態で，自然免疫も獲得免疫も正常に機能しているため，一時的に微生物の増殖を許すが，最終的には感染した微生物は体内から消失する．

このことから，感染に対する初期防御には自然免疫系の細胞（貪食細胞）が，そして感染後期における防御には獲得免疫系の細胞（リンパ球）が必須であるといえる．

図4　免疫不全状態における体内の微生物量の経時的変化

Column

免疫不全マウス：ヌードマウス

このマウスはヌードマウスといわれ，体毛がまったくない．また，体毛だけでなく，胸腺を欠損している．そのため，このマウスのT細胞は著減しており，DiGeorge症候群のモデルマウスとして研究に利用されている．

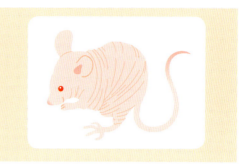

加齢によって免疫不全が起こるのはどうして？

長年使い続けていると何でもガタがくる．それと同じで，免疫系は生まれたときから機能しはじめ，生涯私たちの体を外敵から守ってくれている．そのため，免疫能も年齢とともに低下する（図5）．

また，年齢とともに脳が萎縮するのと同じように，加齢とともに胸腺も萎縮する．胸腺はT細胞が分化・成熟するための場所であり，自己に対して攻撃をかけないように，そして外敵に対してはしっかりと攻撃することができるようにT細胞をスパルタ教育する場所でもあるが，T細胞の数は加齢とともに減少するし，教育するストローマ細胞も減少する．

極端な話をすれば，人間が100歳まで生きたとすると，胸腺は目で見ることができないほど萎縮してしまう．T細胞は免疫系の中で最も頭のいい細胞であることを鑑みると，加齢に伴いT細胞が減少するということは，免疫不全に陥っても当然といえるであろう．

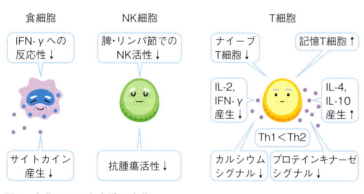

図5　老化による免疫系の変化

薬物によっても免疫不全が起こるの？

胃薬を飲んだからといって免疫能が低下するということはないが，ステロイドや免疫抑制剤を投与すると，免疫能は低下し，免疫不全症に陥る．

ただし，一概に免疫抑制剤といってもその作用機序は大きく異なるので注意が必要である．すべての免疫担当細胞の数を減少させる免疫抑制剤もあれば，T細胞に特異的に作用し，T細胞の数を低下させたり，機能を低下させたりするものもある．

32 免疫不全症って何？

後天性免疫不全症にはどんなものがあるの？

後天性免疫不全症は，遺伝子の異常によるものではなく，なんらかの疾病に伴って免疫不全が起こる疾病である．たとえば，AIDSは後天性免疫不全症の代表的なものである．

AIDSはヒト免疫不全ウイルス（HIV）に感染することにより発症する．このウイルスはヘルパーT細胞（Th細胞：CD4$^+$T細胞）上に発現するCD4分子を介して，Th細胞に感染する（図6）．

HIVに感染したTh細胞は死滅するため，体内からTh細胞がいなくなる．Th細胞は免疫応答を調節する非常に重要な細胞なので，Th細胞が消滅することによって免疫不全に陥る．

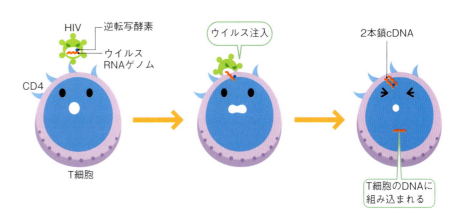

HIV粒子がヘルパーT細胞（Th細胞）上に発現されているCD4分子に結合する．次に，HIVウイルスの外被がTh細胞と融合し，ウイルスの遺伝子がTh細胞内に注入される．逆転写酵素がHIVウイルスのRNA遺伝子を複製し，2本鎖cDNAを合成する．そしてHIVウイルスのcDNAがTh細胞の核内に侵入し，Th細胞のDNAに組み込まれた後，T細胞が活性化されるまでおとなしくしている．

図6　HIVはT細胞上のCD4分子に結合し，T細胞内に侵入する

免疫不全症の治療は？

免疫不全症の治療は，非常に難しいとしか言いようがない．前述のように，免疫不全に陥ると，感染症に罹患しやすくなる．そのため，患者を無菌状態に保たなければならない（図7）．

無菌状態といっても，供給される空気が無菌的なだけで，患者を完全な無菌状態に置くことは不可能である．なぜなら，たとえば腸管内には無数ともいえる微生物が生息しているからである．

抗菌薬を投与すれば腸管内の細菌の多くは排除されるが，これはあくまでも通常の培地で増殖させることのできる細菌のみを取り除くだけである．腸管内には，抗菌薬に対して抵抗性を示し，通常の人工培地で培養しても検出されないような細菌が生息している．健常者であれば，このような細菌とうまく共存しているのだが，免疫不全症の患者は致命傷となることがある．

それではどうすればいいの？ ということになるが，免疫担当細胞の異常である場合には，骨髄移植を行うこと

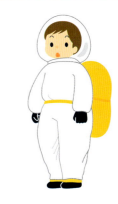

図の子どもは重症複合免疫不全症（SCID）であるため，T細胞とB細胞が遺伝的に欠損している．多くの微生物に感染する可能性が多分にあるため，図のような無菌状態の袋（バブル）の中で生活している．

図7　無菌状態

AIDS：acquired immunodeficiency syndrome，後天性免疫不全症候群
HIV：human immunodeficiency virus，ヒト免疫不全ウイルス
SCID：severe combined immunodeficiency，重症複合免疫不全症

が最善の方法である．しかし，移植のところ（第30項）で述べたようにMHC（HLA）が完全に合致しているヒトはこの世の中に一卵性双生児を除いて存在しないということを鑑みると，完治させる可能性はきわめて低いと言わざるをえない．

この項はそれほど難しくなかったのでは？

この項では免疫不全症について述べたが，これまでの内容から考えると，簡単に感じられたのではないだろうか？あまりにも多くの免疫不全症があることを考えるとぞっとするかもしれないが，それは，臨床の現場で免疫不全症の患者さんに出会ったときに，より深く勉強すればよいことであり，そんなに心配する必要はない．

大切なことは？

大切なことは，免疫不全症は先天性免疫不全症と後天性免疫不全症に大別されること，そして加齢や慢性疾患，それに薬物投与によって免疫不全症に陥る可能性が非常に高いということである．

また，自然免疫系にかかわる細胞の分化・成熟が妨げられ，機能的に働かない場合と，獲得免疫系にかかわる細胞の分化・成熟が妨げられ，機能的に働かない場合の2つに大別されること．それぞれの場合，どのような状態になるのかを理解しておくことが必要だということである．

あ，そうか！免疫不全症には生まれながらにしてある**先天性免疫不全症**と生まれてから発症する**後天性免疫不全症**があって，**加齢**や**慢性疾患**，それに**薬物投与**によっても免疫不全症になるのね！

免疫系は複雑でしょ？

これまでいろいろと述べてきたが，免疫系は私たちが生きるうえで絶対になくてはならないものだということは，おわかりいただけたのではないだろうか？自己免疫疾患のように，免疫系が疾患の原因になる場合もあるということには，「え!?そうなの？」と驚いた読者もいたと思うが，この項を読めば，やはり免疫系は重要だということが理解できたのではないだろうか．

本書の冒頭でも述べたように，免疫系はあまり強すぎても，あまり弱すぎてもいけない．適度なバランスを保っていることが重要だということを，しっかりと頭に入れておいていただきたい．

看護師に免疫不全症の知識は必要？

　看護師の皆さんにとって，免疫不全症の知識は当然必要である．なぜなら，これまでに知られていなかった疾病の中には，免疫不全症が原因とされるものが多数含まれているからである．

　また，医療の高度化により，治療のためにさまざまな薬剤が用いられるようになってきた．自己免疫疾患の患者では，ステロイドや免疫抑制剤を使用することになるが，そういった場合には当然のことながら宿主の免疫能が低下し，感染症に罹患しやすくなる．そのため，免疫不全症の知識は，臨床の現場ではフル稼働しなければならないということが想像できるだろう．

　さらに，これまで原因不明として片づけられてきた疾病も，実は先天性免疫不全症であったということが明らかになってきている．このようなことから，今後免疫不全症の疾患はますます増え，それに伴って看護師の皆さんもその知識を持っていなければならないことが考えられる．

　いずれにしても，今後臨床の現場でさまざまな免疫不全症の患者と接することになるだろうから，ここで述べた知識はしっかりと理解しておいていただきたい．

33 がんはどうやって排除されるの？

腫瘍って？「癌」と「がん」って同じじゃないの？

　日本では，約3人に1人が腫瘍で命を落とすといわれている．

　皆さんもご存知のように，腫瘍には良性腫瘍と悪性腫瘍の2つがある．良性の場合には，命を落とすことはほとんどないが，悪性の場合には，命を落とす可能性が高くなる（もっとも，早期発見すれば問題はないが……）．

　一般の人は「悪性腫瘍＝癌」と認識しているだろうが，看護師ならびに看護師を志していらっしゃる皆さんはどうであろうか？　実は，「悪性腫瘍＝癌」ではないのである（図1）．

　悪性腫瘍でも，上皮性（一般に考えられている臓器など）のものは「癌」というが，それ以外のものは「癌」とはいわない（図2）．非上皮性（たとえば，骨，筋肉，結合組織，血管，脂肪など）の悪性腫瘍は「肉腫」という．看護師ならびに看護師を志していらっしゃる皆さんなら，ぜひ知っておいていただきたい．

　それともう1つ．「癌＝がん」ではないということを皆さんはご存知であろうか？　一見すると同じように思えるが，実は「癌＝がん」ではないのである（図2）．

　「がん」とひらがなで書いた場合は，細胞が勝手気ままに増殖し，それが原因で宿主が死んでしまう病変をさす．つまり，胃がん，乳がん，肺がん，筋肉腫，骨肉腫，白血病などすべてを「がん」という．他方，「癌」と漢字で書いた場合には，前述したように上皮性の悪性腫瘍のことをさす．「国立がん研究センター」や各県に設置されている「がんセンター」は，癌ばかりでなく，肉腫や骨髄腫，それに白血病も対象にしているため，ひらがなで表記している（皆さん！ご存知でした？）．

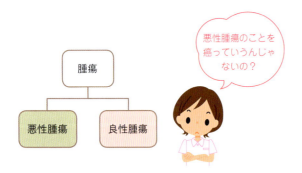

図1　腫瘍には2種類ある

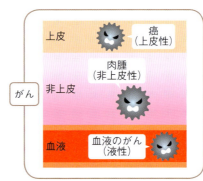
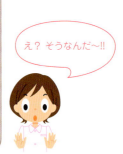

図2　癌とがんは違う？

がん細胞はもともと自分の細胞だから，免疫系には非自己として認識されないのでは？

がん細胞は，もともと自分の細胞ががん化したものである．そのため，宿主にしてみれば完全に自己である（図3）．したがって，きわめて優れた免疫系をもってしても，がん細胞は異物として認識されがたい．がん細胞が私たちの体の中に発生しても，免疫系が非自己として認識しないために，いったん体内でがん細胞が増殖を開始すると，食い止めることができないはずである．

ただし，不思議なことが私たちの体の中で起こっている．実は，体の中では絶えずがん細胞が造られている．その数はなんと1日5,000個ともいわれている．1日に5,000個ものがん細胞が造られているとするならば，免疫系はがん細胞に対して勝ち目はないと思われるかもしれない．しかし，不思議なことに，毎日造られるがん細胞は，免疫系によって抹殺されている．5,000戦5,000勝の勝率だから，免疫系は恐るべしである．

このことは，免疫系はがん細胞を非自己と認識していることを示唆している．では，逆にどうしてがんになるとヒトは死んでしまうの？　という疑問があるが，謎に包まれた部分があるからこそ，私たちはこれまでがん細胞と闘い続けているのである．

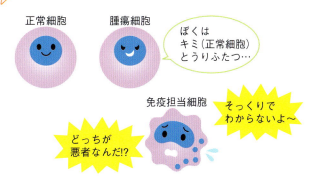

図3　正常細胞と腫瘍細胞はうりふたつ

がん細胞は本当に免疫系によって監視されているの？

私たちの体を構成する細胞の中には，遺伝情報（DNA）が詰まっている．DNAは絶対的なものではなく，絶えず遺伝情報の読み取り間違いをしている．

しかし，細胞には読み取り間違いしたDNAを修復する機構がある．遺伝情報が間違って翻訳されないような機構が，2重，3重に備わっているため，細胞ががん化する可能性は低い．

ただし，発がん物質，紫外線，放射線などに曝露されると，遺伝情報の翻

図4　免疫系ががん細胞を退治していることの証

DNA：deoxyribonucleic acid，デオキシリボ核酸

訳ミスが頻発し，細胞はがん化する．人間の体はおよそ60兆個の細胞から構成されていることを考えると，どこかの細胞ががん化していると考えるのが自然であろう．しかし，免疫系はそれ以上に優れており，体内に発生したがん細胞を素早く察知し抹殺する．免疫系ががん細胞を排除していると考えられる理由は，図4の通りである．

がん細胞を排除する機構って？

がん細胞を排除する機構は，病原体などの外来抗原を排除する方法とあまり変わりはない．これまでに述べてきたすべての免疫機構が働くことによって，がん細胞は抹殺されると考えてよい．

がん細胞は自己であるため，非自己として認識されないと述べたが，実は正常細胞とがん細胞には大きな違いがある（図5）．以前にも述べたように，正常細胞にはMHCクラスⅠ分子が発現されているが，がん化した細胞上にはMHCクラスⅠ分子が発現されていない．すなわち，正常細胞ががん化すると細胞表面からMHCクラスⅠ分子

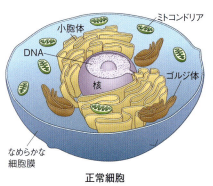
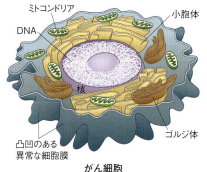

正常細胞　　　　　　　　　　　がん細胞

図5　正常細胞とがん細胞の違い

平均的な細胞の直径は平均20μm．細胞の形は組織や細胞の種類によってさまざまだが，正常細胞の外側はなめらかな脂質二重層の細胞膜で被われている．細胞内にはDNAを収納する核，ミトコンドリア，そして小胞体などの細胞内小器官（オルガネラ）が多数存在している．細胞分裂時にDNAは23種類の染色体の形をとる．

他方，がん細胞は正常細胞と比べると表面がゴツゴツしており，細胞の形が決まっていない．細胞内ではDNAの複製やさまざまなタンパク質の合成が異常なほど活発に行われている．そのため細胞や核の大きさは正常細胞の約1.5倍で，リボソームやミトコンドリアなどの細胞内小器官の数も異常に増加している．がん細胞は栄養分さえあれば無限に増殖を続けるが，細胞としての分化は途中で停止している．つまり，肝実質細胞なら解毒，神経細胞なら情報伝達といった，それぞれの細胞に固有の機能をまったく果たしていない．

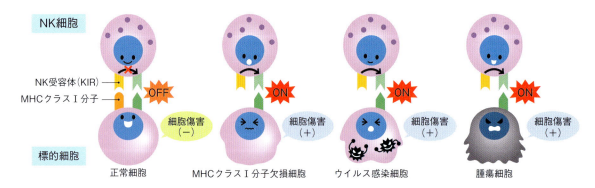

正常な細胞表面上にはMHCクラスⅠ分子が発現しているが，その細胞が腫瘍化すると細胞表面からMHCクラスⅠ分子が消失する．MHCクラスⅠ分子がない細胞はNK細胞によって腫瘍化した細胞と認識されるため，NK細胞によって破壊される．このことは，細胞がウイルスに感染した場合にも当てはまる．

図6　NK細胞による認識

KIR：killer cell immunoglobulin-like receptor，キラー細胞免疫グロブリン様受容体

が脱落する．免疫系はMHCクラスⅠ分子の発現している細胞は正常細胞だと認識するが，MHCクラスⅠ分子が脱落すると異常細胞と認識し，攻撃をかけるのである．

これらの細胞の排除には，NK細胞やNKT細胞が関与している．これは自分のものが消失するとそれを察知し攻撃をかけることから，Missing self-recognitionという（図6）．

正常な細胞の表面上には，通常MHCクラスⅠ分子が発現しており，MHCクラスⅠ分子が発現していると，NK細胞は正常な細胞だと判断する．

NK細胞上にはさまざまな分子が発現しているが，その中にNK受容体とよばれるものが存在する．この分子集団は，細胞上にMHCクラスⅠ分子が発現しているか否かを検出するための分子である．つまり，細胞上にMHCクラスⅠ分子が発現していれば，NK細胞はNK受容体を介して正常な細胞だと判断する．NK細胞が正常な細胞に攻撃をかけないのはそのためである．

細胞が腫瘍化すると細胞表面からMHCクラスⅠ分子が脱落する．そのため，NK細胞はMHCクラスⅠ分子を発現していない細胞を腫瘍化した細胞だと判断し，破壊する．このことは，ウイルスに感染した細胞の場合にも当てはまる．すなわち，細胞にウイルスが感染すると，細胞表面からMHCクラスⅠ分子が脱落し，NK細胞はその細胞が異常な（ウイルスに感染した）細胞だと判断するため，破壊する．

長年，どうしてNK細胞が腫瘍細胞を破壊するのかが不明であったが，MHCクラスⅠ分子を遺伝的に欠損したマウスを用いることによって，このことが明らかになった．

また，がん細胞は概して遺伝情報が間違って翻訳された細胞である．遺伝情報が間違って翻訳されれば，当然のことながら，翻訳されたアミノ酸は正常細胞が合成したものとは異なる．そう，正常細胞とはまったく性状を異にするものががん細胞では発現されたり分泌されたりしている．こういった分子は，免疫系には異物として映るため，攻撃をかけるのである．

表1 さまざまな腫瘍マーカー

腫瘍マーカー	CEA（がん胎児性抗原）	TPA（組織ポリペプチド抗原）	AFP（α-フェトプロテイン）	PIVKA-Ⅱ	フェリチン	CA19-9	CA50
悪性腫瘍	大腸がん，膵がん，胃がん，胆道がん，肺がん，そのほか	食道がん，胃がん，結腸直腸がん，肝細胞がん，そのほか	肝細胞がん，ヨークサック腫瘍，肝芽腫	肝がん	肝がん，白血病	膵がん，胆道がん，大腸がん	膵がん（Le^{a}陰性のヒト）
測定法	RIA, EIA, IRMA	RIA, IRMA	RIA, EIA, RPHA, IRMA, CLEIA	EIA, IRMA, CLEIA	EIA, IRMA	RIA, IEIA, IRMA	RIA, EIA, TR-FIA
腫瘍マーカー	DU-PAN-2	エラスターゼⅠ	PSA（PA，前立腺特異抗原）	γ-セミノプロテイン（γ-Sm）	PAP（前立腺酸性ホスファターゼ）	NSE（神経特異エノラーゼ）	ProGRP（ガストリン放出ペプチド前駆体）
悪性腫瘍	膵がん，胆道系がん，肝がん（Le^{a}陰性のヒト）	膵がん	前立腺がん	前立腺がん	前立腺がん	肺小細胞がん，神経芽細胞腫，カルチノイド，褐色細胞腫	肺小細胞がん
測定法	RIA, EIA	RIA	RIA, EIA, IRMA, TR-FIA	RIA, EIA	RIA, EIA, IRMA	RIA, EIA, IRMA	EIA
腫瘍マーカー	シリアルSSEA-1（SLX）	CYFRA-21-1（サイトケラチン19フラグメント）	SCC	CA125	CA602	CA72-4	CA15-3
悪性腫瘍	肺腺がん，卵巣がん	肺扁平上皮がん，肺非小細胞がん	各種扁平上皮がん（子宮頸がん，肺扁平上皮がん，皮膚がんなど）	卵巣がん，子宮がん，膵がん，胆道がん，そのほか	卵巣がん，子宮がん，膵がん，胆道がん，そのほか	卵巣がん，胃がん，大腸がん，膵がん，胆道がん，乳がん	乳がん
測定法	RIA	EIA, RIA, IRMA	EIA, RIA, IRMA	EIA, RIA, IRMA	EIA	EIA, IRMA	RIA, EIA, IRMA, CLEIA

RIA：ラジオイムノアッセイ，EIA：酵素イムノアッセイ，IRMA：immunoradiometric assay，RPHA：逆受身赤血球凝集反応
CLEIA：化学発光酵素イムノアッセイ，TR-FIA：蛍光イムノアッセイ

腫瘍マーカーって？

がん化した細胞はMHCクラスⅠ分子を脱落しているだけではない．細胞ががん化すると，腫瘍マーカーという分子が細胞上に発現されたり，細胞から分泌されるようになる．

特定のがん細胞には特定の腫瘍マーカーが発現，あるいは分泌されている（**表1**）．腫瘍マーカーは，発見された当初よりさまざまながんにおいて高値を示すことが明らかになったことから，どこかの臓器においてがんの可能性がある場合は，ここに示した腫瘍マーカーを数種組み合わせて調べることにより，より正確にがんの有無を知ることができる．

たとえば，CEAは発見された当初，大腸がんにおいて高値を示すといわれていた．現在では大腸がんのみならず，直腸がん，膵がん，胃がん，胆道がん，さらには肺がんなどでも高値を示すことが明らかになっている．また，CA19-9も当初，大腸がんで高値を示すといわれていたが，現在では大腸がんよりもむしろ膵がんや胆管がんにおいて高濃度に検出されることが明らかとなっている．

もっとも，がんでない場合にも高値を示す場合があることから，これらの腫瘍マーカーが高値を示したからといって，必ずしもがんであるとは言えないし，低値だからといってがんでないと診断することができないことは，言うまでもない．あくまでも指標として考えたほうが賢明である．

がんであるか否かは，最終的には病理組織診断によって決定される．しかし，がん化すると腫瘍マーカーが血清中に分泌されるため，腫瘍マーカーの有無を調べれば，早期にがんの有無を診断することができる．また，術後に腫瘍マーカーのレベルを測定することによって予後を調べることができる．

がんの早期診断に免疫学的手法が用いられているって本当？

腫瘍マーカーの血中レベルは，すべて免疫学的検査方法によって調べることができる．その1つに免疫学的手法を用いたアッセイ法で，イムノアッセイがある．今や臨床検査のほとんどは免疫学的手法を用いているといっても過言ではない．

なぜ免疫学的手法が用いられているかというと，感度がよく特異性がきわめて高いからである．がん細胞から分泌されている物質の量は決して多くはないため，感度の高い検査方法を用いなければならない．免疫学的手法は抗原抗体反応という非常に特異性の高い反応を利用しているので，感度の高い検査ができる．そのため，がんの診断には，どうしても免疫学的手法を用いた検査が必要になるのである．

がんに対する免疫療法って？

がんの治療法は現在，外科的摘出，放射線（重粒子線）治療，そして化学療法（抗がん剤など）が主流である（表2）．しかし，昨今，がん免疫療法もがんの治療として用いられるようになってきた（図7）．

がん免疫療法には，いくつか種類がある．がん細胞に対するモノクローナル抗体に，放射性物質，毒素，あるいは抗がん剤などをラベルしたものをがん患者に投与し，標的とするがん細胞に特異的に結合させることにより，がん細胞を殺傷するモノクローナル抗体療法（ミサイル療法ともよぶ）．がん患者の末梢血中にあるリンパ球を取り出し，in vitroでインターロイキン（IL）-2とともに培養して，増殖・活性化した後，患者の体内に戻してがん細胞を破壊するもの．微生物を含めた天然物由来の成分（たとえばBCGなど．有名なものは丸山ワクチンで，これは結核菌の青山B株から抽出したリポアラビノマンナンとリポ多糖を主成分とする）を患者に投与することにより免疫系を賦活化する免疫賦活化法．各種サイトカインを投与することにより免疫系を活性化するサイトカイン療法など，さまざまな方法がある．

なかでも最近注目を浴びているのは，樹状細胞免疫療法である．樹状細胞は抗原提示能が非常に高いため，患者から取り出した樹状細胞に抗原を提示させ，リンパ球を活性化すると，がん細胞を抹殺することができる．今のところ樹状細胞療法といっても，外科的摘出，放射線（重粒子線）治療，そして化学療法にはかなわないが，今後可能性を秘めた治療法として注目を集めている（図7）．

表2 現在行われているがんの治療法

- 外科的摘出
- 放射線（重粒子線）治療
- 化学療法（抗がん剤など）

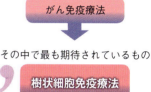

図7 チャレンジされているがんの治療法

腫瘍免疫の知識は看護師にとって必要？

この項の冒頭でも述べたように，がん患者数はどんどん増加している．少なくとも日本人の3人に1人はがんに脅かされているのだから，読者の皆さんのほとんどが，がん患者のケアをしなければならないことになる．

がんと一言で言っても，今までは漠然としたものであった方も多いのではないだろうか．特に，がんと癌では意味が違うということにビックリされた方もいると思う．がん患者数が増えており，がん患者と遭遇する可能性が非常に高いことになるため，当然のことながらがんに対する知識を持っておく必要がある．

がんに関する一般的な知識は患者も持っているかもしれないが，「自分の細胞なのになぜ異物として認識されるの？」「なぜ自分の細胞なのに免疫系は攻撃をかけるの？」などの素朴な疑問があるだろう．そのため，がん患者からの質問にいつでも答えられるよう，この項で学んだことはしっかりと覚えておいていただきたい．

ここではさまざまな腫瘍マーカーについても述べた．数が多すぎて難しいと思うが，心配する必要はない．今は「たくさんの腫瘍マーカーがあるんだ」くらいの認識で十分である．がん患者のケアをすることになったときに，さまざまな検査をするであろうから，そのときに本項を読み返して，理解していただければ幸いである．

34 多くの臨床検査には免疫学（血清学）的手法が用いられているって本当？

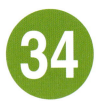

臨床検査の重要性って？

　臨床検査がなかった頃の医師は偉かった．昔のテレビドラマや映画を観るとわかるが，触診や聴診で病を言い当てたものである．ところが，今の医師はどうであろうか？触診や聴診はとりあえずするものの，「まずは血液検査をしてみましょう」と言う．血液検査のデータがなければ，診断はおろか予測すらできないようにさえ思えてくる．

　もちろん，すべての医師がそうではないし，医療技術の発達に伴い数知れない種類の病気が明らかになっており，触診や聴診だけで判断できる病気はほぼ存在しないこともあるため，誤解しないでいただきたい．なぜこのようなことを述べるかというと，それくらい医療の分野で臨床検査が重要になってきているからである．

　医療の現場ではなくてはならない臨床検査だが，看護師の皆さんならびに看護師を志す皆さんは，どれくらい臨床検査のことをご存知だろうか．「医者は病気を診ているが，看護師は患者を診ている」とよくいわれる．このことは，患者の側に立った場合，患者の心のよりどころは，医師よりも看護師ということになる．

　献身的な看護を行うことが看護師の最大の役割であることはいうまでもない．しかし，臨床検査なしの医療は考えられない時代になっていることを鑑みると，皆さんも臨床検査に関する知識を身につけておいたほうがよい．

臨床検査にはいろいろあるけど，どんなことをしているの？

　看護師の皆さんならもうすでにご存知だと思うが，目がくらむほどたくさんの種類の検査がある．記号のようなものがずらりと並んでいる表を見ると嫌になるかもしれないが，看護師だから臨床検査のことを知らなくてもいいわけではない．看護を行うには看護の知識だけあればよいのではなく，患者の病態についてもある程度理解しておく必要がある．

　そのためには，ある程度検査データが読めなければならないのである．

　本書は臨床検査をメインテーマにしているわけではない．臨床検査についてはさまざまな書籍が出版されているので，興味のある方はそちらをお読みいただきたい．

　では，なぜここで臨床検査の話をするのか．それは，臨床検査の多くは免疫学（血清学）的手法を用いているからである．

臨床検査の多くは免疫学（血清学）的手法を用いているの？へえ〜，知らなかった！

免疫学(血清学)的検査って？

　免疫学(血清学)的検査とは，抗原抗体反応を利用した臨床検査である．病院の中央検査部には，免疫(血清)検査室だけでなく，血液検査室，生化学検査室，生理機能検査室，病理検査室，細菌検査室など，さまざまな検査室がある．それぞれの検査室で異なる検査が行われているが，最近では多くの臨床検査において，免疫学(血清学)的手法を用いた検査が行われている．

　なぜ免疫学(血清学)的手法が用いられているのかというと，感度と特異性がきわめて高いからである．臨床検査で調べるものは，血液中に大量に存在しているものがメインであるが，そればかりではない．なかには，非常に微量なものを測定しなければならないときもある．そのためには，感度の高い検査法を用いなければならない．

　また，非特異的反応が出るような検査では，偽陽性という結果を導いてしまう可能性がある．これらのことから，感度が高く，特異性の高い検査法を用いなければならない．

　抗原抗体反応は，ほかの何よりも特異性が高い．そのため，最近の臨床検査の多くは免疫学(血清学)的検査を用いるようになっているのである．

免疫学(血清学)的検査にはどんなものがあるの？

　免疫学(血清学)的検査は抗原抗体反応を利用しているが，抗原抗体反応といっても，1つだけではない．表1に示したようにいくつかの種類がある．抗原と抗体が結合すると塊ができるが，その塊が小さい場合を沈降反応，塊が大きい場合を凝集反応というように分けられている(図1, 2)．

表1　免疫反応を利用した検査

- 沈降反応
- 凝集反応
- 血液型・クームス反応
- 中和反応
- 細胞融解反応・補体結合反応
- 標識抗体法(RIA・ELISA)

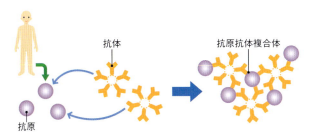

抗原が大きければ凝集反応，抗原が小さければ沈降反応という．

図1　抗原抗体反応(抗原を検出する場合)

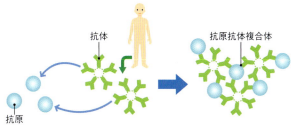

抗原が大きければ凝集反応，抗原が小さければ沈降反応，そして抗原が毒素の場合，毒素の活性本体に対する抗体が存在すれば，この抗体は毒素の活性本体をふさぐため，毒性を中和するので中和反応という．

図2　抗原抗体反応(抗体を検出する場合)

看護師の皆さんは検査室で検査をするわけではないので，個々の検査方法を詳しく知っておく必要はない．どんな反応があるのかを，概念的に理解していればよいのである．

免疫学(血清学)的検査って，抗原の有無・量もしくは抗体の有無・量を測定しているの？

免疫学(血清学)的検査は，大きく分けて2つある．1つは，抗原の有無あるいは量を測定しているもの(**図1**)．そしてもう1つは，抗体の有無あるいは量を測定しているものである(**図2**)．

たとえば，感染症に罹患したとする．すると，体内には当然のことながら病原体が存在している．この場合の病原体は抗原である．加えて，病原体が体内に侵入すると，それに対して抗体が産生されるようになる．このように，体内には抗原と抗体の2つが存在することになるが，臨床検査では，抗原と抗体の両者を測定する．そのため，たくさんある検査の中でも，体内に存在する抗原の有無・量を測定するのか，あるいは抗原に特異的に結合する抗体の有無・量を測定するのかを知っておいてほしい．

抗原の有無・量もしくは抗体の有無・量を測定するって？

ここですべての検査項目について述べることはできないが，少し例を挙げて説明する．たとえば，B型肝炎ウイルスに感染したとしよう．すると，体内でB型肝炎ウイルスが増殖する．ウイルスは多くの細菌とは異なり，人工培地で培養することはできない．そのため，血液中にB型肝炎ウイルスの粒子が存在しているか否かを，培養検査以外の方法で検査しなければならない．

また，B型肝炎ウイルスに感染すると，体内で抗体が産生されるようになる．この場合，ウイルスそのものは抗原で，産生された抗体はそのまま抗体である．免疫学(血清学)的検査では，抗原と抗体の両方を測定することができる．

また，自己免疫疾患の場合には，体内のさまざまな成分に対して自己抗体が産生される．この自己抗体が何に反応しているのかを調べることが必要となるため，この場合は抗体を測定することになる(**図2**)．

腫瘍の場合は，前項で述べたように腫瘍マーカーの有無ならびに量を測定しなければならない．この場合，腫瘍マーカーは抗体ではないので，抗原の有無と量を測定することになる(**図1**)．

このように，免疫学(血清学)的検査といっても，抗原量を測定するものもあれば，抗体量を測定するものもあるので，注意したい．

また，免疫学(血清学)的検査は，現在病原体に感染しているのか，あるいは過去に感染したことがあるのかを調べることもできる．

病原体に感染してしばらくすると，まず最初にIgMが産生されるが，その後IgMのレベルは低下し，IgGのレベルが上昇する．IgM量が高値を示す場合は現在感染していることを示すが，IgMがほとんど検出されないがIgGが高値を示す場合には，過去に感染したことがあることを示している．

このように，一言で免疫学(血清学)的検査法と言っても，さまざまなものがあるので，間違わないようにしたい．

ほかに免疫学（血清学）的検査にはどのようなものがあるの？

1. 補体結合反応

補体結合反応とは，抗原抗体反応系に補体を添加する方法である（図3）．

抗原抗体反応が起こる（抗原抗体複合体［免疫複合体］が形成される）と，抗体のFc部分に補体のC1qが結合し，補体系が活性化される．補体成分であるC9が最終的に活性化されると，抗原に穴が開き抗原が破壊される．

この免疫系の基本的原理を利用したのが，補体結合反応である．

たとえば，患者がある種の病原細菌に感染していたとする．感染すると患者の体内に抗体が産生されるため，既知の抗原（病原体の抗原）と患者血清を反応させると，抗原抗体反応が起こる（抗原抗体複合体［免疫複合体］が形成される）．もしそこに補体を添加すれば，抗原抗体複合体に結合するため，補体は消費される（図3左上）．

次に，赤血球と赤血球に対する抗体を共存させたところに，先の抗原抗体反応に使用した補体を添加すると，先の抗原抗体反応においてすでに補体が消費されているため，赤血球は溶血しない（図3左下）．

逆に，患者がある種の病原細菌に感染していなかったとする．感染していなければ抗体は患者の血清中に存在しないため，既知の抗原（病原体の抗原）と患者血清を反応させても抗原抗体反応は起こらない（抗原抗体複合体［免疫

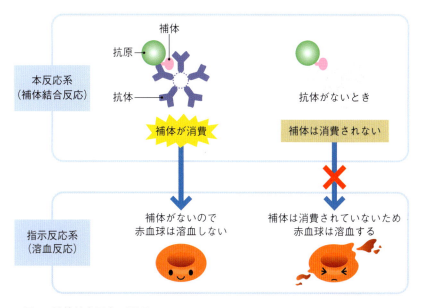

図3　補体結合反応の原理

複合体］は形成されない）．もしそこに補体を添加したとしても，抗原抗体複合体が存在しないため，補体は消費されない（図3右上）．

次に，赤血球と赤血球に対する抗体を共存させたところに先の抗原抗体反応に使用した補体を添加すると，先の抗原抗体反応において補体は消費されていないため，赤血球は溶血する（図3右下）．

2. RIA

RIAは放射性同位元素（放射線を放出する元素）をラベルした抗体を用いて抗原を測定する，もしくは放射性同位元素をラベルした抗原を用いて抗体を測定する方法である．アレルゲンを特定する場合など，非常に微量な抗原あるいは抗体を測定する際に用いられている（図4）．

たとえば，プラスチックプレートにダニ抗原（アレルゲン）をコートし，そこに患者血清を添加する．もし患者がダニに対してアレルギー反応を示す場合には，患者の体内にダニ抗原に特異的に反応する抗体が産生されているため，患者血清中に存在する抗ダニ抗体がプラスチックプレートにコートされたダニ抗原に結合する．

洗浄して抗原に結合しなかった抗体を取り除いた後，放射性同位元素をラベルした先の患者血清中に存在する抗ダニ抗体に特異的に結合する抗体（2次抗体）を添加すると，2次抗体

RIA：radio immuno assay

が1次抗体に結合する．洗浄後，放射線測定器にかければ，2次抗体には放射性同位元素がラベルされてあるため，放射能が検出される．

放射線は微量でも検出できるため，非常に感度が高く，微量なものを測定するのに適している．しかし被曝の可能性があり，放射性廃棄物が多量に出ることから，最近では用いられなくなってきている．

3. ELISA

ELISAは，酵素をラベルした抗体を用いて抗原を測定する，もしくは酵素をラベルした抗原を用いて抗体を測定する方法である．こちらもアレルゲンを特定する場合など，非常に微量な抗原あるいは抗体を測定する際に用いられており，原理はRIAとほとんど同じである（**図5**）．

たとえば，プラスチックプレートにダニ抗原（アレルゲン）をコートし，そこに患者血清を添加する．もし患者がダニに対してアレルギー反応を示す場合には患者の体内にダニ抗原に特異的に反応する抗体が産生されているため，患者血清中に存在する抗ダニ抗体がプラスチックプレートにコートされたダニ抗原に結合する．

洗浄して抗原に結合しなかった抗体を取り除いた後，酵素をラベルした先の患者血清中に存在する抗ダニ抗体に特異的に結合する抗体（2次抗体）を添加すると，2次抗体が1次抗体に結合する．洗浄後，酵素の基質を添加すれば，2次抗体には酵素がラベルさ

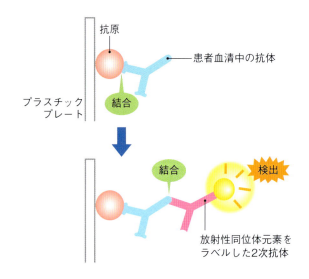

図4　蛍光標識抗体法（RIA）

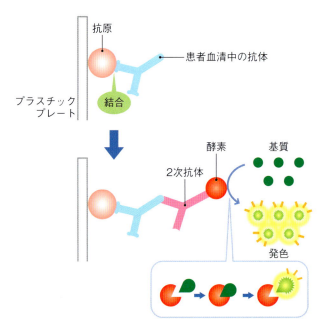

図5　蛍光標識抗体法（ELISA）

れてあるため，酵素反応が起こり，基質が発色する．

感度がよく安全性に優れていることから，最近はRIAに替わってELISAが多く用いられている．

ELISA：enzyme-linked immunosorbent assay

臨床検査の知識ってやっぱりないとだめなの……？

　先にも述べたが，今はまだ山ほどある臨床検査の項目すべてを理解する必要はない．これからさまざまな病気の患者と遭遇するはずだし，そのときにさまざまな臨床検査を行うから，「この病気のときには，この検査をするのか」と徐々に覚えていけばよい．

　皆さんは，少なくとも年に1回は健康診断をしているだろうから，一般的な臨床検査に関する情報はすでに持っているはずである．徐々に検査項目と正常値を経験的に頭に入れていけばよいので，そんなに心配せず患者の看護にあたってほしい．

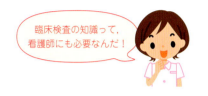
臨床検査の知識って，看護師にも必要なんだ！

臨床検査には関係ないけど，免疫能はやっぱり高いほうがいいの？

　これまで色々な視点から免疫学について述べたが，ご理解いただけただろうか？　重箱の隅をつつくような内容もあったし，難しい専門用語もたくさん出てきた．頭がこんがらがってしまった方もいるかもしれない．それは最初なら仕方がないことなので，何度も本書を繰り返しお読みいただければ，自然と頭に入ってくるだろう．

　しかし，やっぱり読者の皆さんが疑問に思うのは「免疫能は高ければいいの？」それとも「そうじゃないの？」というところだと思う．免疫系が私たちの身体に存在している以上，免疫系が必要なのは確かである．

　免疫能の低下している患者，免疫抑制剤を服用（投与）している患者，そしてステロイドを長期にわたって服用（投与）している患者は，たやすく感染症に罹患してしまう．たとえば，たかが虫歯，されど虫歯で，「虫歯になったら歯科クリニックに行けばいいじゃない」と思っている方も多いと思うが，実はこの虫歯も，自然もしくは人為的に免疫能が低下した患者にとっては侮れないのである．

　本書では述べなかったが，口の中には恐ろしいほどの数の細菌が生息している．普通の人であれば，毎日歯を磨いていればどうということはないが，自然もしくは人為的に免疫能が低下した人にとってみれば，命にかかわることだってある．虫歯から，口腔内の細菌が体中に侵入し，敗血症，さらには敗血症性ショックに陥り，命を落とすこともある．

　このように，免疫系は私たちが生きていくうえでなくてはならないものである．他方，なぜ人為的に免疫能を低下させる免疫抑制剤やステロイドを服用（投与）しなければならないのか，ということについても，これからはよく考えていただきたい．

　免疫能が高すぎて病気になる人も，この世にはいる．膠原病（自己免疫疾患）をはじめとする患者は，あまりにも免疫能が高すぎるために病気になってしまう．さらに，そのほとんどが難病とよばれる病気なのである．

　したがって，何事もそうだが，適度なのが一番である．昔から「腹八分目」というが，免疫能も同じである．免疫能が強ければそれでよいのではなく，あまりに強すぎると，現代の医学では治せない病気になってしまうということも，しっかりと覚えておいていただきたい．

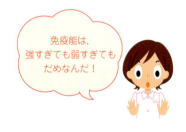
免疫能は，強すぎても弱すぎてもだめなんだ！

おわりに

　本書では34項目にわたって免疫学の基礎を解説してきたが，免疫学がどういうものかをご理解いただけたであろうか？

　中にはかなり難しい言葉も出てきたりしていたが，今までの書籍とは違って，誰にでもわかるように，なるべく平易な用語を用い，わかりやすいたとえ話も盛り込みながら述べてきた．そのため，おぼろげながらでも，私たちの体内で起こっている免疫現象をご理解いただけたのではないだろうか．

　現存する疾患のほとんどは，免疫学的異常が原因で発症している．そのことを鑑みると，今後看護師として医療に携わっていくうえで，免疫学を理解していると大きなアドバンテージがあることは間違いない．これまでに述べたことをしっかりと整理しておけば，必ずや役に立つ日が来るはずである．手抜きをして述べた箇所はただの1つもないので，本書を1冊読み通して内容を理解していれば，胸を張って医師に対して意見を述べることができる．自信を持って患者の看護に活かしていただきたい．

　最後までお付き合いくださった皆さん．どうもありがとう！これから幾度となく大変なことに遭遇すると思うが，どんな患者からも「ありがとう！」と言ってもらえる．そして，「看護師さんが担当してくれて本当によかった！」と言われるような，そんな看護師になっていただきたい．

江本正志
江本善子

索引

数字 & 欧文

Ⅰ型のアレルギー　154
Ⅰ型の免疫応答　133, 136, 137
Ⅱ型のアレルギー　158
Ⅱ型の免疫応答　133, 136, 137
Ⅲ型のアレルギー　160
Ⅳ型のアレルギー　161
Ⅴ型のアレルギー　159, 160
ABO式血液型　13, 69
ADCC　150, 158
AIDS　207
Alexin　13
Antoni van Leeuwenhoek　11
A型酵素　70
A型物質　69, 70
B1細胞　81
B2細胞　81
BBB　195
BCG　61
BCGワクチン　61
Bcl-2遺伝子　107
BTB　195
B型酵素　70
B型物質　69, 70
B細胞　33, 34, 35, 36, 76, 77, 79, 85, 96
　―の活性化　78
　―の表面抗原　80
　―の分化過程　76, 80
CA19-9　214
CCL19　127
CCL21　127
CCR7　127
CD3　92
CD4　105, 106
CD4$^+$8$^+$T細胞　106
CD4$^+$T細胞　133, 105
CD4$^-$8$^-$T細胞　106
CD5　81
CD5$^+$B細胞　81
CD8　105, 106
CD8$^+$T細胞　105, 133
CD14　44
cDC　32
CDR　87
CEA　214
César Milstein　14
CFA　60, 61
Charles Richet　13
CyP　189
C型肝炎ウイルス　134
DNA　144
DNAトポイソメラーゼ　84, 85
DNAヘリカーゼ　84, 85
D抗原　71, 74
D領域　87
Edward Jenner　13
ELISA　220
Emil von Behring　13
Eカドヘリン　127
Fab　55
Fas　150
FasL　150
Fc　55
Fcγレセプター　150, 151
Fc受容体　55
FITC　100, 103
FKBP　189
Frank Burnet　13
FSC　102
Georges Köhler　14
Gerald Edelman　14
Goodpasture症候群　158
GVH反応　186, 188
Hans Buchner　13
Hippocrates　10
HIV　104, 207
HLA　116, 117, 181, 199
HVG反応　186
H鎖　50, 83, 87, 88
IFA　60
IFN-α　134
IFN-β　134
IFN-γ　44, 134
IgA　21, 52, 53
IgD　52, 53
IgE　52, 53, 136, 154
IgG　29, 45, 52
IgM　29, 45, 52, 81
iIEL　38
IL-1　133
IL-2　189, 215
IL-4　133
IL-5　133
IL-6　133
IL-7　133
IL-8　133
IL-10　134
IL-12　134
Ilya Metchnikoff　13
iNOS　42
John Kappler　15
J鎖　52
Karl Landsteiner　13
LMP　181
Louis Pasteur　11
LPS　58, 141, 142, 143
LPS受容体　143, 144
L鎖　50, 83, 87, 88
Mark Davis　15
MD-1　144
MHC　93, 116, 117, 118, 180, 181, 184, 199
　―の構造　120
MHCクラスⅠ分子　118, 119, 121, 212
MHCクラスⅡ分子　79, 118, 119, 121

Missing Self Recognition 149, 213	Tc 細胞 78, 109, 130, 133	イムノアッセイ 214
Mls 抗原 173	Th0 細胞 109	イリヤ・メチニコフ 13
MMTV 173	Th1/Th2 バランス 139	インターフェロン-γ 44, 133, 147
mRNA 85, 86	Th1 細胞 109, 137	インターフェロンの種類 134
Mtv 172	Th2 細胞 78, 109, 137, 162	インターロイキン 131, 133
Mtv-13 .... 175, 176	Th17 細胞 139	インテグリン 41, 44
N-アセチルグルコサミン 141	Th22 細胞 139	イントロン 84
NKT 細胞 34, 35, 36, 108, 121, 164, 167, 213	Th 細胞 78, 109, 133	ウシ型結核菌 61
NKT 細胞療法 168, 169	TLR 143, 144, 145	エイズウイルス 104
NK 細胞 34, 35, 36, 44, 108, 147, 213	Toll-like receptor 44, 141, 143	易感染性宿主 18, 202
―による認識 149, 212	Treg 細胞 139	液性免疫 109, 133, 136
―の表面マーカー 148	T 細胞 34, 35, 36, 43, 44, 91, 96, 100	エキソソーム 128
NK 細胞療法 151, 152	―の亜集団 105	エキソン 84
NO 42	―の活性化 122	易熱性 62
N-アセチルガラクトサミン 70, 71	―の働き 96, 113	エドワード・ジェンナー 13
N 領域 89, 90	―の分類 91	エピトープ 87
O 抗原 70	―への抗原提示 121	エフェクター細胞 109
Paul Ehrlich 13	T 細胞受容体 15, 33, 91, 105	エミル・フォン・ベーリング 13
pDC 32	α-GalCer 168, 169	炎症性メディエーター 63
PE 103	αβ型 T 細胞 91, 105	エンテロトキシン 173
Peter Doherty 15	―の機能的分類 109	エンドクライン 131
Philippa Marrack 15	β2 ミクログロブリン 165	エンドトキシン 58
Rh 式血液型 71, 74, 75	γδ型 T 細胞 91, 105	エンドトキシンショック 141, 143, 145
Rh 不適合妊娠 74	**ア行**	オートクライン 131
RIA 219	アクチンテイル 48	オプソニン作用 56, 62, 63, 65
RNA ポリメラーゼ 84, 85	アザチオプリン 190	**カ行**
Robert Koch 11	アジュバント 60	カール・ランドシュタイナー 13
Rodney Porter 14	アナフィラキシー 13, 154	外毒素 58
ROI 42	アナフィラキシー型アレルギー 53	海綿 168
Rolf Zinkernagel 15	アナフィラキシーショック 157	隔絶抗原 195, 196
RP105 144	アポトーシス 93, 150	獲得免疫 24, 25, 26
S-S 結合 50, 51	アレルギー 153, 154	活性酸素 42
SLE 193	アレルギー反応の種類 162	活性酸素中間体 42
SMCY 遺伝子 182	アレルゲン 98, 154	可動遺伝子説 14, 83
SSC 102	アントニー・ファン・レーベンフック ... 11	ガラクトース 70, 71
Steve Hedrick 15	胃がん 210	顆粒球 30, 31, 35, 36
TAP 181	異種移植 180	顆粒球・マクロファージ前駆細胞 36
TCR 33, 91, 105	移植片対宿主反応 186	カルシニューリン 189
―の遺伝子座 95	1 次リンパ器官 37	カルシニューリン阻害剤 189
―の構造 92	一酸化窒素 42	癌 210
TCR/CD3 複合体 92	イディオタイプ 197	がん 210
TCR 遺伝子の再構成 95	遺伝子組み換え型ワクチン 58, 59	がん抗原 129

間接免疫蛍光染色・・・・・・・・・・・・・・・・・ 100, 101
関節リウマチ・・・・・・・・・・・・・・・・・・・・・・ 135, 193
完全フロイントアジュバント ・・・・・・・・・・ 60
感染防御機構・・・・・・・・・・・・・・・・・・・・・・・・・・ 19
がん免疫療法・・・・・・・・・・・・・・・・・・・・・・・・・ 215
がんワクチン・・・・・・・・・・・・・・・・・・・・・・・・・ 129
北里柴三郎・・・・・・・・・・・・・・・・・・・・・・・・・・・・ 13
牛痘・・・・・・・・・・・・・・・・・・・・・・・・・・・・・・・・・・・ 13
胸腺・・・・・・・・・・・・・・・・・・・・・・・・・ 34, 36, 37, 92
胸腺非依存性分化 T 細胞 ・・・・・・・・・・・・・・ 39
巨核球・・・・・・・・・・・・・・・・・・・・・・・・・・ 30, 35, 36
拒絶反応・・・・・・・・・・・・・・・・・・・・・・・・ 185, 186
　―の種類・・・・・・・・・・・・・・・・・・・・・・・・・・・ 187
禁止クローン・・・・・・・・・・・・・・・・・・・・・・・・・・ 93
筋肉腫・・・・・・・・・・・・・・・・・・・・・・・・・・・・・・・ 210
クッパー細胞・・・・・・・・・・・・・・・・・・・・・・・・・・ 32
クラススイッチ・・・・・・・・・・・・・・・ 45, 54, 81
グラム陰性菌・・・・・・・・・・・・・・・・・・ 47, 58, 142
グラム陽性菌・・・・・・・・・・・・・・・・・・・・ 47, 142
グランザイム・・・・・・・・・・・・・・・・・・・・・・・・・ 150
グルタチオン・・・・・・・・・・・・・・・・・・・・・・・・・ 190
グレーブス病・・・・・・・・・・・・・・・・・・・・・・・・・ 160
クローン選択説・・・・・・・・・・・・・・・・・・・・・・・・ 14
蛍光色素・・・・・・・・・・・・・・・・・・・・・・・・・・・・・ 100
蛍光標識抗体法・・・・・・・・・・・・・・・・・・・・・・・ 220
形質細胞・・・・・・・・・・・・・・・・・・・ 36, 45, 77, 79
形質細胞様樹状細胞・・・・・・・・・・・・・・・・・・・ 32
血液型・・・・・・・・・・・・・・・・・・・・・・・・・ 68, 72, 73
血液型物質・・・・・・・・・・・・・・・・・・・・・・・・・・・・ 71
血液精巣関門・・・・・・・・・・・・・・・・・・・・・・・・・ 195
血液脳関門・・・・・・・・・・・・・・・・・・・・・・・・・・・ 195
結核菌・・・・・・・・・・・・・・・・・・・・・・・・・・・・ 46, 61
血管内皮細胞・・・・・・・・・・・・・・・・・・・・・・・・・・ 41
血漿・・・・・・・・・・・・・・・・・・・・・・・・・・・・・・・・・・ 73
血小板・・・・・・・・・・・・・・・・・・・・・・・・・・・・・・・・ 36
血清・・・・・・・・・・・・・・・・・・・・・・・・・・・・・・・・・・ 73
血清学的検査・・・・・・・・・・・・・・・・・・・・・・・・・・ 99
血清学的手法・・・・・・・・・・・・・・・・・・・・・・・・・ 216
ケモカイン・・・・・・・・・・・・・・・・・・・・・・・・ 41, 77
ケモカインレセプター・・・・・・・・・・・・・・・・ 127
嫌気性菌・・・・・・・・・・・・・・・・・・・・・・・・・・・・・・ 42
顕微鏡・・・・・・・・・・・・・・・・・・・・・・・・・・・・・・・・ 10

抗 A 抗体 ・・・・・・・・・・・・・・・・・・・・・・・・・・・・ 72
抗 B 抗体 ・・・・・・・・・・・・・・・・・・・・・・・・・・・・ 72
抗 DNA 抗体 ・・・・・・・・・・・・・・・・・・・・・・・ 200
抗イディオタイプ抗体・・・・・・・・・・・・・・・・ 197
好塩基球・・・・・・・・・・・・・・・・・・・ 31, 35, 36, 155
好気性菌・・・・・・・・・・・・・・・・・・・・・・・・・・・・・・ 42
抗原決定基・・・・・・・・・・・・・・・・・・・・・・・・・・・・ 87
抗原抗体反応・・・・・・・・・・・・・・・・・・・・・ 98, 217
抗原抗体複合体・・・・・・・・・・・・・・・・・・・・・・・ 219
抗原提示細胞・・・・・・・・・・・・ 79, 93, 123, 124, 129
抗原提示分子・・・・・・・・・・・・・・・・・・・・・・・・・ 117
好酸球・・・・・・・・・・・・・・・・・・・・・・・・ 31, 35, 36
抗酸菌・・・・・・・・・・・・・・・・・・・・・・・・・・・・ 46, 47
拘束性・・・・・・・・・・・・・・・・・・・・・・・・・・・・・・・ 164
抗体・・・・・・・・・・・・・・・・・・・・・・・・・ 13, 33, 45, 50
抗体依存性細胞傷害・・・・・・・・・・・・・・ 150, 158
好中球・・・・・・・・・・・・・・・・・・・・・ 31, 35, 36, 41
後天性免疫不全症・・・・・・・・・・・・・・・・ 203, 207
後天免疫・・・・・・・・・・・・・・・・・・・・・・・・・・・・・・ 24
抗毒素・・・・・・・・・・・・・・・・・・・・・・・・・・・・・・・・ 14
骨髄・・・・・・・・・・・・・・・・・・・・・・ 30, 33, 34, 36, 37
骨髄移植・・・・・・・・・・・・・・・・・・・ 39, 187, 188, 207
骨髄系前駆細胞・・・・・・・・・・・・・・・・・・・ 35, 36
骨頭壊死・・・・・・・・・・・・・・・・・・・・・・・・・・・・・ 198
骨肉腫・・・・・・・・・・・・・・・・・・・・・・・・・・・・・・・ 210
コッホの 4 原則・・・・・・・・・・・・・・・・・・・ 11, 12
古典的樹状細胞・・・・・・・・・・・・・・・・・・・・・・・・ 32
コメットテイル・・・・・・・・・・・・・・・・・・・・・・・・ 48
ゴルジ体・・・・・・・・・・・・・・・・・・・・・・・・・・ 85, 86
コンポーネントワクチン・・・・・・・・・・・ 58, 59

サ行

サイトカイン・・・・・・・・・・・・・・・・・ 15, 77, 131
　―の作用機序・・・・・・・・・・・・・・・・・・・・・・ 132
　―の作用体系・・・・・・・・・・・・・・・・・・・・・・ 132
　―の働きと種類・・・・・・・・・・・・・・・・・・・・ 132
サイトカイン産生細胞・・・・・・・・・・・・・・・・ 133
サイトカインストーム・・・・・・・・ 140, 142, 145
サイトカインバランス・・・・・・・・・・・ 136, 140
サイトカイン療法・・・・・・・・・・・・ 134, 135, 215
細胞傷害性 T 細胞 ・・・・・・・・ 78, 109, 130, 133
細胞性免疫・・・・・・・・・・・・・・・・・・・・・ 109, 133, 136
細胞内寄生細菌・・・・・・・・・・・・・・・・・ 43, 46, 48

細胞の染色方法・・・・・・・・・・・・・・・・・・・・・・・ 101
細胞壁・・・・・・・・・・・・・・・・・・・・・・・・ 46, 47, 142
細胞遊走作用・・・・・・・・・・・・・・・・・・・・・ 62, 65
サイログロブリン・・・・・・・・・・・・・・・・・・・・・ 78
サルモネラ・・・・・・・・・・・・・・・・・・・・・・・・・・・・ 46
三種混合ワクチン・・・・・・・・・・・・・・・・・・・・・ 59
シアリダーゼ・・・・・・・・・・・・・・・・・・・・・・・・・ 124
シーザー・ミルシュタイン ・・・・・・・・・・・・ 14
ジェラルド・エーデルマン ・・・・・・・・・・・・ 14
自家移植・・・・・・・・・・・・・・・・・・・・・・・・・・・・・ 180
死菌ワクチン・・・・・・・・・・・・・・・・・・・・・ 58, 59
シクロスポリン・・・・・・・・・・・・・・・・・ 189, 198
シクロフィリン・・・・・・・・・・・・・・・・・・・・・・ 189
自己抗原・・・・・・・・・・・・・・・・・・・・・・・・・・・・・・ 78
自己抗体・・・・・・・・・・・・・・・・・・・・・・・・・・・・・ 198
自己反応性 B 細胞 ・・・・・・・・・・・・・・・・・・ 196
自己反応性 T 細胞 ・・・・・・・・・・・・・・・ 93, 196
自己免疫疾患・・・・・・・・・・・・・ 97, 192, 198, 200
　―の分類・・・・・・・・・・・・・・・・・・・・・・・・・・・ 194
ジスルフィド結合・・・・・・・・・・・・・・・・・ 50, 51
自然抗体・・・・・・・・・・・・・・・・・・・・・・・・・・ 72, 73
自然受動免疫・・・・・・・・・・・・・・・・・・・・・・・・・・ 25
自然能動免疫・・・・・・・・・・・・・・・・・・・・・・・・・・ 25
自然免疫・・・・・・・・・・・・・・・・・・・・・ 24, 25, 26
ジフテリア・・・・・・・・・・・・・・・・・・・・・・・・・・・・ 14
脂肪酸・・・・・・・・・・・・・・・・・・・・・・・・・・・・・・・ 141
弱毒生菌（生ウイルス）ワクチン ・・・ 58, 59
重症筋無力症・・・・・・・・・・・・・・・・・・・・ 158, 160
宿主対移植片反応・・・・・・・・・・・・・・・・・・・・・ 186
樹状細胞・・・・・・・・・・・・・・・・ 32, 35, 36, 44, 124
　―による抗原提示 ・・・・・・・・・・・・・・・・・ 126
　―の成熟に伴う性状の変化 ・・・・・・・・・ 126
樹状細胞免疫療法・・・・・・・・・・・・・・・・・・・・・ 215
樹状細胞ワクチン・・・・・・・・・・・・・・・・ 129, 130
受動免疫・・・・・・・・・・・・・・・・・・・・・・・・・・・・・・ 25
腫瘍・・・・・・・・・・・・・・・・・・・・・・・・・・・・・・・・・ 210
主要組織適合複合体・・・・・・・・ 93, 117, 118, 180
腫瘍マーカー・・・・・・・・・・・・・・ 98, 129, 213, 214
猩紅熱・・・・・・・・・・・・・・・・・・・・・・・・・・・・・・・ 173
小児型結核・・・・・・・・・・・・・・・・・・・・・・・・・・・・ 61
上皮細胞・・・・・・・・・・・・・・・・・・・・・・・・・・・・・・ 20
小胞体・・・・・・・・・・・・・・・・・・・・・・・・・・・ 85, 86

小リンパ球 …… 30, 33	第3次防御機構 …… 19, 21, 23	2次リンパ器官 …… 37
ジョージ・ケラー …… 14	大腸菌 …… 46	乳がん …… 210
ジョーン・カプラー …… 15	第2次防御機構 …… 19, 20	ヌードマウス …… 97, 206
人工受動免疫 …… 25	タクロリムス …… 97, 189, 198	ネガティブセレクション …… 93, 110, 200
人工能動免疫 …… 25	多形核白血球 …… 31, 160	脳腫瘍 …… 134
新生児溶血性疾患 …… 158, 159	谷口維紹 …… 15	能動免疫 …… 25
腎臓がん …… 134	多能性幹細胞 …… 35, 39	
人痘 …… 13	多能性造血幹細胞 …… 133	**ハ行**
スーパー抗原 …… 171, 172	多発性骨髄腫 …… 134	パーフォリン …… 150
スカベンジャーレセプター …… 44	単球 …… 30, 32, 35, 36	肺がん …… 210
スティーブ・ヘドリック …… 15	単球系 …… 32, 35	肺結核 …… 61
ステロイド …… 97, 198	遅発型アレルギー …… 31, 155, 163	肺胞マクロファージ …… 32
ストローマ細胞 …… 77, 206	チャールズ・リチェット …… 13	パウル・エールリッヒ …… 13
スプライシング …… 84, 85	中枢リンパ器官 …… 37	白鳥の首型フラスコ …… 11
成熟B細胞 …… 76	腸管上皮間リンパ球 …… 38	破骨細胞 …… 32
生殖細胞型遺伝説 …… 14, 82	一の分類 …… 108	破傷風 …… 14
精製抗原ワクチン …… 58	腸管毒 …… 173	バセドウ病 …… 160
生体防御機構 …… 19	腸管粘膜固有層 …… 108	パターン認識レセプター …… 141, 142, 143
成分ワクチン …… 58, 59	腸内細菌 …… 38	白血球 …… 30, 39, 187, 210
赤芽球 …… 36	直接免疫蛍光染色 …… 100, 101	白血病 …… 39
赤血球 …… 35, 36, 68, 124	沈降性アジュバント …… 60	パパイン …… 51
赤血球前駆細胞 …… 36	沈降トキソイド …… 58	パラクライン …… 131
セレクチン …… 41	ツベルクリン反応 …… 161	パラホルムアルデヒド …… 100, 101
セロトニン …… 31	デインジャーセオリー …… 61	ハンス・ブフナー …… 13
全身性エリテマトーデス …… 193	伝染病予防法 …… 15	ピーター・ダハーティー …… 15
全身性自己免疫疾患 …… 193	天然痘 …… 13	ビオチン-アビジン法 …… 100, 101
先天性免疫不全症 …… 203, 204	同系移植 …… 180	ヒスタミン …… 31, 53, 136, 154
先天免疫 …… 24	同種移植 …… 180	脾臓 …… 37
前方散乱光 …… 102	トキソイド …… 58, 59	非定型抗酸菌 …… 46
臓器移植 …… 179	トキソイド化 …… 60	ヒト免疫不全ウイルス …… 207
臓器受容者 …… 179	ドナー …… 179	ヒポクラテス …… 10
臓器提供者 …… 179	利根川進 …… 14	肥満細胞 …… 31, 35, 36, 136
臓器特異的自己免疫疾患 …… 193	ドメイン …… 84	病原因子 …… 18
臓器非特異的自己免疫疾患 …… 193	貪食細胞 …… 13, 24, 46, 123	日和見感染 …… 18, 202
造血幹細胞 …… 35, 36, 39	一の性状 …… 124	ファゴソーム …… 41, 42, 46, 48, 119
相補性決定領域 …… 87	**ナ行**	ファブリキウス嚢 …… 33
即時型アレルギー …… 53, 155	ナイーブT細胞 …… 137	フィコエリスリン …… 103
側方散乱光 …… 102	内毒素 …… 58, 60, 141	フィリッパ・マッラク …… 15
タ行	ナチュラルキラー細胞 …… 108, 147	不活化ワクチン …… 58, 59
第1次防御機構 …… 19	肉腫 …… 210	不完全フロイントアジュバント …… 60
大顆粒リンパ球 …… 30, 33, 34	二重抗体法 …… 100, 101	不適合輸血 …… 159
体細胞突然変異説 …… 14, 82	二種混合ワクチン …… 59	ブドウ球菌 …… 46
		プラズマ細胞 …… 36, 45, 77

フランク・バーネット ……………………… 13
プリンヌクレオチド ……………………… 190
プレ B 細胞 …………………………… 76, 77
プロ B 細胞 ……………………………… 76
フローサイトメーター ………………… 99, 101
フローサイトメトリー ………………… 99, 100
プロセシング ……………………………… 84
プロテアソーム ……………………… 119, 181
分子相同性 ……………………………… 197
ペプシン ………………………………… 51
ペプチドグリカン ……………………… 144
ヘモリジン ……………………………… 46
ヘルパー T 細胞 ………… 78, 109, 133, 137
防御因子 ………………………………… 18
ポジティブセレクション ……………… 94, 110
補体 …………………………………… 62, 63
　─の活性化 ……………… 64, 65, 66, 67
補体活性化の古典経路 ……………… 65, 66, 67
補体活性化の第二経路 ……………… 65, 66, 67
補体活性化のレクチン経路 ………… 65, 66, 67
補体結合反応 …………………………… 219
ポリ A …………………………………… 89
ホルマリン …………………………… 58, 60

マ行

マーク・デイビス ………………………… 15
マイコバクテリア ………………………… 46
マイナー移植抗原 ……………………… 182
マイナー抗原 …………………………… 183
膜結合型 IgM ………………………… 78, 81
膜結合型免疫グロブリン ……………… 45, 76
マクロファージ … 32, 36, 43, 48, 96, 119, 124
マスト細胞 ………………… 31, 35, 36, 136, 155
末梢性免疫寛容 ………………………… 78
末梢リンパ器官 ………………………… 37
マンノース …………………………… 65, 124
マンノースレセプター …………………… 44
ミアズマ説 ……………………………… 10
未感作 T 細胞 ………………………… 109
ミクログリア細胞 ………………………… 32
ミコール酸 ……………………………… 46
ミサイル療法 …………………………… 215
未熟 B 細胞 …………………………… 76, 77

無菌状態 ………………………………… 207
無毒化毒素 …………………………… 58, 59
メサンギウム細胞 ………………………… 32
メチル化 ……………………………… 144
メラノーマ細胞 ………………………… 168
メルカプトプリン ……………………… 190
免疫 ………………………………… 12, 17
免疫学的解析方法 ……………………… 98
免疫学的検査 ………………………… 217
免疫グロブリン ………… 45, 50, 79, 84, 85
　─の各部位の役割 ……………… 51, 55
　─の感染防御機構 ………………… 56
　─の基本構造 ………………… 50, 52
　─の種類と機能・分布 …………… 53
免疫グロブリン遺伝子 ………… 85, 86, 87
　─の再構成 ………………… 88, 89, 90
免疫担当細胞 …………………………… 30
免疫賦活療法 ………………………… 215
免疫複合体 ………………………… 65, 219
免疫不全症 ………………………… 202, 207
　─の治療 …………………………… 207
　─の分類 …………………………… 203
免疫不全マウス ………………………… 206
免疫抑制剤 ………………… 97, 189, 206
　─の作用機序 …………………… 190
モノクローナル抗体 …………………… 14
モノクローナル抗体療法 …………… 215

ヤ行

誘導型一酸化窒素合成酵素 …………… 42
輸血 ……………………………… 70, 178
油性アジュバント ……………………… 60
溶菌作用 ………………………………… 62
溶血性貧血 ……………………………… 159

ラ行

らい菌 …………………………………… 46
ラパマイシン …………………………… 189
ランゲルハンス細胞 …………………… 32
リーダーペプチド ……………………… 84
リコンビナントワクチン ………………… 58
リステリア ……………………………… 46, 48
リソソーム …………………… 41, 42, 46, 119
リゾチーム ……………………………… 21

リピド A ………………………………… 141
リボソーム ……………………………… 86
リポ多糖 ………………………………… 58
リポポリサッカライド …………………… 58
緑膿菌 …………………………………… 46
臨床検査 …………………………… 98, 216
リンパ球 …………………………… 30, 33, 35
リンパ系前駆細胞 ………………… 35, 36
リンパ節 …………………………… 37, 44
リンホカイン …………………………… 131
ルイ・パスツール ………………………… 11
レクチン …………………………… 65, 66
レジオネラ ……………………………… 46
レシピエント …………………………… 179
ロドニー・ポーター ……………………… 14
ロベルト・コッホ ………………………… 11
ロルフ・ツィンカーナーゲル …………… 15

ワ行

ワクチン …………………………… 57, 58, 59

ケアに役立つ！ナースのためのカンタン免疫学

2016年4月5日　初　版　第1刷発行

著　者　　江本　正志，江本　善子
　　　　　えもと　まさし　えもと　よしこ
発行人　　影山　博之
編集人　　向井　直人
発行所　　株式会社 学研メディカル秀潤社
　　　　　〒141-8414 東京都品川区西五反田2-11-8
発売元　　株式会社 学研プラス
　　　　　〒141-8415 東京都品川区西五反田2-11-8
Ｄ Ｔ Ｐ　梶田庸介，小佐野咲
印刷製本　株式会社リーブルテック

この本に関する各種お問い合わせ先
【電話の場合】
● 編集内容については Tel 03-6431-1237（編集部）
● 在庫，不良品（落丁，乱丁）については Tel 03-6431-1234（営業部）
【文書の場合】
● 〒141-8418 東京都品川区西五反田2-11-8
　学研お客様センター『ケアに役立つ！ナースのためのカンタン免疫学』係

©M.Emoto, Y.Emoto 2016. Printed in Japan
● ショメイ：ケアニヤクダツ！ナースノタメノカンタンメンエキガク
本書の無断転載，複製，複写（コピー），翻訳を禁じます．
本書に掲載する著作物の複製権・翻訳権・上映権・譲渡権・公衆送信権（送信可能化権を含む）は株式会社学研メディカル秀潤社が管理します．
本書を代行業者等の第三者に依頼してスキャンやデジタル化することは，たとえ個人や家庭内の利用であっても，著作権法上，認められておりません．

JCOPY〈（社）出版者著作権管理機構委託出版物〉
本書の無断複写は著作権法上での例外を除き禁じられています．複写される場合は，そのつど事前に，（社）出版者著作権管理機構（電話 03-3513-6969, FAX 03-3513-6979, e-mail: info@jcopy.or.jp）の許諾を得てください．

　　本書に記載されている内容は，出版時の最新情報に基づくとともに，臨床例をもとに正確かつ普遍化すべく，著者，編者，監修者，編集委員ならびに出版社それぞれが最善の努力をしております．しかし，本書の記載内容によりトラブルや損害，不測の事故等が生じた場合，著者，編者，監修者，編集委員ならびに出版社は，その責を負いかねます．
　　また，本書に記載されている医薬品や機器等の使用にあたっては，常に最新の各々の添付文書や取り扱い説明書を参照のうえ，適応や使用方法等をご確認ください．
　　　　　　　　　　　　　　　　　　　　　　　　　株式会社 学研メディカル秀潤社